中文翻译版

头颈部修复重建
Manual of Head and Neck Reconstruction

入门与进阶指南
A Step-by-Step Guide

原　著　〔美〕菲因·索科亚（Fiyin Sokoya）
　　　　〔美〕奥罗拉·G. 文森特（Aurora G. Vincent）
主　译　房居高　孟令照　王生才　何时知
副主译　白云飞　黑　虎　何　宁　孔繁勇

科学出版社

北　京

图字：01-2025-2700号

内 容 简 介

《头颈部修复重建》是一本专注于头颈部重建外科的专业书。本书围绕头颈部重建这一主题，详细阐述了多种重建技术，涵盖局部皮瓣、区域皮瓣、游离皮瓣进行外鼻重建、唇部重建、面中部重建、颅底重建等多个方面，同时介绍了患者特异性植入物和假体等相关知识。书中内容系统全面，对每种技术的解剖学基础、适应证、手术技巧、术后管理等都有深入讲解，且配有丰富的案例。其学术价值体现在汇聚了众多前沿研究成果和临床经验，反映该领域的先进水平，可为外科医师提供详细的手术操作指导，有助于提高手术效率和效果。本书主要面向从事耳鼻咽喉头颈外科、头颈肿瘤外科、神经外科、眼科、口腔颌面科、整形外科等学科的医师和研究生。

图书在版编目（CIP）数据

头颈部修复重建/（美）菲因•索科亚(Fiyin Sokoya),（美）奥罗拉. G. 文森特(Aurora G. Vincent)主编；房居高等主译. -- 北京：科学出版社，2025. 6. -- ISBN 978-7-03-082287-1

Ⅰ．R65

中国国家版本馆CIP数据核字第20259QU090号

责任编辑：王灵芳／责任校对：张　娟
责任印制：师艳茹／封面设计：涿州锦晖

First published in English under the title
Manual of Head and Neck Reconstruction, by Fiyin Sokoya and Aurora G. Vincent Copyright © Fiyin Sokoya and Aurora G. Vincent, under exclusive license to Springer Nature Switzerland AG 2024
This edition has been translated and published under licence from Springer Nature Switzerland AG.

科 学 出 版 社 出版
北京东黄城根北街16号
邮政编码：100717
http://www.sciencep.com

三河市春园印刷有限公司印刷
科学出版社发行　各地新华书店经销
＊
2025年6月第 一 版　开本：787×1092　1/16
2025年6月第一次印刷　印张：14
字数：349 000
定价：168.00元
（如有印装质量问题，我社负责调换）

译者名单

主　　译　房居高　孟令照　王生才　何时知
副 主 译　白云飞　黑　虎　何　宁　孔繁勇
译者名单　（按姓氏笔画排序）

丁　硕（首都医科大学附属北京同仁医院　耳鼻咽喉头颈外科）
王　茹（首都医科大学附属北京同仁医院　耳鼻咽喉头颈外科）
王生才（首都医科大学附属北京儿童医院　耳鼻咽喉头颈外科）
孔繁勇（北京市顺义区医院　耳鼻咽喉科）
白云飞（内蒙古医科大学附属医院　耳鼻咽喉头颈外科）
冯　凌（首都医科大学附属北京同仁医院　耳鼻咽喉头颈外科）
曲晓鹏（首都医科大学附属北京天坛医院　耳鼻咽喉头颈外科）
李连贺（辽宁省朝阳市中心医院　耳鼻咽喉头颈外科）
杨　光（解放军总医院京东医疗区　耳鼻咽喉头颈外科）
杨　帆（首都医科大学附属北京安贞医院　耳鼻咽喉头颈外科）
杨明达（辽宁省朝阳市中心医院　耳鼻咽喉头颈外科）
时　倩（首都医科大学附属北京同仁医院　耳鼻咽喉头颈外科）
何　宁（广西壮族自治区妇幼保健院　耳鼻咽喉头颈外科）
何时知（首都医科大学附属北京同仁医院　耳鼻咽喉头颈外科）
张凤久（赤峰学院附属医院　耳鼻咽喉头颈外科）
张佳宁（辽宁省朝阳市中心医院　耳鼻咽喉头颈外科）
阿布都拉·阿布都克力木（乌鲁木齐市眼耳鼻喉专科医院
　耳鼻咽喉头颈外科）
武　振（山东省聊城市人民医院甲状腺乳腺外科）
房居高（首都医科大学附属北京同仁医院　耳鼻咽喉头颈外科）

孟令照（首都医科大学附属北京天坛医院 耳鼻咽喉头颈外科）
赵延明（首都医科大学附属北京同仁医院 耳鼻咽喉头颈外科）
黄天桥（青岛大学附属医院 耳鼻咽喉头颈外科）
韩　博（包头市肿瘤医院 头颈外科）
黑　虎（河南省肿瘤医院 甲状腺头颈外科）

主译简介

房居高 医学博士，主任医师，教授，博士生导师，首都医科大学附属北京同仁医院头颈外科主任，享受国务院政府特殊津贴专家。

主持国家级及省部级课题共15项，其中国家自然科学基金4项，国家重点研发计划1项，首都卫生发展科研专项2项。2011年至今作为第一作者或通信作者共发表论文140余篇，其中SCI收录80篇，总影响因子280.597，单篇最高影响因子37.3分。2018年入选中国名医百强榜，2020年被人民日报评为国之名医。

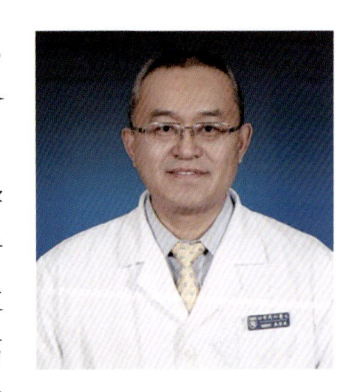

学术任职：中国抗癌协会头颈肿瘤专业委员会候任主任委员、中华预防医学会甲状腺疾病专业委员会副主任委员、中华医学会耳鼻咽喉头颈外科分会头颈外科学组副组长、《中华耳鼻咽喉头颈外科杂志》编委会头颈学组组长、中国医疗保健国际交流促进会甲状腺病学分会前任主任委员、中国医疗保健国际交流促进会耳鼻咽喉头颈外科分会常委、中国医疗保健国际交流促进会常务理事等。

孟令照 医学博士，副主任医师。首都医科大学附属北京天坛医院耳鼻咽喉头颈外科行政副主任、咽喉头颈组组长，美国斯坦福大学访问学者。担任中国病理生理学会耳鼻咽喉头颈专业委员会委员，中国医疗保健国际交流促进会甲状腺疾病学分会委员，中国医疗保健国际交流促进会颅底外科学分会委员，中国抗癌协会头颈肿瘤整合康复专业委员会委员，中国残疾人康复协会无喉者康复专业委员会委员，中国人体健康科技促进会鼻科专委会委员等。承担科研课题5项，以第一作者或通信作者发表中英文论著10余篇，其中SCI收录4篇，主译、副主译医学专著各1部，参与编写、编译医学专著多部。

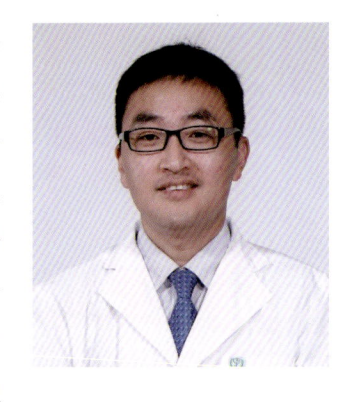

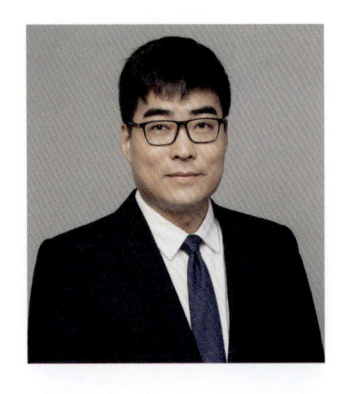

王生才 主任医师，教授，博士生导师。现任首都医科大学附属北京儿童医院耳鼻咽喉头颈外科主任。担任国家卫生健康委儿童恶性肿瘤专家委员会秘书长，国家儿童感染与过敏性疾病临床监测中心耳鼻喉专委会主任委员，中国医师协会耳鼻咽喉头颈外科医师分会小儿学组副组长，中国抗癌协会头颈肿瘤专委会常委，中华医学会耳鼻咽喉头颈外科学分会青年学组委员、头颈学组委员，中国抗癌协会甲状腺癌专委会委员，中国医疗保健国际交流促进会甲状腺疾病学分会委员，北京健康科普专家，《中华耳鼻咽喉头颈外科杂志》通信编委等。主持国家级、省部级及局级课题共7项，2011年至今作为第一作者或通信作者共发表论文36篇，其中SCI收录29篇，总影响因子65.6分。

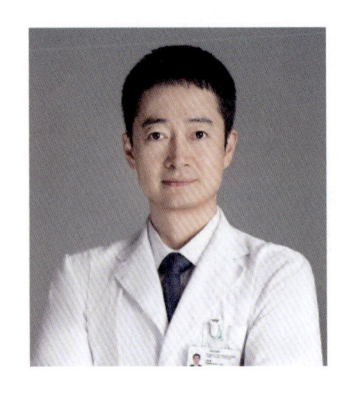

何时知 医学博士，副主任医师。首都医科大学附属北京同仁医院头颈外科科室助理，美国纽约纪念斯隆-凯特琳癌症中心访问学者。担任中国医疗保健国际交流促进会甲状腺疾病学分会委员，中国医药卫生文化协会医工融合分会常务委员，中国医药教育协会临床研究工作委员会常务委员，中国残疾人康复协会无喉者康复专业委员会委员，中国抗癌协会康复会头颈分会专家委员会青年委员等。参与多项科研课题，包括国家自然科学基金2项、北京市自然科学基金1项、首都卫生发展科研专项项目和北京市医院管理局"登峰"人才培养计划等，发表中英文文章30余篇，参与《机器人头颈外科手术解剖学》《中国肿瘤整合诊治指南（CACA）》《头颈诊断病理学》《实用小手术学》等著作编写工作。

中译本前言

本书由 Fiyin Sokoya 博士和 Aurora G. Vincent 博士精心编辑，是头颈部修复重建领域的重要著作。此次我们将其翻译成中文，旨在为国内相关专业人士提供全面、权威且实用的参考资料，促进该领域知识的交流与传播。

本书具有诸多重要的学术成就，汇聚了众多专家的经验与智慧，涵盖了头颈部修复重建各个方面的先进技术和前沿理念。书中详细阐述了多种皮瓣和移植技术，如局部皮瓣、区域皮瓣、肌皮瓣、筋膜皮瓣、骨瓣及骨皮瓣等，每种技术都从解剖学基础、适应证、手术操作步骤到术后管理进行了系统讲解，为外科医师提供了精确的手术指导。其基本理论观点基于扎实的解剖学知识和丰富的临床实践，强调要根据患者的具体情况，如缺陷部位、大小、患者身体状况等，选择最合适的重建方法，以实现最佳的功能和美学效果。

从内容上看，本书最大的亮点是采用循序渐进的方式介绍各种修复重建技术，条理清晰，易于理解。书中不仅有详细的文字描述，还配有丰富的示意图和案例展示，帮助读者更好地理解复杂的手术操作和概念。无论是对于经验丰富的专家，还是初涉该领域的新手，本书都具有极高的参考价值。

从结构上看，本书分为面部重建、肌肉和肌皮瓣、筋膜皮瓣、骨和骨皮瓣及移植、面部再神经化、先天性缺陷重建、创伤重建、颅底重建等多个部分，各部分之间既相互独立又紧密关联，构建了一个完整的知识体系。

在翻译过程中，我们得到了许多单位和个人的支持与帮助。在此，我们特别感谢科学出版社尤其是王灵芳老师在资源和技术上的协助，使得我们的翻译工作得以顺利进行。同时，我们也要感谢参与翻译和协作的每一位人员，他们凭借专业的知识和严谨的态度，确保了译文的质量。

本次翻译团队汇集了国内较多医院头颈部修复重建领域的专家，然而，由于经验有限，尽管本书已经过多轮审校，在专业术语翻译的精准度及对部分复杂内容的理解转化上仍可能存在很多不足。而且由于医学领域知识不断发展，本书中的内容可能无法涵盖所有最新进展，希望读者在阅读和应用过程中能结合实际临床经验批判性地吸收书中知识。若您发现任何问题或有更好的建议，欢迎向我们反馈，以便我们共同进步。

希望本书的出版能够为国内头颈部修复重建领域的发展提供有力的支持，推动相关技术的提升和临床实践的进步。

房居高
2025年4月2日

原著序

在阅读这本佳作时，非常感谢您能保持开放的心态。在此，我要对Fiyin Sokoya博士和Aurora G. Vincent博士的卓越付出致以崇高敬意。他们精心整合了一系列先进技术，旨在助力外科医师通过优化手术技巧、提升手术效率与成效以获取更为理想的手术结果。这些技术均源自我们过去25年在一家高诊疗量的三级医疗机构中的实践探索与研发。其核心目标是让无论是在私人诊所还是在大学附属医院工作的外科医师都能借助这些技术达成同样高质量的手术效果。

尽管本书的各位作者有着不同的执业背景，但他们都展现出了高超的专业能力。即便面对最为复杂、极具挑战的患者，也能提供既经济高效又优质的医疗服务。我为所有作者的贡献深感自豪，这不仅体现在书中各章节凝聚的智慧结晶，更在于他们始终如一地为所在社区及面部整形与重建外科领域奉献力量。毕竟，我们每位外科医师的时间和精力有限，都是在前人的经验积累之上开展工作。但我们不能满足于当下的手术成果和效率，而应将持续进步作为不懈追求的目标。因为只有不断传播知识，我们这个专业领域才能蓬勃发展、不断前进。衷心祝愿您在阅读本书时能如同作者们创作时那般投入和享受。

Yadranko Dulic
耳鼻喉科与面部整形外科联合诊所
美国得克萨斯州沃思堡市

目 录

第一部分 面部重建

第1章　局部皮瓣 ·· 3
第2章　面部区域皮瓣 ·· 11
第3章　鼻部重建 ·· 16
第4章　患者特异性植入物与假体 ·· 22
第5章　唇部重建 ·· 31

第二部分 肌瓣及肌皮瓣

第6章　胸大肌皮瓣 ··· 49
第7章　股前外侧游离皮瓣 ·· 56
第8章　游离腹直肌皮瓣重建 ··· 60

第三部分 筋膜皮瓣

第9章　前臂桡侧游离皮瓣 ·· 67
第10章　颈胸三角皮瓣 ·· 71
第11章　斜方肌皮瓣用于头颈部重建 ·· 78
第12章　锁骨上皮瓣 ··· 86

第四部分 骨、骨皮瓣及骨移植

第13章　游离腓骨瓣 ··· 93
第14章　头颈部重建的游离肩胛组织移植 ·· 98
第15章　游离桡侧前臂骨皮瓣 ·· 104
第16章　非血管化自体骨的切取和移植 ·· 117

第五部分 面部再运动

第17章　咬肌神经转移用于面部神经再支配 ·· 123

第18章 门诊眼周重建术 127
第19章 阔筋膜静态面部悬吊术 132
第20章 功能性胸骨-肩胛舌骨肌游离肌瓣移植用于面瘫修复 137

第六部分　先天性缺损的修复重建

第21章 单侧唇裂修复 147
第22章 腭裂修复 154

第七部分　创伤重建

第23章 下颌骨创伤重建 163
第24章 面中部创伤重建 169
第25章 额窦重建 179
第26章 眼眶创伤重建 186

第八部分　颅底重建

第27章 内镜下颅底重建 197
第28章 开放性（前）颅底修复 208

请扫码查看参考文献

第一部分
面部重建

第 1 章
局部皮瓣

Adrian A. Ong, Ugochukwu Umeh, and Arya Namin

引言

当伤口张力过大无法通过单纯一期闭合或一期闭合会导致明显功能缺陷时，可采用局部皮瓣重建。头颈部是身体最醒目的部分，因此局部皮瓣在头颈部重建中显得尤为重要。局部皮瓣是指从其原位转移到皮瓣邻近区域的皮肤和皮下组织。由于面部血运丰富，有许多局部皮瓣可供选择，皮瓣的正确实施取决于特定的缺损位置、可用的邻近组织、患者特定因素及外科医师手术操作的熟练程度。局部皮瓣可根据其血运、组成或转移及设计方法进行分类。

成功的局部皮瓣重建依赖于有组织、有条理的缺损分析方法，以确定最佳的重建方式。

解剖学

要成功应用局部皮瓣重建面部缺损，必须对皮肤解剖有扎实的了解（图 1.1）。皮肤最表层是表皮，紧接其下的是真皮，它由浅表的乳头层和较深的网状层组成。血管供应由网状真皮和乳头真皮之间的浅层真皮丛及网状真皮和皮下组织之间的深层"皮下"丛组成，后者是随意供区皮瓣的血运基础。

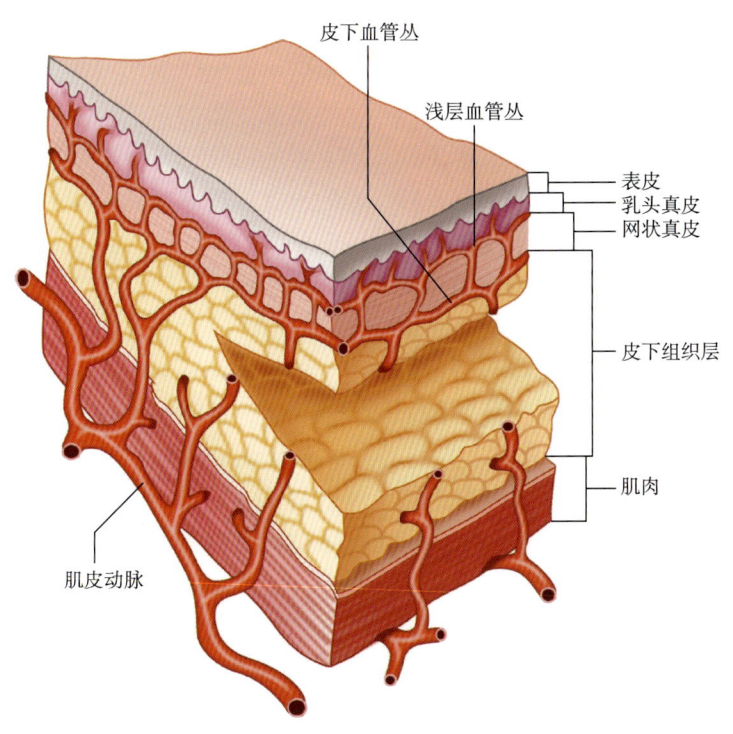

图 1.1 皮肤／软组织层示意图。图中展示了一个任意皮瓣在皮下层掀起的情况，并显示了通过皮下血管丛为皮瓣提供血运

如前所述，皮瓣可以通过多种方式进行分类，包括根据其血管供应。大多数局部皮瓣基于随意血管供应，依赖于真皮下血管网而不是特定的皮肤穿支。这些皮瓣依赖于血管灌注压。为确保皮瓣存活，通过皮瓣的灌注压必须超过毛细血管的临界闭合压并防止皮瓣远端缺血。从历史上看，人们认为更宽的皮瓣蒂部可以允许更长的长度；然而，仅增加包含的血管数量而不改变灌注压的更宽皮瓣不会影响存活皮瓣的长度。另外，皮瓣也可以根据其血管供应进行分类，例如，轴型皮瓣以特定的直接皮肤穿支动脉命名。特定的轴型皮瓣包括旁正中额部皮瓣和胸大肌肌皮瓣，分别在第2章和第7章中进一步讨论。

皮瓣也可根据转移和设计方法进行分类，在讨论局部皮瓣时，这是一种更常用的分类方法。推进皮瓣依靠邻近组织沿线性轴推进来闭合缺损。这种类型的皮瓣通常会产生直立的皮肤畸形或"猫耳"畸形，必须加以处理。旋转皮瓣围绕固定点沿弧线旋转以闭合缺损。通常，头颈部的局部皮瓣同时具有旋转皮瓣和推进皮瓣的元素。转位皮瓣是指从邻近供体组织提起并移动，然后通过不完全的皮肤桥转移以闭合原发性缺损的皮瓣。在供体组织转位期间，供体部位产生的继发性缺损主要通过直接缝合闭合。转位皮瓣的例子包括菱形皮瓣、双叶皮瓣和Z成形术。最后，插入皮瓣与转位皮瓣类似；然而，供体组织通过完整的桥接组织转移，形成皮肤蒂，需要在第二阶段进行蒂部分离。这种类型皮瓣的一个例子是旁正中额部皮瓣，在第2章和第3章中将进一步讨论。

在考虑局部皮瓣重建时，对面部解剖结构的理解也很重要。松弛皮肤张力线（relaxed skin tension lines，RSTL）反映了皮肤在静止状态下张力和松弛的内在方向，代表了应放置瘢痕的区域。与RSTL垂直的最大伸展线在设计局部皮瓣时也需考虑，它表明了应以最小张力进行闭合的方向。除了RSTL，瘢痕也可以隐藏在美学亚单位的分界线内。这些分界线是假想线，基于人眼将面部视为空间结构化的块状图像这一视觉处理机制，瘢痕可沿此类线条实现隐蔽性隐藏。面部的主要美学亚单位包括额头、眼睛、鼻子、嘴唇、下颌、耳朵和颈部。这些单位可以根据不太明显的边界进一步细分。例如，鼻子可以进一步细分为鼻背、侧壁、鼻尖、鼻翼、鼻小柱和软组织小平面或软组织三角。

适应证/禁忌证

头颈部局部皮瓣重建的主要适应证是Mohs显微外科手术治疗皮肤恶性肿瘤后进行重建，对于这种情况，一期闭合要么不充分，要么会导致功能缺陷。局部皮瓣也可用于重建其他类型的恶性肿瘤缺损及创伤伤口。

局部皮瓣重建的绝对禁忌证包括缺损部位切缘阳性。此外，正确选择患者很重要，因为从瘢痕区域或接受过放射治疗的区域获取的局部皮瓣可能血运受损，应考虑其他重建选择。局部皮瓣重建的相对禁忌证包括出血风险和当前吸烟状态。接受抗凝治疗的患者围手术期和术后出血风险增加，这会损害灌注压，进而影响局部皮瓣的存活。一般来说，吸烟者出现并发症的风险更高，应给予更多关注。持续吸烟的患者皮瓣坏死的风险更高。

术前规划

术前评估对于局部皮瓣的最佳重建至关重要。应仔细分析并描述缺损情况。这包括确定皮肤颜色和厚度、缺损组成和厚度及亚单位的受累情况。如果缺损涉及超过50%的美学亚单位，可以考虑切除整个亚单位以改善美学效果。必须确定不能扭曲或承受大量张力的标志点，例如发际线、眼睑、鼻翼或鼻唇沟。评估可利用的邻近组织的供区，这些组织应易于获取且具有足够的松弛度以重建缺损。供区考虑因素包括手术或创伤史及放疗史。然后设计皮瓣，使最终的瘢痕沿皮肤松弛张力线或美学亚单位边界分布。在进行任何切口之前，重要的是要审查计划的邻近组织转移后的结果：是否存在任何限制性的解剖和生理限制，以及组织移动是否有不良后果？如果计划的局部皮瓣导致不良结果，可以考虑选择其他皮瓣。通过遵循这些步骤，可形成系统化的缺损分析与最佳皮瓣选择方案，从而实现理想的功能与美学效果。

仪器 / 设备

一般来说，软组织器械用于解剖。根据缺损的位置，可能需要额外的设备，例如基本的眼部整形或鼻中隔整形手术套件。单极和双极电凝器、皮肤拉钩和精细解剖剪用于辅助皮瓣提升。供体和受体部位的闭合是通过深层可吸收真皮缝线和不可吸收的皮肤缝线相结合来实现的。

皮瓣设计 / 手术技术 / 杜西克要点

推进皮瓣

推进皮瓣依赖于募集邻近组织，这些组织可沿线性轴移动以闭合缺损。推进皮瓣的例子包括一期梭形闭合、单侧单蒂和双侧单蒂（H形整形术）推进皮瓣、A-T或O-T皮瓣、V-Y或Y-V皮瓣及皮下组织蒂岛状皮瓣。例子可见图1.2。

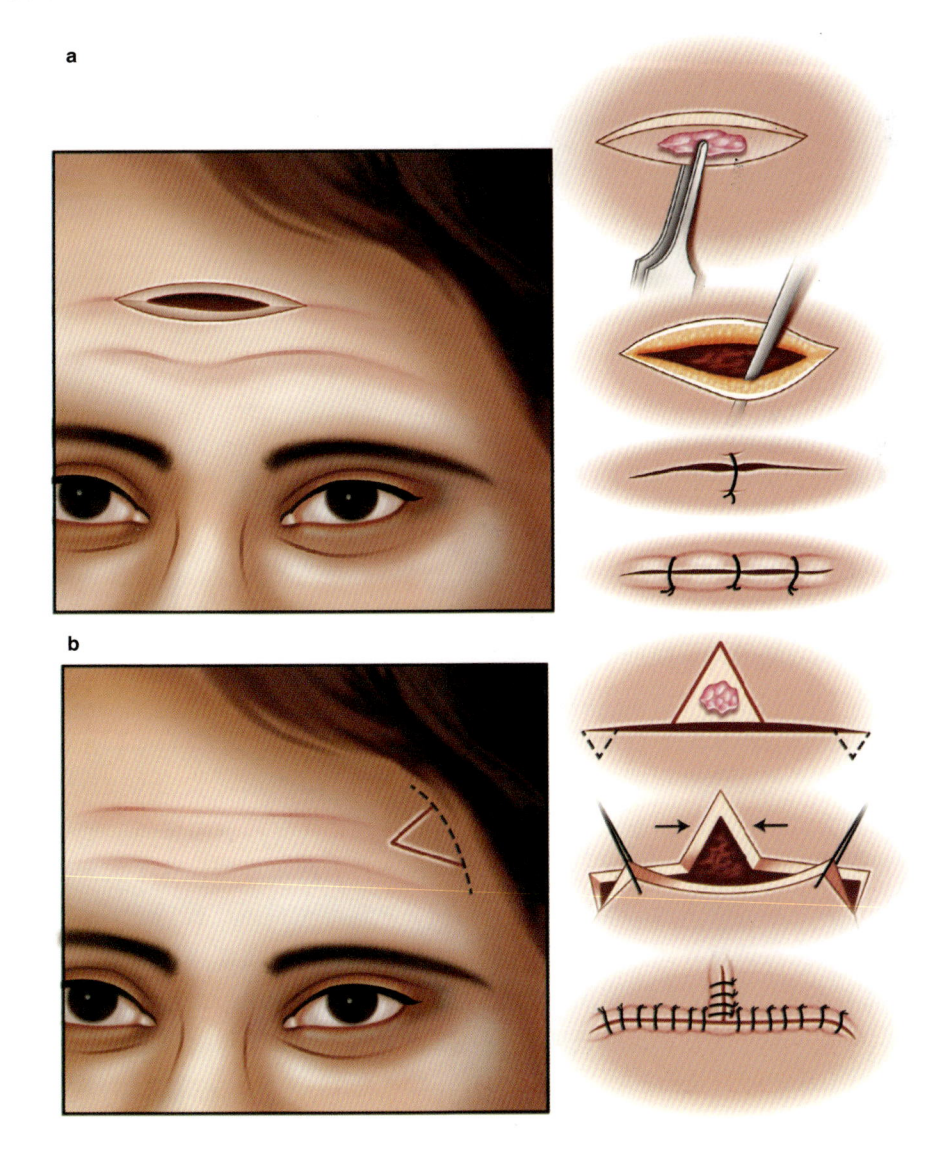

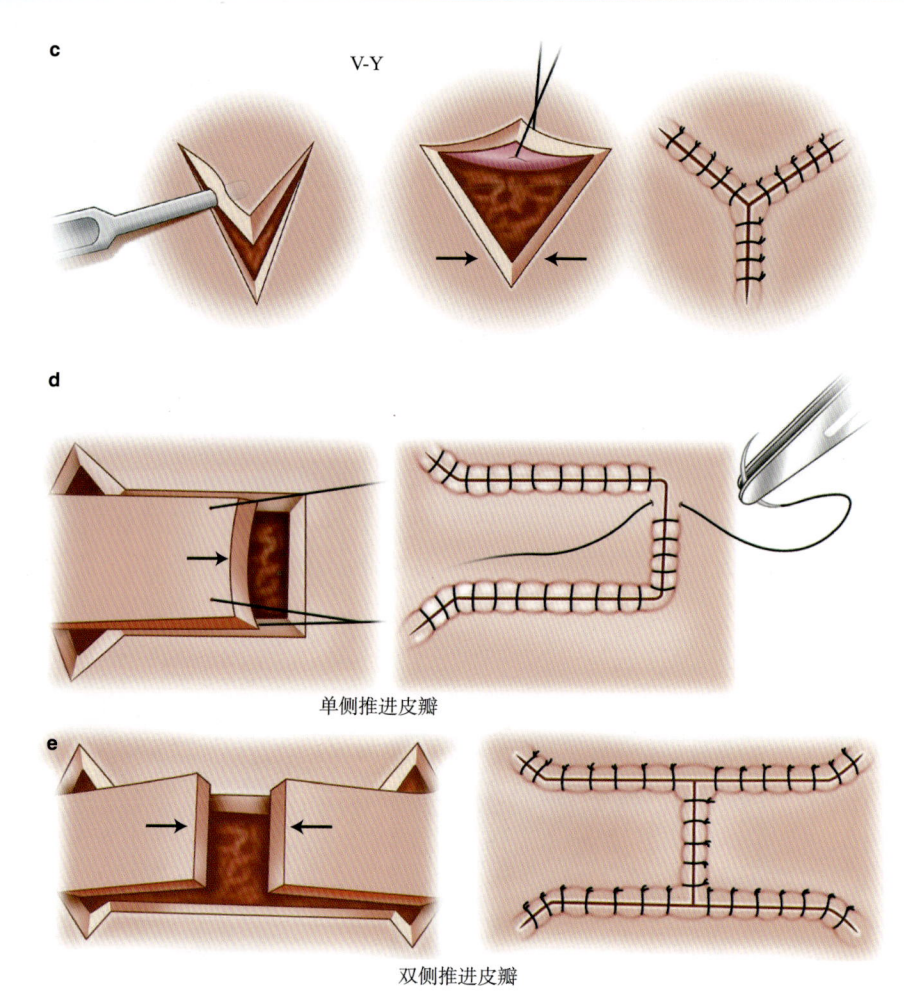

图1.2 局部推进皮瓣示例。（a）椭圆的闭合，代表最简单的推进皮瓣；（b）A-T推进皮瓣；（c）V-Y推进皮瓣；（d）单侧推进皮瓣；（e）双侧推进皮瓣

在单侧和双侧单蒂推进皮瓣中，皮瓣蒂的宽度由手术缺损的大小决定；然而，皮瓣宽度应略大于缺损，因为随着向缺损推进，皮瓣宽度会略有减小。皮瓣长度由附近组织的柔韧性决定。作为一个测试，如果用力推也不能闭合缺损，那么就需要考虑另一种皮瓣选择。主要张力位于供区闭合处，且与切口垂直。切口的设计应使其位于水平皱纹内或与之平行，或沿着自然标志的边界，这对于前额的缺损很有用。通常，单蒂推进皮瓣的设计比例为缺损宽度与皮瓣长度之比为1∶3，较大的缺损需要双侧单蒂推进皮瓣。双侧单蒂推进皮瓣在闭合"中央"唇部和下颌缺损时特别有利，因为两个皮瓣"拉力"相等，减少了组织变形和中线结构偏移的可能性。在这两种情况下，皮瓣基底部会形成一个直立的皮肤畸形，通常需要切除Burow三角。

A-T和O-T推进皮瓣（T形整形术）因其能将三角形（A形）或圆形（O形）缺损在闭合后转变为T形瘢痕而得名。两者都需要在缺损两侧各有两个皮瓣，这些皮瓣相互推进，代表了双侧单蒂推进皮瓣的一种改良。T形整形术的优点包括通过使用两个皮瓣闭合将缺损一分为二，并且每个皮瓣只使用一个切口，从而减少瘢痕形成，瘢痕通常隐藏在自然标志的边界处。

在V-Y推进皮瓣中，进行三角形切口，三角形的宽基底推进到缺损处。由此产生的瘢痕呈Y形。相反，在Y-V推进皮瓣中，三角形的尖端向缺损处推进，产生V形瘢痕。

旋转皮瓣

当推进皮瓣无法在一个方向上闭合缺损时，可以考虑旋转皮瓣，它将主要缺损部位闭合处的张力矢量沿着旋转弧重新分配到次要供体部位。旋转皮瓣是闭合三角形缺损的理想选择。旋转皮瓣的经典定义包括30°或更小的弧，半径为缺损直径的2~3倍，弧长为缺损直径的4~5倍。旋转皮瓣的例子包括用于头皮修复的O-Z皮瓣、鼻背皮瓣和颈面部皮瓣（图1.3）。旋转皮瓣通常是大多数头皮缺损修复的首选方法，因为它们能很好地适应曲线切口，并且不需要围绕RSTLs或美学亚单位进行规划。旋转皮瓣方法的缺点包括需要比原始缺损大得多的皮瓣、对皮瓣进行广泛的剥离及切口经常穿过RSTLs或美学亚单位。

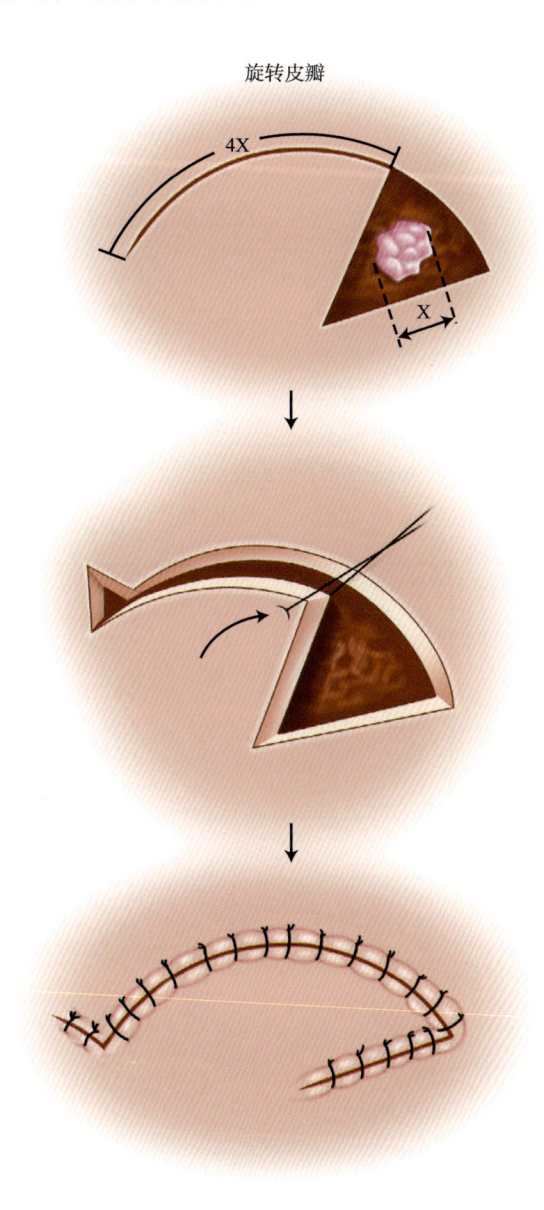

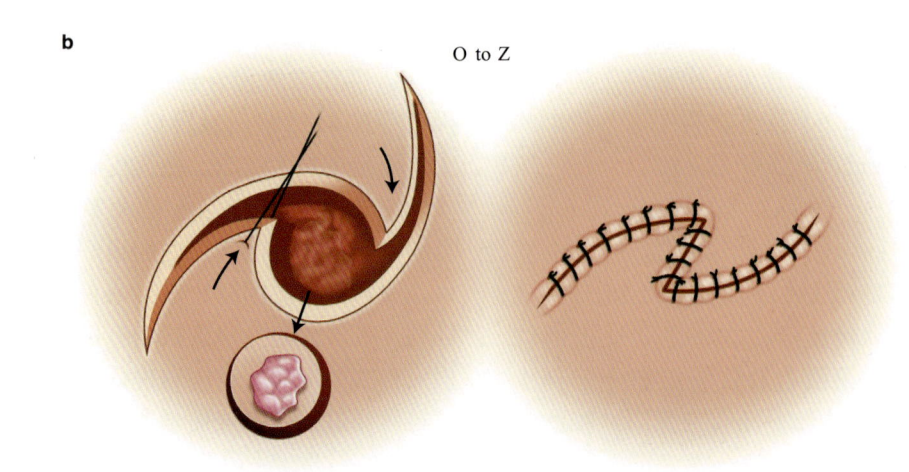

图 1.3　局部旋转皮瓣示例。(a) 基本旋转皮瓣。注意弧的长度约为缺损直径的 4 倍。(b) O-Z 皮瓣。这涉及两个相对的旋转皮瓣，在缺损的中心点闭合

转位皮瓣

转位皮瓣从松弛区域募集组织，然后通过不完全的组织桥转移到缺损处，从而实现张力的重新定向和再分布。转位皮瓣的常见例子包括菱形皮瓣（包括 Duformental 和 Webster 改良型）、双叶皮瓣和 Z 成形术。Z 成形术最常用于瘢痕修复，以改变瘢痕方向、中断瘢痕的线性或解除瘢痕挛缩；这将在第 22 章中进一步讨论。

在 Limberg 所描述的经典菱形皮瓣中（图1.4），设计了一个等边平行四边形来闭合形状和大小相同的缺损，经典设计具有两个 60°和两个 120°。第一条线从一个 120°延伸画出，长度近似于缺损的大小。然后从第一条线的末端以 60°画出第二条线，并与缺损的相邻边平

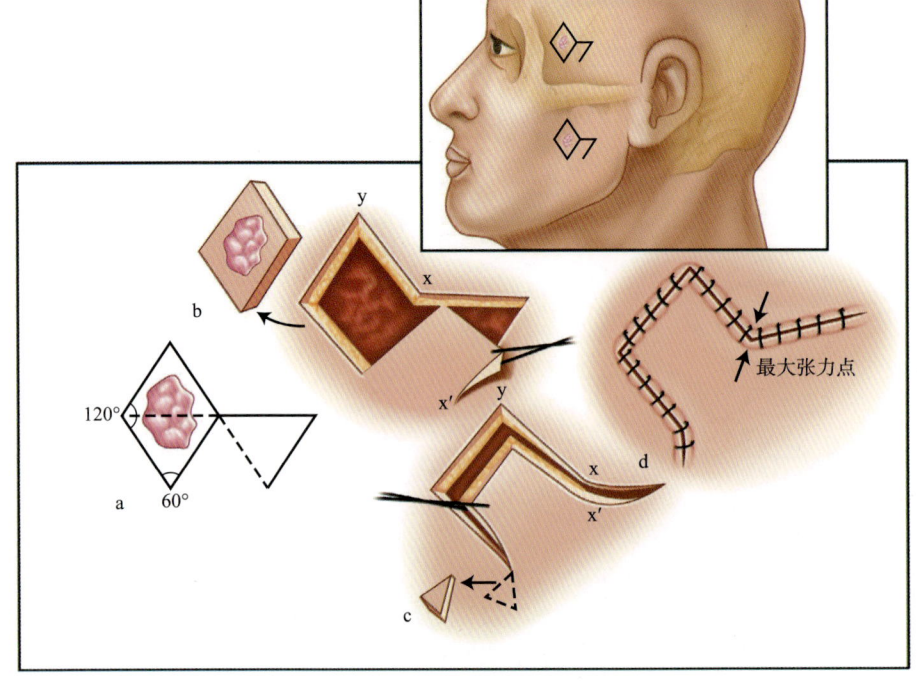

图 1.4　Limberg 菱形皮瓣

行。皮瓣的设计选择应基于供区闭合的位置，该位置应接近松弛皮肤张力线，并与最大伸展线垂直。一旦确定了缺损和拟定的皮瓣设计，就进行皮瓣切口的操作，并剥离皮瓣。闭合时的第一针深层真皮缝线应位于供区闭合处，这里是张力最大的点。经典菱形皮瓣的缺点包括会产生与原发性缺损大小和形状相同的继发性缺损，以及由于闭合角度而产生的皮肤直立畸形。

Duformental皮瓣是一种改良方法，与经典的Limberg菱形皮瓣相比，它可以闭合具有更多可变内角的菱形缺陷。经典的Limberg菱形皮瓣仅限于60°和120°。在Duformental皮瓣中，先绘制两条线：一条线是缺陷一侧的延长线，第二条线从菱形的一个角引出。然后绘制一条平分该角的第三条线，这是皮瓣的第一条边，长度与缺陷大小相等。最后绘制皮瓣的最后一条边，它与缺陷较长的边平行且长度相等。切口和闭合与经典的Limberg皮瓣相似。Duformental皮瓣的优点是旋转弧较小，导致较小的直立皮肤畸形。

Webster改良术旨在降低供区伤口闭合张力并减小隆起性皮肤畸形的大小。在原本要切除的皮肤隆起性畸形部位，设计了一个W形整形术。此外，将拟设计皮瓣的顶端设计成约30°，从而形成一个窄角供区。皮瓣的长度仍等于缺损一侧的长度；然而，皮瓣的基底约为缺损最大宽度的1/2。在切开之前，外科医师必须确保皮瓣与缺损相邻边之间的角度至少接近110°，因为较小的角度可能会导致皮瓣的血供受损。

双叶瓣是具有共同基底的双转位皮瓣。一般来说，双叶瓣的第一叶紧邻缺损处，与缺损相比，大小大致相等或更小。用于闭合第一叶供区的第二叶比第一叶小。第二叶的供区设计成使得剩余的缺损可以通过周围组织的直接推进来闭合。它可用于面颊和鼻子的重建；然而，最常被描述的双叶瓣应用是Zitelli双叶瓣，用于位于鼻下1/3处的小鼻缺损的重建。

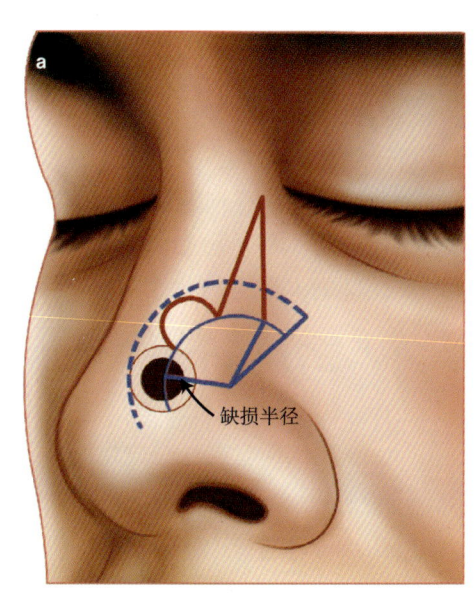

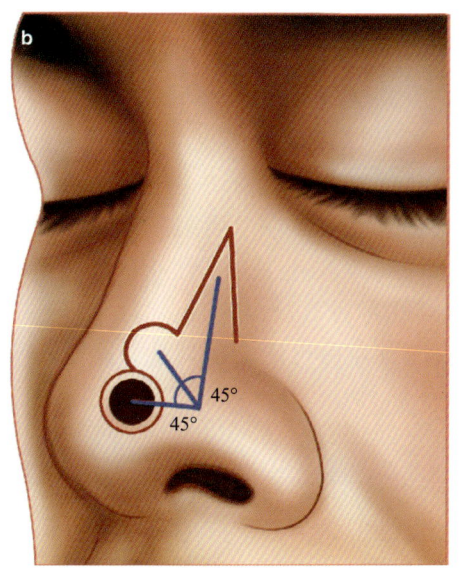

用于修复鼻部缺损的Zitelli双叶皮瓣在几何形状上是精确的（图1.5）。测量缺损的半径，并在缺损外侧与缺损半径相等的一点做标记。以标记点为中心绘制弧线：第一条弧线与从标记点到缺损最远端的部分相切，第二条弧线穿过缺损的中心。这些弧线很重要，因为两个叶的基底部位于较小的弧线上，而第一叶的高度延伸到较大的弧线上。第二叶的高度是第一叶的1.5～2.0倍，呈三角形。第一叶的宽度等于缺损的宽度，而第二叶的宽度与第一叶相似或略小于第一叶。由于双叶皮瓣的位置，缺损与第一叶之间的轴线及第一叶与第二叶之间的

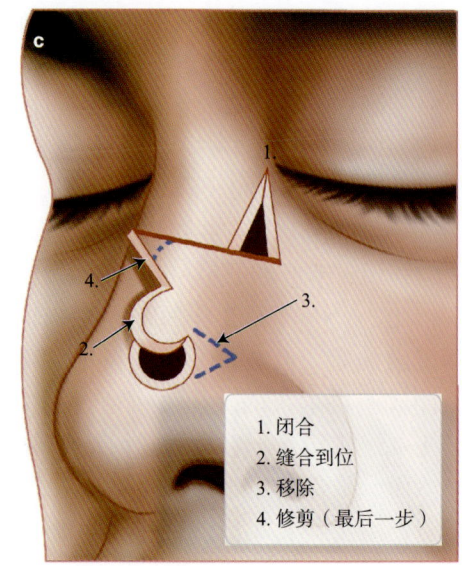

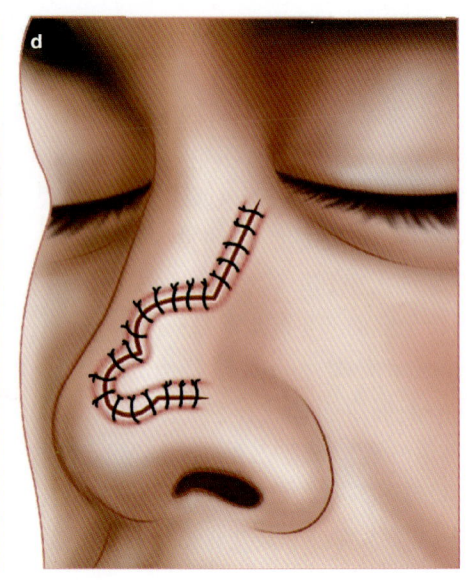

1. 闭合
2. 缝合到位
3. 移除
4. 修剪（最后一步）

图 1.5　Zitelli 双叶皮瓣

轴线约相隔45°。设计好皮瓣后，预计在第一叶的枢轴附近会出现皮肤直立畸形，并将其标记出来；其基底通常为缺损的直径大小，并且预计皮肤直立畸形的一侧会沿着鼻翼沟放置。切开皮瓣并广泛剥离后，先闭合第二叶造成的缺损，然后将第一叶嵌入缺损处。接着切除第一叶基底部预期的皮肤直立畸形组织，随后切除第二叶尖端多余的组织。

术后管理

术后，伤口通常涂抹抗生素软膏，每日涂抹2～3次，持续48小时。48小时后，患者可涂抹凡士林以滋润伤口并减少结痂形成。缝合线可用稀释的过氧化氢清洗，也可减少结痂形成。皮肤缝线通常在术后第一次就诊时（5～7天）拆除，而有毛发的头皮上的任何缝线或订皮钉可在术后第7～10天拆除。

局部皮瓣重建后可能会出现枕垫畸形或活板门畸形。这会导致曲线切口边界内的组织呈现隆起的圆顶状外观。术前规划和精细解剖可以通过使用直线切口替代曲线切口、广泛游离原发缺损部位以尽量减少皮瓣张力，以及使用与受区厚度相似的皮瓣来减轻这种畸形的发展。一般来说，活板门畸形会随着时间的推移而消退。

如果担心出现增生性瘢痕或瘢痕疙瘩形成，可在伤口处使用硅胶凝胶片。建议患者在白天尽可能长时间地使用，晚上也使用，持续2～3个月。此外，可每隔4～6周在瘢痕内注射曲安奈德。

在许多皮瓣重建的病例中，许多患者将受益于皮肤磨削术，这有助于减少供体部位和受体部位之间的任何轮廓异常或颜色差异。对于局部皮瓣，最早可在术后6周对切口本身进行皮肤磨削，但也可在术后6周后的任何时间进行。

（孟令照　孔繁勇　房居高　译）

第2章
面部区域皮瓣

Arya Namin, Adrian A. Ong, and David Chan

引言

面部区域皮瓣是基于颈外动脉和颈内动脉系统分支的轴型皮瓣。面动脉、滑车上动脉、颞深动脉和颞浅动脉为轴型皮瓣的转移提供了血运基础，这些皮瓣的厚度和质地通常与周围缺损部位高度匹配。常用的面部区域皮瓣包括前额旁中皮瓣、鼻唇沟皮瓣、颞顶筋膜瓣和颞肌瓣。鼻唇沟皮瓣在鼻部、唇部和面颊重建中最常作为插入或转位皮瓣使用。前额旁中皮瓣是鼻部重建的主力军。颞肌瓣和颞顶筋膜瓣则用于眼眶、耳部、唇部和颅底的重建。

前额皮瓣可追溯至3000年前，至今仍是鼻再造的经典术式。该技术历经演变，在第一次世界大战后得到显著改进和广泛应用。前额皮瓣血运丰富，由滑车上动脉提供轴向血运，前额皮瓣坏死极为罕见。20世纪上半叶，前额正中皮瓣备受推崇；但后来为了提升皮瓣的活动性，对蒂的位置和宽度进行了改良。有学者提出采用皮下组织蒂，这样能减小蒂的宽度、增加皮瓣的活动性，而且由于蒂可经眉间皮肤下隧道转移至鼻部缺损处，还能避免二期手术。到20世纪末，前额旁中皮瓣成为鼻部重建的主流方式，同时鼻内衬和支架结构的重要性也逐渐凸显。

鼻唇沟皮瓣在鼻再造中的应用可追溯至19世纪末20世纪初。该皮瓣可作为推进皮瓣、旋转皮瓣、转位皮瓣和插入皮瓣用于修复皮肤缺损，还可通过皮下隧道转移至口腔或鼻腔。在唇部修复中，尤其是外侧唇缺损修复，鼻唇沟皮瓣是一个重要的选择。1995年，Baker等报道了上蒂鼻唇沟插入皮瓣，旨在保留鼻翼-面部沟。转位、旋转和推进皮瓣更适用于唇和颊部修复，而插入皮瓣则最适合鼻下1/3的修复。

颞窝有两组血管蒂：颞浅动静脉和颞深动静脉。以颞浅动静脉为蒂的颞顶筋膜瓣可作为带蒂或游离皮瓣转移，可设计为筋膜瓣、筋膜皮瓣或骨筋膜皮瓣。以颞深动静脉为蒂的颞肌瓣作为带蒂皮瓣转移，用于面瘫、眼眶缺损、侧颅底和前颅底缺损及面部缺损的修复。

解剖学

掌握面部区域皮瓣的解剖结构关键在于掌握体表标志与颈外动脉和颈内动脉终末分支的关系，以及这些血管从浅表肌肉腱膜系统平面过渡到皮下平面的走行路径。本部分将重点讨论滑车上动脉、面动脉、颞浅动脉和颞深动脉的解剖。

滑车上动脉是眼动脉的终末分支，通常在距中线1.7～2.2cm处，从内眦和眉内侧缘连线方向出眶。出眶后，一般在皱眉肌浅面、眼轮匝肌深面走行，继而垂直向上走行于前额旁中线区域，穿额肌后位于眉水平的皮下组织层。

面动脉发自颈外动脉，向前走行，经二腹肌和茎突舌骨肌深面，至下颌下腺后缘后方，并常发出多个分支供应该腺体。面动脉在浅表肌肉腱膜系统（sub-superfcial musculoaponeurotic system，SMAS）平面，绕过下颌骨，在咬肌前缘时通常能被摸到。面动脉上行过程中发出下唇动脉和上唇动脉，终末段逐渐浅出。在鼻唇沟附近，面动脉从口角下方的SMAS平面过渡到鼻基水平的皮下平面。在最远端，面动脉分支更浅，鼻唇沟外侧的分支为鼻唇沟皮瓣的灵活应用提供了基础。静脉回流通过面角静脉完成。

颞窝软组织层次包括皮肤、皮下组织、颞顶筋膜、疏松结缔组织层、颞肌筋膜、颞肌和颅骨骨膜。皮肤、皮下组织、颞顶筋膜和颞肌筋膜均由颞浅动脉供血。颞顶筋膜向上与帽状腱膜相连，向下与面部SMAS相连。这些筋膜层在颞线融合处和颧弓处有致密附着。颞浅动脉起始部位在下颌骨升支后方的腮腺内或深面，继而在耳屏前4～5mm处进入颞顶筋膜层。在颞顶筋膜内的起始段2～3cm范围内，颞中动脉分支供应颞肌筋膜。颞浅动脉在耳轮脚上方2～3cm处分为额支和顶支。颞肌起自颞上线，止于喙突，由三叉神经分支支配。颞肌前1/3最厚，中后1/3较薄，中段最长。颞深动脉作为上颌动脉分支供应颞肌。

适应证/禁忌证

前额旁中皮瓣最常用于无法通过二期愈合、直接缝合、植皮或局部皮瓣修复的鼻缺损，尤其适用于中、下1/3鼻部缺损。该皮瓣血运丰富，可支持广泛的软骨移植。对于鼻下1/3较小的内衬缺损，皮瓣可折叠使用。但鼻内衬缺损有多种替代方案，包括鼻中隔瓣、鼻甲瓣、双蒂前庭瓣和游离组织移植（见第3章）。双侧同期前额旁中皮瓣是另一种选择。蒂部可经眉间皮肤隧道、皮肤桥上方或鼻侧切开形成临时鼻瘘。在使用双皮瓣时，通常需要重建复杂的骨软骨支架，需要新生血管化且与缺损边缘接触最少，因此蒂部离断时间需显著延长（通常需2个月后离断内衬蒂，再过2个月后离断外部皮瓣蒂并完成修复）。无论采用何种技术，全层鼻缺损修复通常需要更多手术步骤和更长时间。而复合前额-颅骨膜瓣可利用单一皮瓣同时修复鼻内衬和外覆皮肤，颅骨膜用于内衬修复，前额皮肤用于外覆修复，可在一期手术中完成支架重建。鉴于患者吸烟史，该复合瓣蒂部在1个月时离断。此外，还有多种预构前额瓣技术用于全层鼻缺损修复。在初步手术中，可分离皮下组织层，植入硅胶片分隔帽状腱膜与皮肤层，在帽状腱膜深层移植断层皮片作为鼻内衬。

鼻唇沟皮瓣因皮肤厚度和质地匹配，是鼻翼缺损的理想选择，但不适用于鼻中段缺损（此处皮肤较薄）。该皮瓣还适用于多种颊部和上唇缺损。用于鼻再造时多采用插入方式，而修复唇颊部时可根据缺损大小和位置选择旋转、推进、移位或插入方式。尽管较少见，该皮瓣还可经隧道转移至口腔或鼻腔。

颞顶筋膜瓣和颞肌瓣应用广泛。颞顶筋膜瓣薄而柔韧，血运丰富，在头颈部修复中用途多样，可设计为筋膜瓣、筋膜皮瓣或骨筋膜皮瓣。作为筋膜皮瓣转移时，可用于男性上唇毛发区的修复；作为筋膜瓣时，用于侧颅底、前颅底、耳廓、眶上颌、面部和口腔等部位的修复。尽管在21世纪已较少应用，颞肌瓣和颞顶筋膜瓣均可携带颅骨外板骨移植。前额旁中皮瓣和颞顶筋膜瓣在复杂眼睑修复中均有应用价值。颞顶筋膜瓣在耳廓再造中应用广泛。颞肌可用于眶上颌缺损、前后颅底缺损、面部和口腔缺损，其一定的体积可部分填充眼眶和颞窝，并为植皮提供良好血运床。颞肌瓣的主要缺点是术后颞部凹陷。

术前规划

评估缺损并考虑使用面部区域皮瓣修复时，需综合考虑缺损大小、深度及是否需要同时进行结构、皮肤和（或）黏膜修复。需注意术区毛发分布、皮肤厚度和质地。鼻缺损需考虑亚单位原则，若合并唇颊部缺损应优先修复。面部缺损需明确涉及的亚单位。插入式前额旁中皮瓣、鼻唇沟皮瓣和颞顶筋膜瓣在术后2～3周会有明显面部畸形。对于插入皮瓣，需测量缺损至皮瓣蒂部旋转点的距离，确保皮瓣能到达缺损区并准确定位皮岛。术前需与患者充分沟通，确认双方对修复方案的接受度。面部区域皮瓣通常血运可靠，可用多普勒确认轴型血管位置。

器械/设备

- 双极电凝。
- 单极电凝。
- 皮肤拉钩。
- 精细解剖剪。
- 可吸收和不可吸收缝线。
- 多普勒探头。

皮瓣设计/手术技术

前额旁中皮瓣

通常使用铝制缝合包装制作缺损模板。若需折叠皮瓣修复内衬缺损，则需单独制作内衬模板，以预留折叠所需的冗余量。缺损模板完成后，皮瓣多在同侧滑车上动脉设计为蒂，并计划向内侧旋转（图2.1）。用无菌纱布测量皮瓣旋转点（眉内侧）至缺损的距离，以确定皮瓣在前额的高低位置。根据模板在前额设计皮瓣。若为折叠皮瓣，需在外部缺损和内衬部分之间增加2～3mm长度。若皮瓣包含毛发区，需在皮瓣掀起后于皮下层电凝毛囊，减少毛发转移至鼻部。蒂部基底位于滑车上动脉上方，对应中线旁1.7～2.2cm的垂直线，宽度通常为1.5cm。

切开皮瓣边缘，从远端向近端掀起。在需插入缺损的远端皮肤区域，可在皮下或帽状腱膜下层分离。帽状腱膜下层分离更简便，远端皮岛可在掀起后但未植入前适当修薄。向近端分离时，滑车上动脉在眶上缘上方15～25mm处浅出，进入帽状腱膜下层。最接近眶缘时采用骨膜下分离。供区闭合需在帽状腱膜下层广泛分离，从颞线融合处至对侧颞线融合处。可使用滑轮缝线辅助闭合，必要时在额肌水平作垂直腱膜切开，注意避免损伤内眦垂直线上的眶上神经血管束。供区缺损上缘常形成"猫耳"，需在闭合时切除。因植皮效果较差，无法直接闭合的供区可任其二期愈合。最后将皮瓣植入缺损（图2.2）。

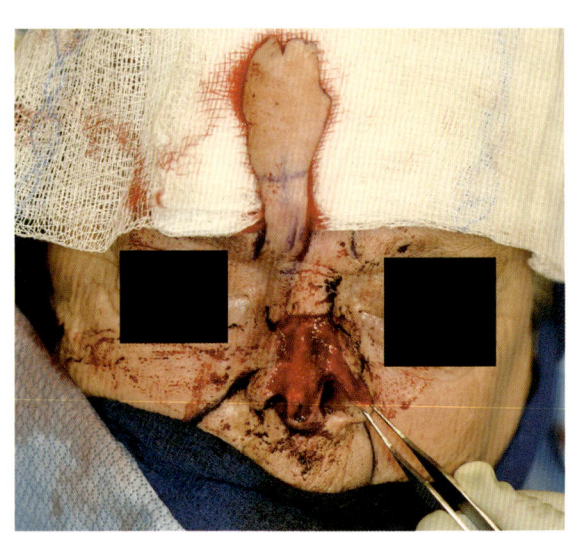

图2.1　缺损涉及鼻背、鼻尖、双侧软组织三角区，左侧鼻翼较右侧受累更重。图示前额旁中皮瓣，计划向内侧旋转（图片由David Chan医学博士提供）

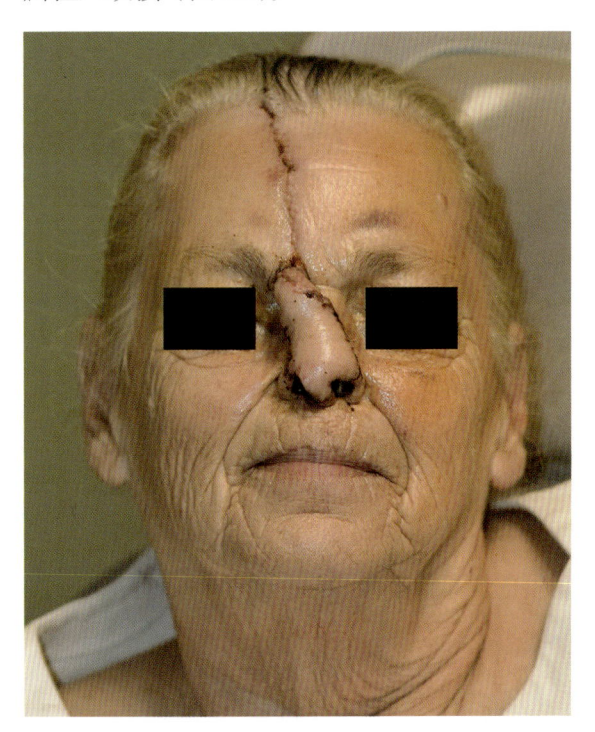

图2.2　第一阶段手术后前额旁中皮瓣植入缺损处，前额供区一期闭合（图片由David Chan医学博士提供）

若计划二期手术，蒂部通常在2～3周后离断。近期一项研究对10例非吸烟且缺损内结构移植量＜50%的患者，在术后1周离断蒂部，术前通过激光辅助吲哚菁绿血管造影确认新生血管形成。研究发现，含软骨移植的缺损新生血管化时间更长，因此此类情况建议延迟2～3周离断蒂部。蒂部离断位置略高于鼻缺损上缘，切开皮瓣上25%部分以适当修薄，精确修剪后完成植入。将蒂部最近端的三角形部分复位至眉内侧，防止双侧眉高不对称（图2.3）。切开并广泛分离供区近端，重新定位眉毛。将含眉内侧的蒂部近端三角形部分向上推进，使患侧眉高于健侧约2mm，以抵消术后眉下垂。

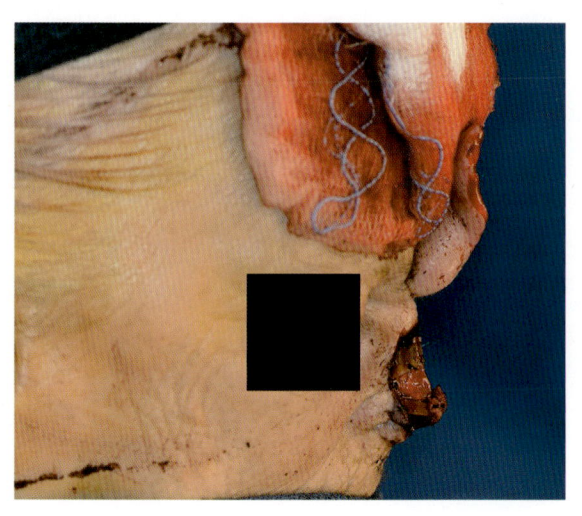

支架。

图2.4　中间阶段。前额旁中皮瓣从缺损处掀起，并植入软骨移植（图片由David Chan医学博士提供）

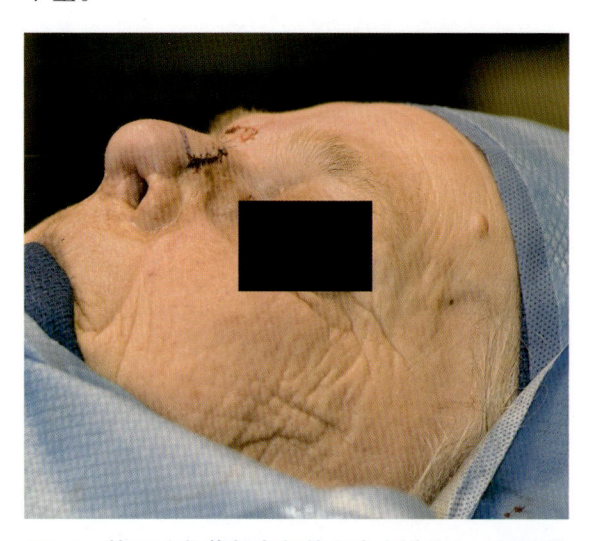

图2.3　第三阶段蒂部离断并完成皮瓣植入。切除最近端蒂部的三角形部分并复位至眉内侧，以防止双侧眉毛高度不对称（图片由David Chan医学博士提供）

对于鼻部缺损修复，增加中间阶段可以更彻底地修薄和塑形皮瓣。吸烟患者和需广泛结构移植的病例，中间阶段有助于"训练"皮瓣并提供更多新生血管化时间。中间阶段还可进一步修薄皮瓣，进行软组织和软骨雕塑（图2.4）。缺点是延长社交隔离时间和明显畸形的影响。若皮瓣折叠修复内衬，中间阶段势在必行，需在计划的鼻翼缘切开，切除因折叠增加的多余皮肤，修薄皮瓣内外层，并置入

鼻唇沟皮瓣

鼻唇沟皮瓣可作为隧道、推进、移位和插入皮瓣使用。作为移位皮瓣时，可修复多种颊部缺损，蒂部可设计在上或下。皮瓣可经隧道修复口腔和鼻腔缺损，但较少应用。推进皮瓣适用于外侧上唇和鼻基旁内侧颊部缺损。

鼻唇沟皮瓣可设计为皮下或皮肤组织蒂插入皮瓣。插入皮瓣在鼻翼缺损修复中优势显著，可保留鼻翼-面部沟。制作缺损模板后设计皮瓣，皮瓣中心位于口角水平线以上1cm的颅-尾轴上。蒂部位于上方，皮瓣上缘距鼻翼-面部沟5mm。皮瓣内侧缘位于或平行于鼻唇沟，计划向内侧旋转，标记上下方"猫耳"。切开皮瓣边缘，若设计皮下蒂，需分离至颧大肌和提上唇肌。皮下蒂的优势是提高皮瓣活动度，但需更深层分离，存在损伤支配上述肌肉的面神经终末支的风险。若设计皮肤蒂，蒂部宽度应与皮瓣宽度一致，切开时保留蒂部基底，在皮下层掀起皮瓣，蒂部保留数毫米皮下脂肪。鼻唇沟皮瓣蒂部通常在2～3周后离断；但一项10例患者的研究显示，使用吲哚菁绿血管造影未发现19～30天离断时间与新生血

管化的相关性，提示部分患者可早期离断。但鼻翼修复常需结构性移植以防止鼻翼退缩和外鼻瓣功能障碍，此时不宜过早离断蒂部。

颞顶筋膜瓣和颞肌瓣

设计颞顶筋膜瓣时，先用多普勒定位颞浅动脉，通常在耳轮脚上方3cm处可探测到额支和顶支。皮瓣切取的前界受面神经额支走行限制，该支在颞顶筋膜内沿耳屏下0.5cm至眉外侧上1.5cm的连线走行。标记从耳轮脚开始的垂直切口，可沿耳前沟向下延伸。若设计筋膜皮瓣，根据缺损模板标记皮岛，位置需确保皮岛能通过蒂部（位于耳轮脚）转移至缺损区。切开皮肤，掀起皮下瓣。颞顶筋膜紧邻皮下脂肪深面，需精细操作避免损伤血管蒂、筋膜瓣和毛囊。在耳屏前4~5mm处确认血管蒂，蒂部宽度通常保持2cm。为避免损伤面神经额支，需在近端结扎颞浅动脉额支。沿皮瓣边缘和颞上线切开颞顶筋膜，在颞肌筋膜浅层的疏松结缔组织层掀起皮瓣。因颞中动脉供应颞肌筋膜，该层可与颞顶筋膜瓣一并切取。将皮瓣转移至缺损区，分层缝合供区，常规放置引流。

术后管理

采用标准术后护理。根据手术范围，多数患者可当日出院。指导患者伤口护理，注意插入皮瓣的暴露面。术后1周拆线，评估愈合情况，观察皮瓣坏死、感染和裂开征象。分期手术患者需为下一阶段做好准备。

（何时知　孟令照　房居高　译）

第3章
鼻部重建

Arya Namin and David Chan

引言

历史上全球众多整形外科医师不断挑战鼻部重建难题并分享经验，奠定了今日的知识基础。人们描述过多种用于修复鼻部缺损的皮瓣，其中包括15～16世纪西西里外科医师使用的手臂带蒂皮瓣。然而，前额皮瓣和鼻唇沟皮瓣在鼻部重建的发展进程中起到了不可或缺的作用（详见第2章）。两次世界大战造成的创伤使得这些技术得到了更广泛的传播。Millard将现代鼻部重建描述为三个阶段：前两个阶段是修复鼻的覆盖层和内衬，第三个阶段是重建鼻部的支架。在19世纪末和20世纪初，有文献报道了鼻内衬对于防止挛缩的重要性。整个19～20世纪，人们尝试了各种恢复鼻部框架的方法，包括金属植入物、带蒂额骨皮瓣、带蒂锁骨皮瓣、骨移植和软骨移植。尽管技术古老，但随着我们对鼻部形态与功能、头颈部血管解剖及显微外科技术理解的不断加深，使得这些技术得以持续改进，手术效果也得到了提升。

鼻部重建极具挑战性，因为鼻子对颅面骨骼形态功能至关重要，且具有复杂的三维结构：菲薄的血管化内衬紧密附着于柔韧的软骨支架，外覆由浅表肌腱膜系统（SMAS）、真皮和表皮构成的软组织包膜。鼻整形中的多个实例体现了这种复杂性：在行鼻翼软骨下外侧脚支撑移植物植入时，需将前庭内衬从鼻翼软骨分离，这种解剖操作会改变鼻瓣功能，需结构性移植物重建。同样，韧带系统（垂直/水平鼻背韧带、Pitanguy韧带、穹窿间韧带）在软骨支架与软组织包膜间的作用已被证实，是保留性鼻整形的重要组成。这些实例表明，鼻形态功能不仅依赖各层结构的存在，还依赖于各层间固有关系的重建，而这种关系是整形重建外科医师难以复制的。

尽管挑战重重，过去百年鼻部重建技术仍取得显著进展，尤其在全层及全鼻缺损修复方面。Millard联合应用鼻翻转瓣、双前额瓣和鼻唇沟瓣修复内衬缺损，并用悬臂式自体肋骨移植重建支架，取得良好效果。Millard对以往全层和全鼻重建手术的批评在于鼻小柱和鼻翼区域外观显得臃肿。Burget和Menick注意到了这些挑战，并解释说鼻部重建远不止是重建三维结构，强调了用薄且血运丰富的组织重建鼻内衬的重要性和挑战性，并且描述了鼻前庭皮瓣和鼻中隔黏软骨膜瓣。随后，人们又描述了多种修复鼻内衬缺损的方法，包括皮肤移植、折叠前额皮瓣、双前额皮瓣、嵌合前额旁正中-颅骨膜前额皮瓣、鼻甲皮瓣及游离皮瓣。虽然术式多样，但成功实施需基于对鼻解剖功能的深刻理解、术后效果的精准预判及周密的术前规划。

解剖学

鼻部由四层结构组成：皮肤、浅表肌肉腱膜层、骨软骨支架及内衬。在评估鼻重建的体表标志时，鼻子通常可细分为多个亚单位：成对的鼻侧壁、软组织三角区、鼻翼，以及位于中线的鼻背、鼻尖和鼻小柱亚单位（图3.1）。软组织包膜由皮肤和浅表肌肉腱膜层组成，这些层次的厚度在鼻的不同部位及不同患者之间存在显著差异。在选择重建方案时，软组织包膜的厚度和缺损情况是重要的可变因素。软组织包膜通常在上 1/3 处最厚，在鼻背中部最薄，而在下 1/3 处的厚度则差异较大。虽然鼻翼亚单位没有任何软骨结构，但它包含皮下组织，为鼻翼小叶提供了支撑结构。骨软骨支架由鼻骨、上颌骨额突、鼻中隔、上外侧软骨和下外侧软骨组成。在鼻根区，上外侧软骨经鼻骨下方与鼻中隔背侧相接，延续为筛骨垂直板。在鼻背转折点，下外侧软骨与上外侧软骨通过水平鼻背韧带以可变方式连接。鼻内衬主要由黏软骨膜和黏骨膜构成，鼻前庭为皮肤覆盖。

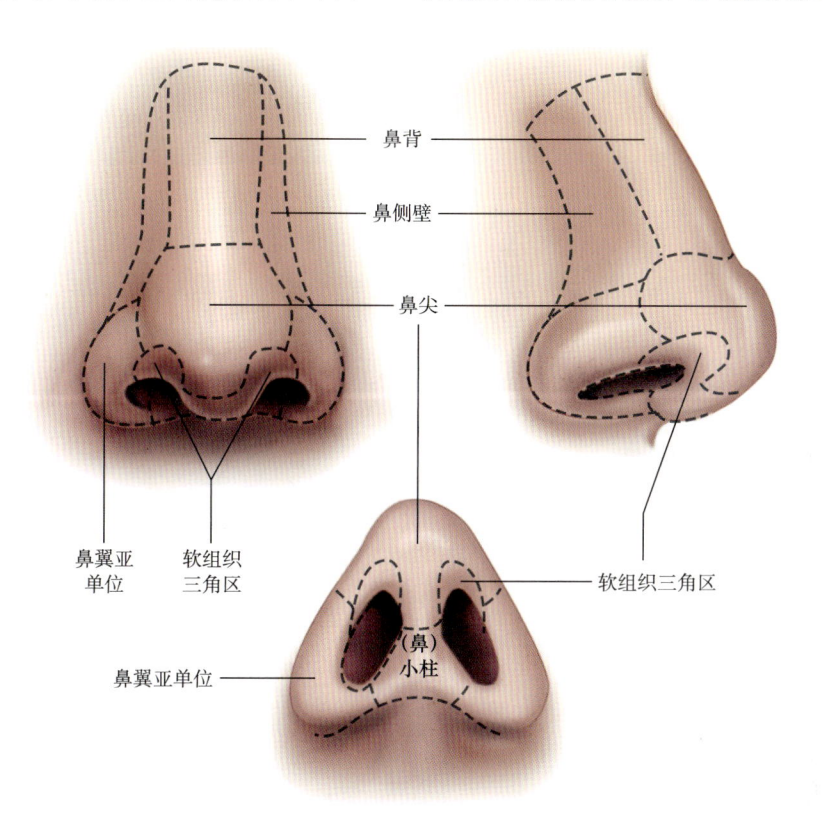

图 3.1 鼻部亚单位。成对的鼻侧壁、软组织三角区和鼻翼。位于中线的鼻背、鼻尖和鼻小柱亚单位

适应证

临床中多数鼻缺损仅累及外覆组织，骨软骨支架和鼻内衬完整。这些外部缺损可以采用多种修复方案，包括一期缝合、二期愈合、植皮、局部皮瓣及区域皮瓣。只要下方的软骨膜或骨膜存在，二期愈合就始终是一种可行的选择，尤其适用于鼻上 2/3 的平坦或凹陷区域。由于鼻部软组织包膜缺乏弹性，一期缝合在鼻重建手术中较少使用，但对于直径 5～10mm 的鼻上 2/3 缺损仍可考虑。如果下方的软骨膜或骨膜完整，植皮适用于大多数鼻部缺损，甚至包括累及鼻部上、中、下 1/3 部位的大面积缺损（图 3.2 和图 3.3）。当考虑采用植皮的方式进行鼻部重建时，应对患者剩余的鼻部皮肤状况进行评估，同时也应了解患者的需求。植皮术的显著优点是供皮区的并发症极少，并且无须进行分期手术，其缺点则是存在较高的颜色不匹配和外形不平整的风险。当对经过恰当筛选的患者采用植皮术时，仍可获得极佳的美容效果（图 3.4 和图 3.5）。用于鼻部重建的常见植皮供皮区为前额、耳前区域及锁骨上区域。鼻小柱、软组织三角区及鼻翼边缘处的小缺损（<1cm）会带来一些特殊的挑战。尽管这些是小面积的缺损，但往往是全层

性的，并且特别容易发生局部收缩和变形。因此，通常采用结构性移植和分期的局部皮瓣移植来获取最佳效果。替代方案是取自耳轮根部或耳甲腔的复合移植物。但其代谢需求高，因此失败风险高于单纯皮片移植，理想适应证为65岁以下患者的1cm以内缺损。术后需给予激素递减治疗并冰敷以降低移植组织代谢需求。

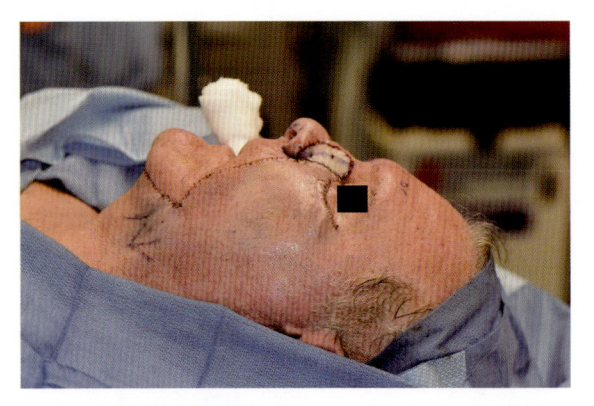

图 3.4　术后即刻效果，显示了颈面部推进皮瓣插入及断层皮片移植的情况

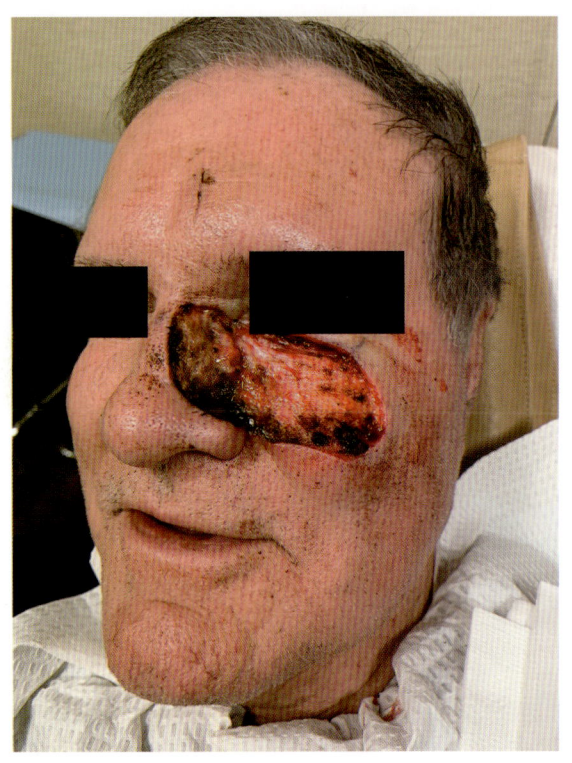

图 3.2　涉及鼻侧壁、一小部分鼻翼、面颊及下眼睑的鼻部缺损

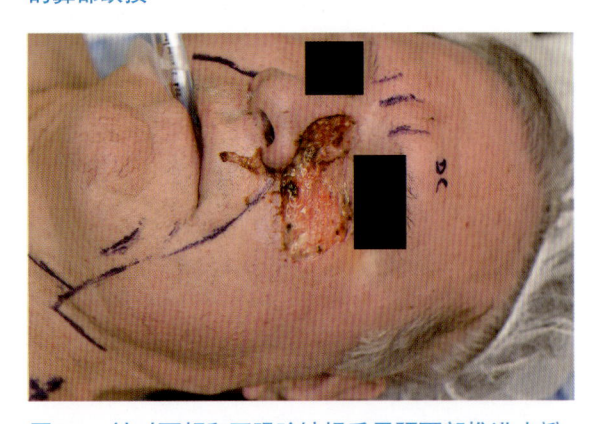

图 3.3　针对面颊和下眼睑缺损采用颈面部推进皮瓣，针对鼻侧壁缺损采用断层皮片移植的重建方案规划

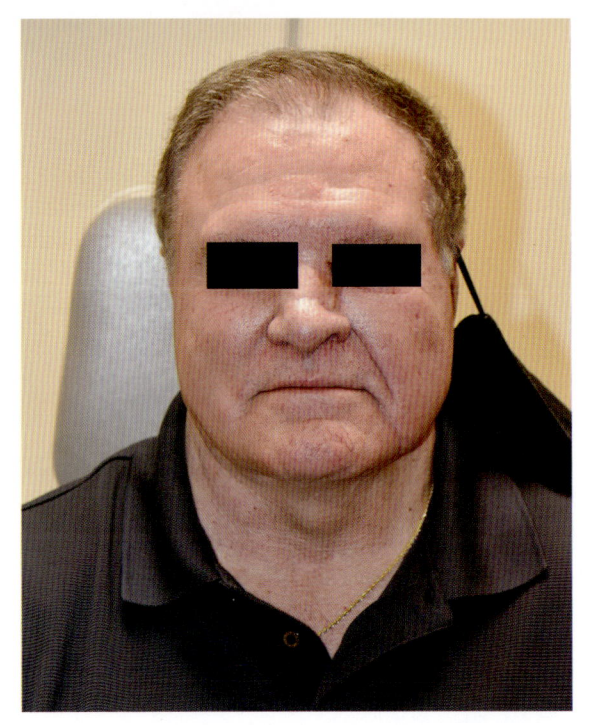

图 3.5　术后4个月的效果

对于大小在1.0～1.5cm的鼻部中上1/3部位的缺损，非常适合采用转位皮瓣进行修复，超过1cm的缺损一期缝合会导致明显张力和结构变形，皮肤移植和二期愈合可作为备选方案。鼻部下1/3的皮肤活动性最差，需广泛剥离才能通过局部组织重排修复。经典双叶瓣可用于鼻下1/3直径≤1.5cm且未累及鼻翼或距鼻孔缘＞0.5cm的缺损。V-Y推进皮瓣适用于鼻翼上沟＜1.5cm的缺损。鼻背皮瓣可单期修

复中 1/3 直径达 2.5cm 的缺损，优点是无须分期，缺点是切口跨越亚单位交界，可能增加瘢痕和鼻尖旋转（部分老年患者可接受）。前额旁中皮瓣是鼻下 2/3 大缺损的金标准，但其缺点是需要进行多期重建手术。大多数鼻部缺损都有多种修复方案可供选择，外科医师应该与患者探讨每种方案的优缺点，共同确定出能够实现患者预期目标的修复方案。

一旦存在鼻腔内衬缺损，鼻部重建的复杂程度会呈指数级增加。可用于修复鼻腔内衬缺损的方法包括：鼻内翻转皮瓣、双蒂前庭皮瓣、鼻中隔黏软骨膜皮瓣、复合鼻中隔软骨黏膜皮瓣、下鼻甲瓣、皮片移植、双前额皮瓣、鼻唇沟皮瓣、折叠额部皮瓣、嵌合式前额旁正中-颅骨膜额部皮瓣及各种游离皮瓣。由于鼻内翻转皮瓣的血运较差，通常不常用；但对于局限于鼻部上 1/3 和中 1/3 部位较小的鼻腔内衬缺损，可以考虑使用这种皮瓣。对于垂直高度达 1.0~1.5cm 的鼻翼边缘全层缺损，双蒂鼻前庭皮肤推进皮瓣和折叠额部皮瓣均可以考虑。双蒂鼻前庭皮肤推进皮瓣的优点包括其质地薄且血运丰富，这使得它能够在不使重建的鼻翼边缘变形的情况下为软骨移植提供支持。以分两期手术的方式使用折叠前额皮瓣无疑会使患者的鼻翼边缘轮廓不清晰。然而，以分三期手术的方式使用折叠前额皮瓣，对于垂直高度达 1.5cm 的鼻翼边缘全层缺损能够获得轮廓清晰的鼻翼边缘。在这种方法中，增加了一个中间阶段，即在设计好的鼻翼边缘处切开皮瓣，切除皮瓣上计划去除的多余皮肤部分，植入软骨移植物，并对皮瓣的外部部分进行塑形。然后切断蒂部，并在 3 周后的第三阶段完成皮瓣嵌入。

如果有合适的条件，鼻部内衬皮瓣对于较大的内衬缺损来说是一种理想的选择。鼻部内衬皮瓣质地薄、柔韧且血运丰富。它们能够支持软骨移植，且不会使重建部位显得臃肿或僵硬。其缺点包括术后在供区二期愈合过程中会产生大量结痂，鼻出血的风险增加，并且根据所使用的内衬皮瓣不同，还可能出现暂时的鼻塞症状。对于鼻部下 1/3 大于 1.5cm 的内衬缺损，鼻中隔黏软骨膜铰链皮瓣是一个极佳的选择，不过，在切断铰链蒂部之前会造成暂时的完全性鼻塞。对于鼻部中 1/3 的内衬缺损，可以使用鼻中隔背侧黏软骨膜铰链皮瓣，该皮瓣需从对侧鼻中隔转移过来，这就不可避免地会形成鼻中隔穿孔。同侧鼻中隔尾侧黏软骨膜铰链皮瓣和对侧鼻中隔背侧黏软骨膜铰链皮瓣可同时用于修复累及鼻部中 1/3 和下 1/3 的较大单侧内衬缺损。另一种鼻部内衬皮瓣是下鼻甲黏膜瓣。

皮片移植已被以多种方式用于鼻部内衬的重建。使用皮片移植进行内衬重建的挑战在于，它可能会限制结构移植的范围和精确性，并且更容易出现失败的情况，还会受到瘢痕挛缩力的影响。当与前额旁中皮瓣联合用于鼻部重建时，一种减轻结构性移植受限问题的技术是在一期手术中于额肌深面植入皮片。在这一初始手术中，要在皮下组织层和额肌之间分离出一个平面，并放置硅胶片或皮片移植物。让这个区域愈合，基本上形成两个具有一定独立活动度的带血管的软组织瓣，且在后续的手术过程中，能够在皮下组织层和额肌组织层之间进行结构移植。Menick 描述了一种类似的方法，用于修复累及鼻翼边缘的较大单侧鼻腔内衬缺损，该方法应用于全厚皮片移植及与之配套的分三期进行的额部皮瓣技术。针对鼻腔内衬缺损设计一块全厚皮片并将其缝合到位。采用前额皮瓣并将其转移至缺损处，为皮片移植提供血运。在第二期的中间阶段，在鼻部上 1/3 和中 1/3 区域分离额肌与皮下组织之间的层面，并放置结构性移植物。在 3 周后的第三期阶段完成皮瓣嵌入、软组织塑形及蒂部切断的操作。

在单侧鼻腔内衬出现大面积缺损且已无合适的鼻腔黏膜瓣可供选择，或双侧鼻腔都存在缺损的情况下，修复鼻腔内衬的方法包括皮片移植、双侧前额皮瓣移植或游离组织移植。对于这些需要进行广泛结构性移植的较大缺损，皮片移植存在诸多缺点，通常不是一个可行的选择。已有文献报道，在全鼻重建手术中，当同时使用前额旁中皮瓣修复外部缺损时，股前外侧筋膜皮瓣和前臂桡侧游离皮瓣在修复鼻腔内衬缺损方面都取得了良好的效果。

术前规划

在评估鼻部缺损时，在设计并最终确定重建方案之前，需要考虑多个变量因素。与患者的面谈应包括了解患者之前对鼻部外观的满意程度、获取患者出现当前畸形之前的照片，以及了解患者的期望。必须与患者讨论各种方案及其优缺点。医师需预判术后效果并制订步骤。特别要告知患者分期手术可能带来的数周外观畸形。首先评估缺损是否累及邻近的唇、颊或眶周亚单位，若有累及需先行修复以重建鼻部基底。应对鼻部亚单位进行仔细评估。如果缺损超过50%的某个凸起亚单位，尤其是鼻尖或鼻翼亚单位，应考虑切除该亚单位的剩余部分，并同时进行整个亚单位的重建。这可以避免亚单位内出现瘢痕和活板门样缺损，这种畸形在观察人的面部时会更加明显。在检查缺损情况时，勾勒出鼻部亚单位的轮廓可能会有所帮助。

评估缺损深度：包括表皮/真皮、SMAS、骨软骨支架和鼻内衬的缺失范围。应仔细评估缺失的软组织包膜的范围和深度。真皮和浅表肌腱膜系统的厚度会因鼻部所处的位置及患者皮肤厚度的不同而存在显著差异。对于皮肤较厚或缺损累及浅表肌腱膜系统的患者，二期愈合或皮片移植重建的效果往往不太理想。应记录各种缺损的位置，并评估鼻腔内衬缺损与皮肤缺损在大小和位置方面的关系，以便制订针对外部缺损和内衬缺损的重建方案。

最后，应评估是否需要进行结构性移植。尽管鼻翼亚单位通常不含软骨，但对这些部位的缺损进行结构性移植是很有必要的，以防止在愈合过程中出现鼻翼回缩。鼻翼小叶包含皮下组织层，它为鼻翼小叶提供结构支撑，而在鼻翼小叶遭受创伤或进行肿瘤相关手术之后被破坏。然后要评估骨软骨支架缺失的部分，并制订一个替代或修复骨软骨支架的重建方案。骨软骨支架可以通过颅骨外板劈开骨移植、肋骨移植、鼻中隔移植、耳甲软骨移植及游离组织移植等方式进行重建。在重建骨软骨支架时，对侧可以作为镜像模板。在重建骨软骨支架（尤其是鼻尖部位）时，另一个需要考虑的因素是多边形概念，这一概念将深层的结构解剖与表面的美学效果联系起来。理想的鼻尖形状可以分解为深层的结构多边形：成对的鼻尖穹窿三角形、成对的外侧脚多边形、穹窿间三角形、成对的小面多边形、小叶下多边形、鼻小柱多边形及鼻基底多边形。这一概念在双侧缺损的情况下可能会特别有用。

然后评估鼻腔内衬缺损的存在情况、大小和位置。如果存在鼻中隔缺损，应分析其缺损范围，并对剩余的鼻中隔软骨和（或）黏软骨膜进行评估。同时，还应评估鼻底黏膜和鼻甲是否有所累及。

器械/设备套件

- 双极电凝。
- 单极电凝。
- 皮肤拉钩。
- 精细解剖剪。
- 可吸收缝线和不可吸收缝线。
- 多普勒探头。

皮瓣设计/手术技术

整形外科医师会遇到各种各样的鼻部缺损情况，从适合通过二期愈合来处理的小面积皮肤缺损到通常需要游离组织移植、结构性移植及局部组织转移来修复的鼻中隔成形术造成的缺损。局部皮瓣（第1章）和面部区域皮瓣

（第2章）在处理各种鼻部缺损时都是非常有效的手段，而关于这些重建手术的技术将在本书的其他部分进行讨论。在本章中，我们将讨论各种鼻腔内衬皮瓣的手术技巧。

双蒂鼻前庭皮肤推进皮瓣的蒂部一端基于鼻中隔前角处，另一端基于鼻前庭外侧底部。测量内衬缺损的尺寸，然后评估直至计划的软骨间切口处的剩余鼻前庭皮肤，以确保皮瓣有足够的尺寸。在切开和掀起皮瓣之前，先用局部麻醉剂浸润麻醉鼻前庭皮肤。然后做一个软骨间切口，从鼻中隔前角延伸至鼻前庭外侧底部。接着将带蒂皮瓣从下方的下外侧软骨上掀起，如果没有先进行局部麻醉下的水分离操作，这一剥离过程会很困难。沿着计划的鼻翼边缘放置结构性移植物，并将其固定在带蒂的鼻前庭皮肤推进皮瓣上。根据皮肤畸形的程度和手术计划，随后使用前额旁中皮瓣或鼻唇沟皮瓣来修复皮肤缺损，并沿着鼻翼边缘将其固定在带蒂的鼻前庭皮瓣上。

鼻中隔黏软骨膜铰链皮瓣以由唇动脉鼻中隔分支供血的鼻中隔尾侧为蒂。在缺损同侧的鼻中隔软骨与黏软骨膜之间的层面注入局部麻醉剂。背侧切口与鼻背平行，起始于鼻中隔前角后方约1cm处，中穹窿顶部下方1cm处。尾侧切口起始于前鼻棘后方1cm处，向后延伸并与鼻嵴平行。后侧切口连接背侧切口和尾侧切口，设计时通常使皮瓣长度至少达到4cm。然后以标准方式将皮瓣从鼻中隔软骨上掀起，并向下翻转作为铰链来修复内衬缺损。鼻中隔背侧黏软骨膜铰链皮瓣以对侧鼻中隔为蒂，并向背侧翻转作为铰链。这种重建方法会形成一个鼻中隔穿孔。下鼻甲黏膜瓣以前方为蒂，是另一种可用的鼻腔内衬皮瓣。充分地向下鼻甲内注射局部麻醉剂，然后从后向前将其与鼻腔侧壁分离。一旦将骨性鼻甲与鼻腔侧壁分离，就将黏膜从鼻甲骨上剥离下来，同时保留其前方的蒂。然后去除骨性鼻甲，如果认为有用的话，可将其用于移植。

术后管理

术后采取标准的护理措施，根据术中切除部分的情况，大多数接受面部区域皮瓣重建手术的患者在手术当天即可出院。向患者提供有关切口线和插入皮瓣暴露面的伤口护理指导。患者通常在术后1周时复诊，以便拆除缝线并对愈合情况进行初步评估。检查是否存在皮瓣坏死、感染和伤口裂开的迹象。对于分期手术的病例，要让患者为下一阶段的重建手术做好准备。

（王生才　孟令照　房居高　译）

第4章
患者特异性植入物与假体

David A. Rengifo, Alexander P. Simko, and Raja Sawhney

引言与历史

严重面部缺损通常采用自体组织重建技术修复。但在某些情况下，假体修复作为主要或辅助重建方法更为可取。成像技术和生物相容性材料的进步使患者特异性植入物（patient-specifc implant，PSI）和假体成为面部重建手术的重要组成部分。通过提供创伤性、切除性或先天性缺损的合成替代物，这些假体的变革性作用可实现功能与美学的完美结合。

早期假体领域的突破局限于生物材料。最早的假体主要由贝壳和动物异种移植物构成，但长期使用显示其整合性差且感染率高。在20世纪的两次世界大战期间，植入物和假体的快速发展始于抗生素和麻醉技术的进步，使以往致命的创伤患者得以存活。这些患者需要外科医师扩展重建手段，石膏、乳胶、皮革、银和钢等材料开始流行并沿用数十年。但由于材料的固有特性（如耐久性、导热性、抗张强度、生物相容性和射线不透性等问题），多数材料未能持续应用。现代材料日益趋向临床惰性，可塑形、拉伸或与缺损部位颜色匹配。钛金属骨整合技术的发展是植入物领域的另一重大进展。此前依赖机械锚定或黏合剂的固定方式常导致移位和反复更换。

传统修复体制备方法高度依赖手工技艺，耗时耗力。患者需多次就诊，等待数周至数月才能完成假体制作。影像学技术的进步使患者数据可快速导入建模环境，计算机辅助术前规划和三维打印技术的发展让面部假体更易获取，并能在制作过程中整合更多材料。

假体与植入物的基本概念

一般来讲，假体通常指恢复解剖缺损外观的合成替代物，植入物则指具有骨整合和支撑作用的物体。但两者常被互换使用，某些重建材料甚至兼具双重属性。

选择理想重建方案需考虑多个因素：手术需求、局限性及预期结果、患者的短期与长期需求。自体移植是较大缺损的理想选择，但可能因手术范围、成本或恢复时间等问题与患者目标不符。假体与植入物常能凭借更好的美容效果和更低的手术风险成为更佳选择，尤其适用于老年患者和合并症较多的群体。对于需要多次手术的复杂解剖缺损（如全鼻缺损）或自体移植难以模拟的缺损（如眼眶内容物剜除术后），患者往往更倾向于假体修复。对于癌症切除后需长期监测的患者，临时假体也能帮助其更好地融入社会。

植入物和假体的成功应用高度依赖固定方式，并受解剖、机械和材料差异的影响。早期固位系统包括眼镜、黏合剂或解剖倒凹，但存在耐久性差、影响活动、皮肤刺激过敏及定位困难等问题。骨整合技术的革新极大推动了固位系统的发展。

植入物材料

随着科研与生产工艺的进步，目前有多种材料应用于面部重建领域，各有其优缺点。

多孔高密度聚乙烯

多孔高密度聚乙烯（Porous high-density polyethylene，PHDPE）由简单的碳链构成，常用于多种软组织植入手术。它的优势很明显，不仅易于塑形，在影像学检查中还具有射线可透性。而且，多孔聚乙烯的生物相容性非常好，能够诱导成纤维细胞生长，最终实现骨整合，从而增强稳定性。研究还发现，它能降低感染风险，促进血管生长。正因如此，多孔聚乙烯在眶壁和眼睑缺损修复、鼻植入及耳廓重建等手术中应用广泛。不过，由于这种材料会与组织融合，后期需要修复或调整取出时会比较麻烦。

聚醚醚酮

聚醚醚酮（Polyether ether ketone，PEEK）是另一种在神经外科和面部重建手术中备受青睐的聚合物。它强度高、生物相容性好、耐温性能稳定，而且重量轻。PEEK作为患者特异性植入物（PSI）通过三维技术预制，术中可进行调整以修正计划与实际解剖的细微差异。PEEK可与钛结合使用，耐受螺钉固定。最大的局限是缺乏生物整合性，可能增加移位风险。

钛金属

钛金属是长期受青睐的植入材料，成本相对低廉、易塑形，抗张强度优异（尤其是抗压力）。常与其他自体或异体移植物联合使用，是游离骨移植或PEEK植入的首选。钛金属能限制热传导，较其他金属更具射线可透性。缺点是依赖周围骨量固定，且有较高的外露率。

患者特异性植入物的规划与植入

基于CT影像的PSI已获广泛认可，产品精度提升、制造时间缩短及成本下降是其普及的关键。制作流程如下：

1. 手术团队将患者CT数据上传至植入物生产公司的工程团队。
2. 医师和工程师双方审核影像并讨论细节（手术入路选择、材料取舍）。
3. 确定植入物尺寸、形状：小型植入物可一体成型，大型或跨亚单位缺损可分块设计并于术中拼接。
4. 设计制作患者特异性截骨导板，用于术中骨切除和螺钉孔预钻。
5. 制作实体骨骼模型辅助评估缺损和确认植入位置。

植入物生产周期虽逐步缩短，但仍需数周。首次术中使用需适应学习曲线，预留额外的手术时间。神经导航、硬性内镜和术中影像技术可有效验证导板和植入物位置，熟练后可显著缩短手术时间。

假体材料

20世纪早期假体主要由乳胶橡胶制成，随着材料发展，丙烯酸树脂、硅胶、甲基丙烯酸酯和聚氨酯弹性体相继问世。理想假体应具备美观、耐用、无刺激和固位性强等特点。硅胶因其临床惰性和柔软质地成为首选，尤其适用于软组织植入，可完美匹配周围组织的颜色和纹理（图4.1）。其特性包括保持体温不变形、可拉伸至透明状态。

假体放置

骨整合与黏合剂固位假体的选择取决于患者的缺损特点和部位。植入物固位的假体稳定性更佳且皮肤刺激少，黏合剂固位的假体使用寿命较短。较大缺损更适合骨整合植入物以确保稳固。骨整合假体的问题包括骨量不足、放疗后骨外露风险增加及需要更多手术操作，通常费用较高且可能不在医保覆盖范围内。

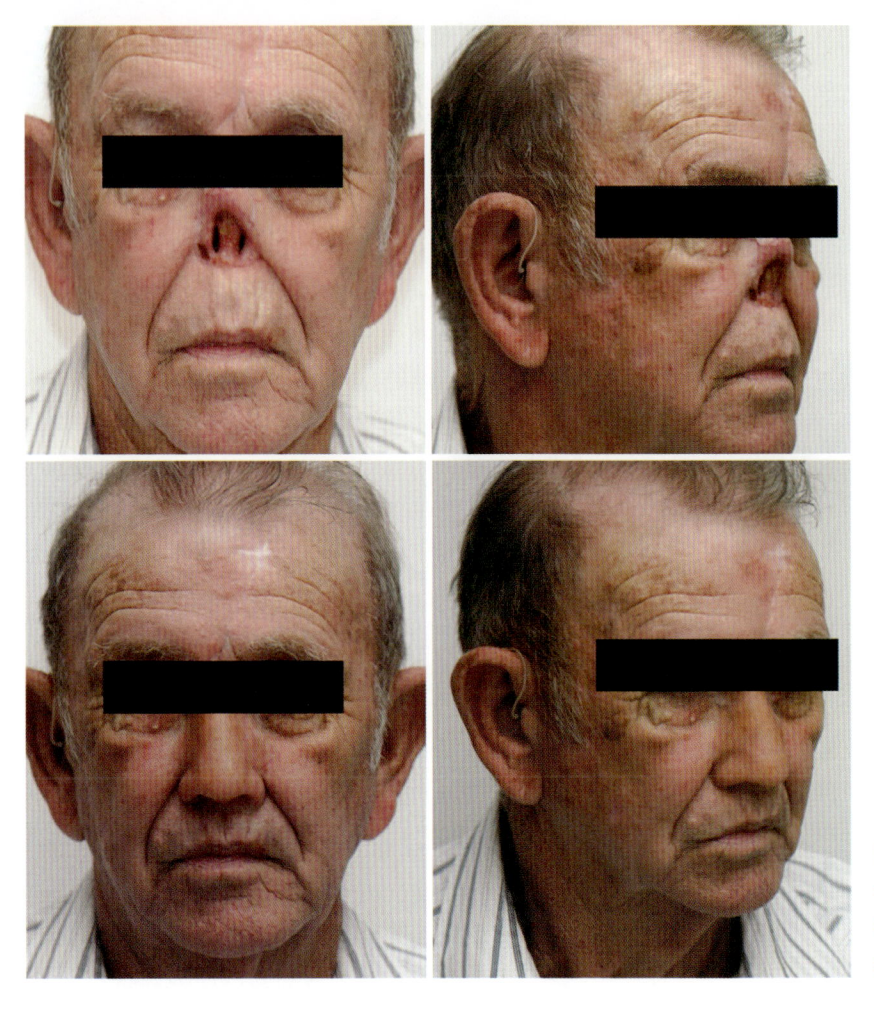

图4.1 一个硅胶鼻修复体在位的例子。请注意，去除大部分原生鼻解剖结构可以实现修复体的理想尺寸和位置

特定部位的考虑因素

耳廓重建

传统耳廓重建可采用植入物或假体。多数植入手术针对儿童，而老年患者更倾向于假体。重建需兼顾外观对称与功能需求：小耳畸形患儿常因社会歧视面临心理问题，需尽早重建；戴眼镜患者可获得功能支持；伴听力损失者可恢复声学功能。文献显示，多孔聚乙烯两期植入联合骨锚式助听器在美学和听力结果上优于自体肋软骨重建和耳道成形术。

耳廓异体植入重建

20世纪90年代早期，耳廓植入物主要为非生物硅胶材料，这种材料会导致早期包膜形成和血运不良，外露率高。当前多孔聚乙烯因外露率降低而广泛应用，其支架结构分为耳轮边缘和耳基部两部分，通常作为PSI定制。可一期或两期手术完成，无须住院。两期手术的二期手术在首次术后3个月进行，包括调整耳廓突度、耳垂转位、耳屏重建或耳甲腔加深。手术成功的关键在于受区组织条件，血运良好的软组织覆盖是主要决定因素。

多孔聚乙烯的适应证包括小耳畸形（尤其是自体重建失败者）、创伤性或肿瘤性耳廓缺损。禁忌证包括先天性异常、创伤、恶性肿瘤、放疗史、感染或供区已取材导致的颞顶筋膜瓣功能不全。

术前规划时，一般会以患者对侧正常的耳

朵为模板来确定植入物的形状。要是没有正常的对侧耳朵（比如小耳畸形患者），也可以根据父母耳朵的模板来制作植入物。植入物和外眦、鼻翼的相对位置很重要，并且会因患者年龄而有所不同。

下面的内容主要针对年幼儿童患者，实际应用时，还得根据每个患者的具体情况，参考其他资料进行补充。在围手术期，患者一般会预防性静脉注射抗生素。大多数外科医师会给患者选择合适剂量的头孢氨苄或者克林霉素。但要注意，多项大型临床试验表明，预防性使用抗生素在耳廓重建手术中的效果并不明确。另外，建议在植入前把植入物浸泡在抗生素溶液里。手术切开皮肤前，可以用多普勒超声追踪颞浅动脉分支，为制备颞顶筋膜（TPF）瓣做准备，同时标记面神经额支的走行路径也很重要。

制备TPF瓣时，先做一个Y形切口，切口下支位于预期耳轮的上缘，前支在预期耳轮边缘上方10cm的位置，后支在预期耳轮边缘后方5cm处。接着从前侧开始掀起皮瓣，在颞深筋膜浅层分离。把皮瓣前缘和颞深筋膜分离开，一直到颞浅动脉前支的位置。要是皮瓣前侧侵犯到面神经额支的走行路径，那就只保留颞浅动脉前支供血的下部分。然后切开并掀起皮瓣后缘，尽量把帽状腱膜下筋膜也包含进去，这样能增加软组织覆盖厚度，降低植入物外露的风险。最后，切断皮瓣剩余的前缘、后缘和远端边缘，从颞下切口把掀起的皮瓣引出来。取完皮瓣后，要把残留的软骨去掉，让植入物能更好地贴合。不过，可以留一部分软骨皮下保存，以后做包括耳屏重建在内的二期手术时能用得上。之后，在颈部外侧插入两个球形引流管。

手术到了这一步，如果有需要，外科医师可以对植入物做最后的调整。组装耳部时，先引出TPF瓣，把植入物放到合适的位置，再把TPF瓣盖在上面，然后进行负压吸引。皮瓣会紧紧贴合在植入物上，形成自然的轮廓。因为软组织的负压吸引一般就能固定住框架，所以可能不需要缝合。这时候，可以取一块全层皮片进一步覆盖。一般会选对侧耳后没有毛发的皮肤，用来覆盖植入物的前侧和外侧。腹壁、腹股沟等部位也能取全层皮片，但这些地方色素沉着比较深，可能影响美观，除非放在植入物后方当阴影。之后，用可吸收缝线把皮片固定在TPF瓣上。再放上塑形的硅胶泥或者预成型海绵，防止肿胀，同时避免压迫重建部位，最后给重建的耳朵戴上保护罩。

术后5~7天可以拔掉引流管。要是用了硅胶模具或者海绵，一般在术后7~10天取出来。术后2~4周都要戴着塑料耳保护罩。

多孔聚乙烯耳廓重建术后的并发症，一般根据时间来分类。最常见的急性并发症是血肿和皮瓣坏死。血肿可以根据情况在门诊引流。皮瓣坏死大多发生在术后5~7天，通常换药的时候就能发现。一旦出现皮瓣坏死，目前比较认可的治疗方法是回手术室取出植入物，进行清创。伤口愈合之后可以选择同侧枕部筋膜瓣或者对侧游离TPF瓣来修复。

术后亚急性并发症有植入物外露和感染。如果外露范围小，也没有感染迹象，可以掀起局部组织把外露部分封起来。要是植入物外露长度不到1cm，缺损有可能自己慢慢愈合。要是大部分外露，就得取出植入物，清理肉芽组织。之后要尽快植入新的，这样能利用初次手术保留的耳部和软组织结构。之前做过外耳道闭锁成形术的患者，植入物外露、脱出的风险会更高，因为手术可能会让瘢痕增多，耳廓周围皮肤血运变差。

术后植入物感染，大多是因为植入物外露或者脱出引起的。治疗的时候，要根据感染的严重程度来处理。感染比较轻的话，可以用抗生素治疗，同时密切观察植入物有没有外露。要是感染严重，就得积极清创，冲洗手术部位。要是有明显的脓液，建议把植入物完全取出来。

异体耳廓重建的长期并发症，通常是植入物断裂导致的。这种情况一般要取出受损的植入物，马上换上新的框架。长期受到外伤，还可能损伤覆盖在植入物上的 TPF 瓣和皮片。另外，包裹植入物的皮肤可能会出现毛发过度生长，供区局部会脱发，组织覆盖的质地、颜色和周围组织也可能不匹配。近期文献显示，总体植入物外露率不到 10%，骨折率是 3%，总体并发症发生率是 6%。

异体重建能让重建后的耳朵和对侧在大小上比较匹配，对耳甲腔、耳轮边缘、耳轮的形态也塑造得很好。文献里经过验证的问卷调查表明，接受多孔聚乙烯植入重建的患者，生活质量提高了 75% 以上，将近 73% 的成年人和 85% 的儿童对美容效果都很满意。

耳廓假体

耳廓重建复杂且难度高，假体修复可获满意效果（美学满意度近 90%）。硅胶因其可塑性好，能做出解剖结构精准的框架，颜色、质地匹配，且组织相容性高，仍是首选材料（图 4.2）。虽然黏合剂固位仍旧流行，但骨整合植入物因维护简便和稳定性更高而渐受欢迎。与自体重建相比，异体植入手术次数少、供区并发症少，最早可于 4 岁实施。

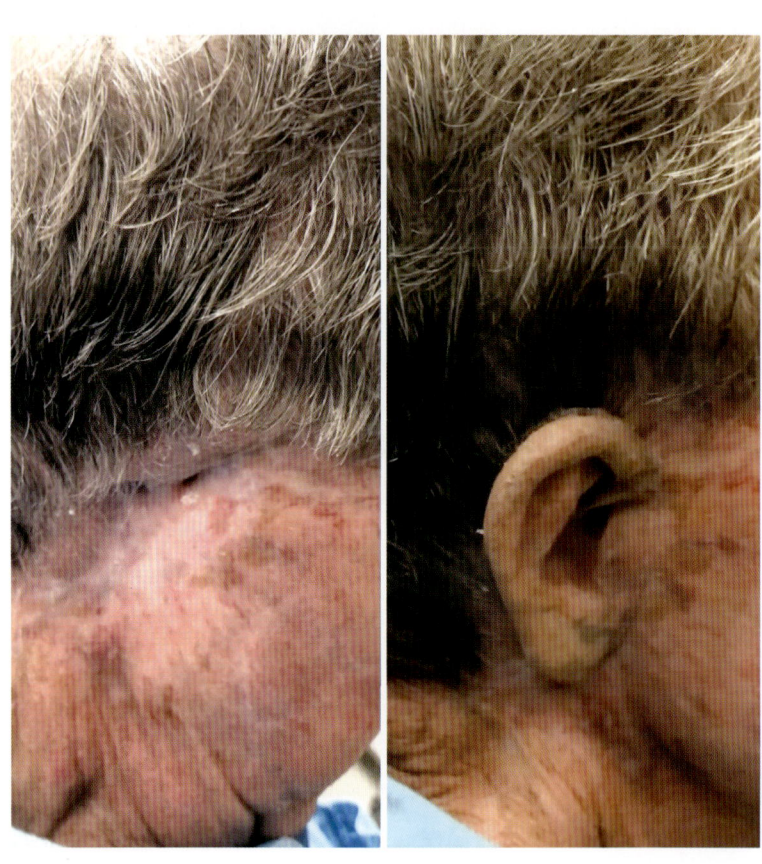

图 4.2　硅胶耳种植体置入前后示例

耳廓修复体和大多数面部修复体存在同样的问题。为了保证效果，预防感染，每天都得清洁和修复体相关的植入物和受区。而且，日常活动会让修复体有磨损、移位的风险。

一般来说，需要做耳廓修复体的情况主要有外伤导致的耳廓缺失、肿瘤切除后的缺损，还有先天性异常。要是肿瘤侵犯了耳廓，需要大范围切除，术后还得放疗，这会影响局部组织的血运和稳定性，自体或异体重建就不太适合。虽然受区放疗史会增加修复体重建的并发症风险，但这不是耳廓修复体的绝对禁忌证。有研究表明，患者在放疗结束 6~12 个月之后再放置植入物，也能取得不错的效果。像小耳畸形、部分耳廓先天性畸形这些情况，特别是之前重建失败，或者颞骨区域没有健康组织的患者，做修复体重建后的美学效果都很好。

耳廓修复体的绝对禁忌证比较少。比如骨质框架受损的情况，像乳突骨的骨炎、骨髓炎，或者颞骨厚度小于2.5mm，没办法支撑修复体结构，就不适合做耳廓修复体。这种情况下，可以考虑用黏合剂。一定要同患者及其家属讲清楚修复体的日常维护和固定系统相关事项，因为要是卫生没做好，植入物感染、组织出现不良反应，甚至修复体整体失效的风险都会大大增加。最后，有研究表明，放疗后还继续吸烟的患者，植入物感染、外露的风险会明显升高。

在放置骨锚式修复体之前，必须仔细检查耳颞部的皮肤和皮下组织，留意有没有潜在的复发性肿瘤、瘢痕和纤维化问题。要是有毛发，手术前得永久性去除，因为毛囊可能会让植入物感染的风险增加。很多外科医师会选择激光脱毛。另外，也可以在手术中减薄皮下组织的时候，把毛囊一起去掉。术前要做颞骨的专用无对比剂CT扫描，看看骨厚度是否合适，同时检查先前治疗或先天性异常有没有造成什么变化。采用团队协作的方式，让整形修复技师参与修复体的制作，会很有帮助。他们能帮外科医师确定哪些解剖结构有助于或者会妨碍植入物的最佳放置。通常，为了让修复体放置得更合适，除了耳屏之外，把耳廓的其他残余部分都去掉比较好，这样有助于皮肤和修复体的贴合，以及软组织的过渡衔接。要是留的组织太多，颜色不好匹配，修复体和原生耳廓之间的过渡也会很明显，就没办法给患者带来最佳的美容效果。

大多数外科医师会分两个阶段进行修复体重建，一般在局部麻醉下操作。第一阶段是放置钛骨植入物，这需要在耳颞部掀起皮瓣。围手术期一般不常规使用抗生素，但糖尿病患者或者组织接受过放射治疗的患者，可以考虑使用。切开皮肤后，在骨膜下进行分离操作。在骨膜下平面掀起皮瓣，一直到找到合适的植入物放置位置。植入物的理想位置是在距离外耳道中心20mm处，位于8点和11点方向。一般会在骨内放置两个植入物；不过，有文献建议再放一个"备用"植入物，以防前面的植入物出现问题。一开始钻孔深度是3mm，如果这个深度没有接触到硬脑膜，就可以继续钻到4mm，这样能更好地支撑负载。然后，在健康的骨中，以40~50牛顿米（Newton meters，N·m）的扭矩速度植入植入物；如果是受损的骨，就以20~30N·m的速度植入。还要放上覆盖螺钉，防止组织长到植入物里面，之后把皮瓣复位。为了降低植入物感染的风险，需要进行多层缝合。第二阶段是暴露植入物，通常在初次手术后3~4个月进行。在做第二阶段手术之前，患者要到诊所检查愈合情况，医师通过触诊确定植入物的位置。要是不好确定位置，可以拍个侧位X线片。可以通过打孔活检或者皮肤切除术把覆盖的皮肤去掉。如果有需要，还可以把植入物周围的皮肤变薄，或者去除毛发。要是皮肤切除范围比较大，有些外科医师会选择在植入物周围的骨膜上进行皮肤移植，这样能减少固定装置周围的组织移动，降低肉芽组织形成的风险。也可以用碘仿纱布把植入物包起来。经过2周愈合期，把夹子和横杆固定到植入物上，再安装修复体。

在选择固定系统时，讨论横杆夹子和磁性固定系统很有必要。植入物出现后的很长时间里，横杆夹子固定系统因为能让修复体更稳固、强度更高，所以很受欢迎。最近，磁性固定系统在制造技术上有了改进，固定力变强了，稳定性也更好。在选择最适合的方案时，要考虑患者的年龄、手部操作能力，以及日常生活的活动量。最近有一项前瞻性研究对这两种固定系统患者的满意度和使用效果进行了评估，结果发现，将近59%的参与者更喜欢磁性固定系统，因为它日常清洁和护理起来更方便。老年人群体明显更倾向于磁性固定修复体，因为对他们来说，日常清洁的难度降低了。而横杆夹子系统整体稳定性更高，更受生活方式比较活跃的年轻患者喜爱。最后，外科医师在讨论这些方案的时候，一定要考虑到患者的下颌运动情况，因为有研究显示，大幅度的下颌运动可能会让磁性固定的耳修复体脱位。

修复体重建可能会出现一些并发症，比如皮肤感染、肉芽组织过度生长，还有植入物失效。植入物周围感染的发生率在15%~20%。因为固定装置周围的皮肤容易移动，再加上如果卫生没做好，感染的发生率就会更高。一般来说，口服抗生素就能控制感染，不会让固定装置完全失效。在感染彻底控制之前，不建议患者佩戴修复体。

高达33%的患者会出现植入物周围肉芽组织和皮肤反应的情况，卫生条件差、修复体日常使用频繁，以及处于潮湿环境中，都会让这种情况更严重。在第二阶段手术中，仔细剪薄植入物周围的皮下组织，是治疗这种并发症的一种可行方法。医师一般会用硝酸银处理局部，同时认真清洁手术部位，在植入物周围放上碘仿纱布，让伤口保持干燥。在肉芽组织基本消退之前，同样不应该佩戴修复体。最后，虽然植入物骨整合失败的确切发生率不太清楚，但也有相关报道。和它类似的骨锚式助听器植入手术，失败率高达29%。选择骨量好的部位进行植入，并且让患者认真清洁植入部位，能降低风险。要是患者有糖尿病，或者颞骨有放射暴露史等合并症，植入物失败的风险就会增加。对于这些植入物失败风险高的患者，外科医师应该考虑放置"备用"植入物。

鼻重建

大面积鼻缺损的重建通常会采用局部组织转移技术，比如前额正中皮瓣。但在以下情形中，鼻假体可能成为更优选择：难以重现鼻部解剖结构的复杂性、多次手术修复带来的并发症风险、放疗后伤口愈合延迟或皮瓣失败风险。临床经验表明，在全鼻重建案例中，假体鼻的外观效果显著优于自体局部或游离组织移植。此外，假体修复可减少自体组织重建所需的多阶段手术次数，从而降低整体手术和麻醉相关的并发症风险。

一旦决定采用假体修复鼻缺损，可通过以下方式提升患者预后：

1. 若条件允许，患者应在肿瘤切除术前与修复师会面，获取正常外鼻解剖结构的印模，以协助制作高度仿真的假体。

2. 对于次全鼻切除术，术者应考虑切除残留鼻组织以优化假体适配度和颜色匹配。残留组织往往无法有效掩饰假体，反而迫使修复师制作尺寸大于原生鼻的假体以覆盖残留结构。

3. 在次全鼻切除术中，建议切除双侧鼻翼。同时，切除鼻中隔软骨前1/3及相关黏膜、鼻小柱和鼻骨远端，可显著改善假体贴合度。

4. 尽可能削薄缺损周边的皮肤组织，以实现假体与皮肤的自然过渡和颜色匹配。

5. 当切除范围超出鼻自然边界时，需特别注意上唇和鼻唇沟的处理。这些解剖标志的改变将影响假体的佩戴效果，且难以通过假体模拟。理想情况下，术前应与修复师共同讨论这些调整，以确保皮肤与假体的最佳过渡、对称性和美学效果。

骨整合植入物作为鼻假体的固位系统正日益普及，即使在既往接受过鼻腔放疗的病例中也是如此，尽管疗效可能因放疗剂量和结束时间而异。鼻植入物与假体的连接系统可采用杆卡式或更流行的磁性固位设计。鼻植入物的结构可包含垂直和水平组件，以增加与假体的连接面积，提升整体稳定性和固位力。植入物的受区骨组织需具备良好的血运以降低外露风险。

两个常用的植入位点是鼻骨前鼻嵴和眉间区。前鼻嵴区域因主要由骨松质构成，可能成为骨整合植入的挑战。对于既往接受过放疗的病例，建议将植入物局限于眉间区。眉间植入物的缺点是其较突出的穿出轮廓可能干扰假体佩戴，需通过削薄眉间组织改善适配度。

上颌/面中部重建

上颌及面中部缺损的修复极具复杂性，其表现形式、缺损大小及伴随并发症差异显著。大范围缺损通常需采用游离组织移植修复，因其缺乏足够支撑结构以固定假体，且患者说话、进食时该区域会持续运动。假体的应用需根据具体病例综合判断，通常通过结合自体组织重建与局限性面部假体可获得更佳美容效果。该区域重建需通过假体和（或）植入物实现以下目标：口腔与鼻窦的恰当封闭；眶内容物及面中部的支撑；具备足够强度以承受言语、吞咽及咀嚼的力学作用；材料选择需兼顾牙列支持能力及接近正常的轮廓与对称性恢复。

传统方法采用赝复体分隔口腔与鼻窦，其稳定性高度依赖机械适配性及周围组织支撑。口腔的高功能需求易导致赝复体频繁磨损和滑移，可能破坏口鼻间的封闭性。骨整合的成功取决于缺损周围存活骨组织的可用性，通常需要多个植入位点以提供充分负载支持。可利用的支撑结构包括颧突、眶上缘、犁骨及剩余硬腭。鉴于面中部会承受多平面应力，植入物需采用钛或PEEK等高强度稳定材料制作。

眼眶重建

根据切除范围，眼球摘除术可分为以下类型：

1. **眼内容物剜除术** 移除眼内容物，保留巩膜、视神经及眼外肌附着。
2. **眼球摘除术** 移除整个眼球，保留眼外肌、眶内容物、眶脂肪、眼睑及睫毛。
3. **眼眶内容物剜除术** 移除眶内所有组织，包括眼外肌、睫毛、眶脂肪、眶骨膜及至少部分眼睑。

眼内容物剜除术更常用于眼球局部创伤后，当眼球本身和视力无法保留，但周围眼眶结构仍存活时。小型眼内肿瘤也是眼内容物剜除术的常见病因，若恶性肿瘤未侵犯超过巩膜，可进行该切除术。若通过眼球摘除术实现肿瘤切除切缘阴性，外科医生不应继续行内容物剜除术，因为保留的眼眶容积使患者残留的眼睑和眶周脂肪可改善眼眶假体的美观性。此外，眼球摘除术中保留眼外肌是显著优势，因眼眶植入物可附着于这些肌肉，使假体模仿对侧眼的运动，极大改善美容效果。

眼眶假体是眼球的合成替代物，用于恢复眼眶、眼睑、固定眼和眶骨膜。在眼眶内容物剜除术病例中，假体是标准选择。眼眶植入物通常为骨整合结构（如桩体），用于支撑该假体。眼假体是虹膜、瞳孔和巩膜的球形合成替代物，若切除术中保留眼外肌，可为眼假体提供运动能力。

眼植入物

理想的眼植入物应能恢复缺失容积、最大化运动功能（若可能）并具备美学效果。在眼内容物剜除术后，植入物置于保留的巩膜囊内（眼外肌仍附着），可实现自然运动。在眼球摘除术后，需将植入物与眼外肌缝合以恢复运动功能。现代眼植入物通常按以下特征分类：

1. *材料类型* 多孔（羟基磷灰石、高密度多孔聚乙烯）或非多孔（聚甲基丙烯酸甲酯、丙烯酸、硅胶）。
2. *形状设计* 包裹型（覆以聚乙醇酸网或自体组织如耳廓肌肉/巩膜）或非包裹型。

多孔植入物因允许血管长入而被称为整合型植入物，具有感染率低、移位风险小、重量轻（可减少下睑松弛）等优点，并通过桩钉系统提升运动性。缺点是需额外手术放置桩钉且成本较高。桩钉置于缺损前部并与眼植入物连接，仅多孔植入物可使用桩钉。近期调查显示90%的患者更倾向于无桩植入物（成本低且避免额外手术），但运动性仍可接受。非多孔植入物并发症罕见，常见问题包括暴露、感染及脓性肉芽肿。桩钉型植入物的常见并发症为暴露、分泌物及脓性肉芽肿，多孔桩钉系统因桩钉移位风险更高，脓性肉芽肿发生率显著增加。

眼眶假体

对于部分眶内容物缺损（如眼睑缺损），

可采用自体皮瓣修复，但假体修复是更具成本效益的选择，可减少手术次数并改善美容效果。现代眼眶假体多采用丙烯酸树脂、甲基丙烯酸酯及弹性体制造，硅胶仍是最常用的材料。假体固位方式包括植入物固位及游离固位（黏合剂或眼镜固定）。植入物固位的假体通常稳定性更高、皮肤刺激更小且维护需求低。文献显示骨锚式假体使用寿命显著长于黏合剂固位型。骨锚固位系统可固定于眶缘、鼻骨及颧弓。骨整合植入物的问题源于骨量不足和放疗后的骨组织，因此黏合剂固位可能更适合周围组织条件较差的患者。

眶内容物剜除术后的重建需首先构建外界与残留鼻眶上颌组织间的屏障，至少需使用断层皮片。自体游离组织移植可为缺损提供血运丰富的组织覆盖，降低需术后辅助放疗患者的放射性骨坏死风险。尽管体积较大的皮瓣有助于减少放疗并发症，但可能影响假体的美容效果，需通过皮瓣削薄以确保假体佩戴或植入物放置。

植入物放置的优化技术包括：
- 在眶缘外沿做上下缘的两个半环形切口至骨面；
- 掀起组织瓣后，以1500～3000转/分的速度钻孔（大量冲洗），硬骨组织可使用丝锥扳手；
- 骨孔直径通常为3.75mm，深度约3.8mm；
- 植入体放置后覆盖皮瓣，需削除皮下脂肪以确保皮肤与骨的紧密贴合，减少植入物周围软组织移动（可能导致炎症和失败）；
- 连接经皮钛柱，分层缝合皮瓣；
- 植入物周围放置凡士林纱布和抗生素软膏，最后加压包扎；
- 患者次日拆除绷带以促进皮瓣贴合，术后7～10天复查伤口愈合情况并安排修复师会诊。

结论

面部假体与植入物重建为因创伤、肿瘤及先天性畸形接受修复的患者提供了合理的治疗选择。尽管其并非是所有病例的理想方案，但合理应用可显著改善众多患者的预后。

（白云飞　孟令照　房居高　译）

第5章 唇部重建

Scott Kohlert

引言

唇部缺损是面部重建外科医师经常遇到的问题，常见原因包括先天性畸形、面部创伤及肿瘤性疾病。唇癌是头颈部最常见的恶性肿瘤之一，手术切除是唇癌的主要治疗手段，但可能导致唇部及周围组织明显缺损。

解剖学

小型唇缺损通常易于修复、预后良好，但由于该部位解剖结构复杂，大范围唇部缺损的重建颇具挑战。唇是由黏膜、黏膜下层、肌肉、皮下组织和皮肤组成的多层复合结构。深入理解其解剖结构对成功恢复唇的形态和功能至关重要。

唇部表面解剖

嘴唇外表面可分为两个形态学区域：黏膜唇（也称为朱唇或红唇）与皮肤唇（亦称白唇）。欲获得最佳修复效果，需采用近似组织进行重建。红唇与皮肤唇交界处称为唇红缘（图5.1）。该缘线具有反光特性，眼动追踪研究表明其为人眼注视的焦点区域。因此，唇重建术中精确对合此区域至关重要，因其形态异常极易被他人（无论是否为专业人员）察觉。

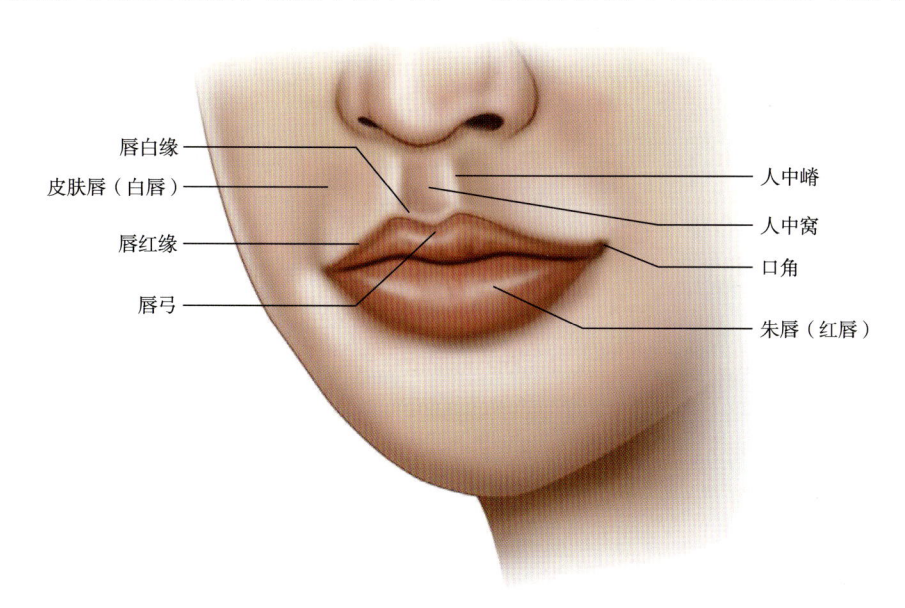

图5.1 唇部表面解剖

唇部解剖亚单位

如同面部其他美学单元，唇部可进一步划分为独特的外形亚单位。下唇常被视为单一单元，而Burget与Menick早将上唇划分为多个亚单位：中央人中及成对的外侧亚单位

（图5.2）。人中位于上唇中央，上方以鼻小柱及部分鼻槛为界，两侧为人中嵴，下界为唇弓。每个外侧亚单位包含两个独立组分：内侧部位于鼻槛下方，宽度约为人中的1/2。人中嵴与外侧亚单位内侧部均相对固定于周围结构（如上颌骨与鼻部），活动度小于外侧亚单位外侧部。外侧部沿鼻翼–面沟向上延伸，外侧达鼻唇沟。与其他面部重建手术类似，唇重建需重点关注受累的解剖亚单位。若条件允许，应分别处理各受累亚单位，以改善美容效果。此外，当某亚单位大部分被切除时，重建前切除残余亚单位常可获得更佳效果。

肌肉系统

上唇运动涉及多组肌肉，包括提上唇肌、提上唇鼻翼肌、提口角肌、颧大肌与颧小肌（图5.3）。这些肌肉汇聚于口角轴（口角处的纤维肌性结构）。下唇后缩肌群包括降下唇肌、降口角肌、颈阔肌、笑肌及颏肌。唇部括约功能由口轮匝肌实现（表5.1）。

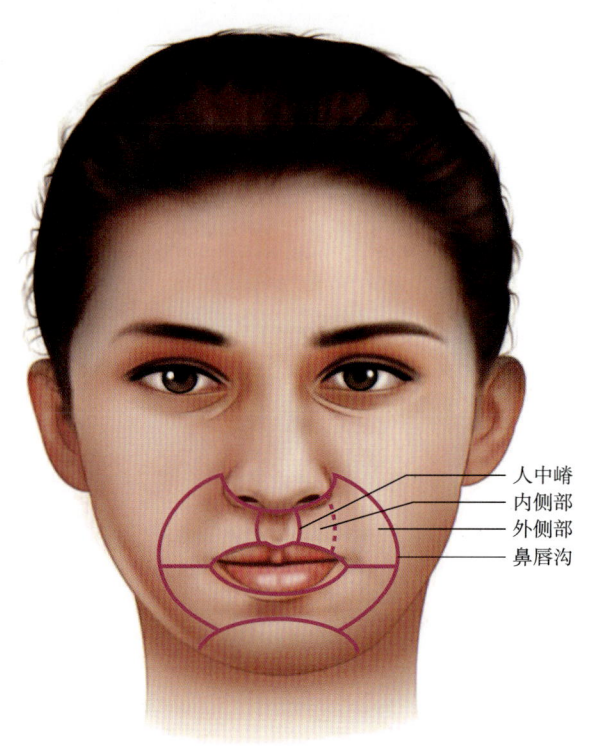

图 5.2　上唇亚单位划分

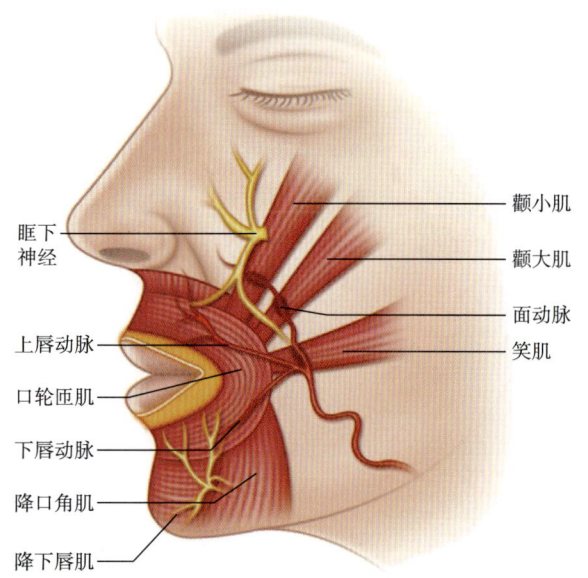

图 5.3　相关肌肉及神经血管解剖

表 5.1　唇部相关肌肉解剖

肌肉	起点	止点	作用
口轮匝肌	上唇：上颌骨牙槽缘	口角轴	括约作用，唇部前突
	下唇：下颌骨（颏肌外侧）		
提上唇肌	眶下缘	口角轴	上提上唇
提上唇鼻翼肌	上颌骨额突	鼻部：鼻翼软骨及鼻皮肤	上提上唇，扩张鼻孔
		唇部：口角轴	
提口角肌	上颌骨犬齿窝	口角轴	上提口角，加深鼻唇沟
颧大肌	颧骨（颧颞缝前方）	口角轴	上提并后拉上唇

续表

肌肉	起点	止点	作用
颧小肌	颧骨（颧颌缝后方）	口角轴	上提上唇
降下唇肌	下颌骨斜线	口角轴	
降口角肌	下颌骨斜线	口角轴	
颈阔肌	颈部皮肤/皮下组织	多区域（含口角轴）	下拉下唇（及其他非唇部动作）
笑肌	腮腺筋膜	口角皮肤	牵拉下唇，下拉下唇，向外侧牵拉下唇
颏肌	下颌骨切牙窝	颏部皮肤	上提并前突下唇

神经支配

上述所有肌肉的运动神经均由面神经分支支配。

上唇感觉神经主要来自眶下神经唇支（来自V2上颌神经），下唇感觉则由颏神经（V3下颌神经的下牙槽神经分支）负责。

动脉供应

上唇的血运来源于面动脉上唇支及眶下动脉上唇支。下唇血运由面动脉下唇支提供。

基本考量与重建方法

形态与功能恢复

恢复正常的形态与功能是重建外科医师的根本目标。形态或功能任意一者（或两者）的损害均可能对患者造成严重的心理社会影响。唇部的主要功能包括面部表情、言语发音、口腔闭合及吞咽功能。运动功能受损可导致患者无法微笑、接吻或使用吸管。大范围唇重建可能影响特定发音能力，而口腔闭合不全则引发流涎。良好的唇闭合作为吞咽机制的重要环节，可使口咽部形成压力促进食团推进。此外，唇部功能受损和（或）小口畸形患者可能无法佩戴义齿，限制其进食固体食物的能力。

实现满意的美学效果同样是外科医师的核心任务。术后中央面部缺损患者的社会负面评价显著高于周边缺损者。接受面部皮肤癌手术的患者常报告术后自觉难堪并回避社交活动。研究显示，在口腔癌患者群体中，唇癌患者治疗后心理社会适应评分最低。

唇部重建（尤其大范围缺损）极具挑战性。需对缺损的大小、深度、受累解剖亚单位及周围组织质量（尤其是存在既往手术或病变者）进行精准分析，这对获得理想的美学与功能效果至关重要。全层缺损需实施精细多层缝合：肌层精确对合是恢复唇功能与口腔闭合能力的关键。浅表皮肤缝合时需特别注意唇红缘的精确对位，以避免显眼的阶梯状畸形。建议首针采用定位缝线精确对齐唇红缘。缝线选择因术者而异，常规方案包括：5-0铬肠线闭合黏膜层，薇乔线缝合肌层与真皮深层，6-0普理灵线完成浅表皮肤缝合。

重建阶梯原则

重建阶梯是广为人知的渐进式缺损修复策略（图5.4）。该模型可为选择最佳重建方案提供框架。基本原则是采用复杂度最低（即阶梯层级最低）且能恢复满意形态功能的技术。例如小型唇缺损可行一期缝合甚至二期愈合，而复杂缺损需游离皮瓣重建。本章将系统讨论各阶梯层级对应的重建方案。

复杂

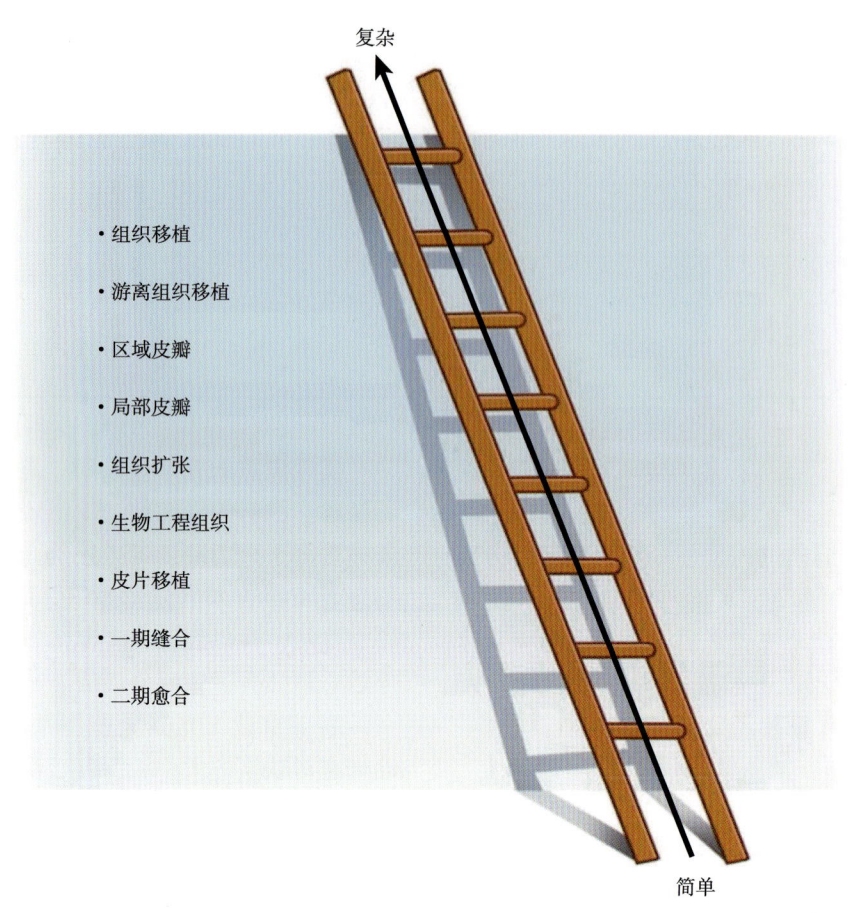

- 组织移植
- 游离组织移植
- 区域皮瓣
- 局部皮瓣
- 组织扩张
- 生物工程组织
- 皮片移植
- 一期缝合
- 二期愈合

简单

图5.4 重建阶梯示意图

围手术期护理

术中准备

对于接受唇部重建手术的患者，若条件允许，优选经鼻气管插管以利于术野显露并避免导管相关软组织变形。术前使用0.12%氯己定清洁口咽腔，面部采用碘伏消毒液进行皮肤准备。切皮前30分钟内静脉注射单剂量头孢氨苄（青霉素过敏患者可替换为克林霉素）。

术后护理

术后首周每日3次于术区涂抹抗生素软膏（如杆菌肽软膏），后改用凡士林®或优色林®等石油基软膏。每次涂抹前需予以生理盐水轻柔清洁创面。多数病例无须术后全身抗生素治疗。抗血小板及抗凝药物通常需术后停用3天（除非处方医师强烈建议立即恢复）。避免使用冰袋以防血管收缩。不可吸收缝线常规于术后5～7日拆除。

部分厚度缺损修复

部分厚度缺损：红唇部

参见表5.2。

表5.2 红唇部部分厚度缺损修复方案
二期愈合
一期缝合
红唇推进瓣
面动脉肌黏膜瓣（facial artery musculomucosal，FAMM）

二期愈合

对于红唇部或黏膜唇的中小型缺损（≤2.5cm），二期愈合是可行的修复方案。但若缺损累及皮肤唇＞2mm或深达肌层，应避免二期愈合，以防瘢痕挛缩凹陷及口腔闭合不全等美学与功能损害。规范伤口护理对获得满意疗效至关重要，上皮化通常需3～5周完成。对抗血小板/抗凝药物治疗患者或依从性差者需谨慎选择此方案。

部分学者提倡使用脱细胞真皮基质（如AlloDerm®、Cytal创面基质）作为二期愈合的支架，即使红唇部大范围缺损亦可获得满意效果。

红唇推进瓣

局限于红唇部的广泛缺损可通过红唇推进瓣修复。于口轮匝肌浅层广泛剥离周围唇黏膜，推进后与残留红唇或皮肤唇缝合。该方案的潜在并发症包括持续性感觉减退、下唇丰满度丧失及唇红缘变形。

面动脉肌黏膜瓣

面动脉肌黏膜（facial artery musculomucosal，FAMM）瓣是一种以面动脉为蒂的轴型皮瓣，取自颊部，广泛用于口腔及口咽部重建。Pribaz等学者报道其可用于修复红唇部大范围缺损以恢复自然外观。

部分厚度缺损：皮肤层

参见表5.3。

表5.3 皮肤层部分厚度缺损修复方案

修复方案	具体技术
一期缝合	直接关闭伤口
皮片移植	全厚/分层皮片覆盖缺损
三角瓣	颊部三角区域组织转移
V-Y推进瓣	局部组织推进修复缺损
鼻翼新月瓣	鼻翼旁新月形皮瓣转移
鼻唇沟瓣	鼻唇沟区域皮瓣转移
游离组织移植	显微血管吻合的游离皮瓣移植

一期缝合

小型皮肤缺损可直接缝合。大范围缺损应避免一期缝合，以免不良瘢痕形成及正常解剖结构变形。

皮片移植

皮片移植常存在与唇部色泽及质地匹配度差的问题，并可能引发枕状畸形。虽不常用于唇部皮肤缺损修复，但经严格筛选的病例仍适用。Luce建议全厚皮片（full thickness skin grafts，FTSG）仅用于鼻槛处上唇小型缺损，而其他学者报道其用于修复人中缺损亦可获满意效果。全厚皮片曾用于烧伤患者上唇大范围缺损修复，中厚皮片则用于覆盖修复大范围全层唇缺损的功能性股薄肌皮瓣（本章后续详述）。鉴于唇部活动性，若使用皮片移植需加压包扎以防止皮片移位。

局部皮瓣

可选局部皮瓣包括三角瓣、V-Y推进瓣、鼻翼新月瓣、鼻唇沟瓣及Karapandzic瓣。各皮瓣特点详见下文（全层重建章节将讨论鼻翼新月瓣与Karapandzic瓣）。

三角瓣（Ergotrid瓣）

"Ergotrid"指代上唇皮肤区域（即鼻基底至上唇唇红缘之间的皮肤，两侧以鼻唇沟为界）。三角瓣于2011年被提出，是一种基于上唇动脉分支的旋转推进瓣，适用于上唇中小型皮肤缺损修复。尤其适用于皮肤松弛度较高且鼻唇沟较深的老年患者，便于瘢痕隐蔽。

切口设计自缺损外侧缘延伸至鼻唇沟，于口轮匝肌浅层广泛剥离周围皮肤。推进皮瓣后，常需切除上内侧的"猫耳"畸形，随后按常规方式缝合（图5.5）。

若三角瓣旋转幅度不足，可向下延长切口形成基于面动脉穿支的V-Y推进皮瓣。

颊唇瓣（Melolabial瓣）

颊唇瓣（图5.6）适用于上下唇皮肤缺损修复，可采用上蒂或下蒂设计。

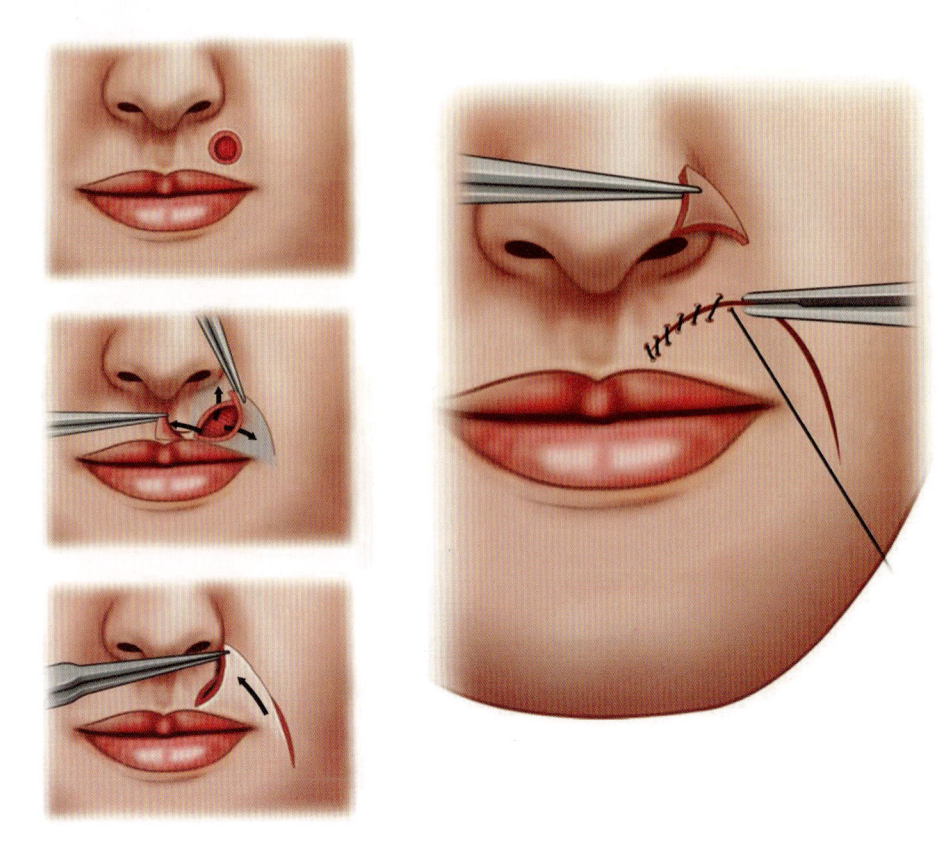

图 5.5　三角瓣示意图

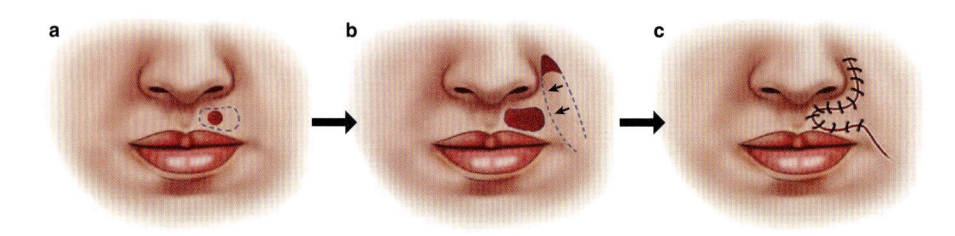

图 5.6　颊唇瓣用于上唇重建

全层重建

如前所述，上唇独特的解剖特征使其重建较下唇更为复杂。鉴于上下唇重建的特殊性，下文将分别讨论两者的修复策略。

特殊考量：下唇

因下唇恶性肿瘤发病率更高，下唇缺损较上唇更常见。所幸下唇解剖结构相对简单，缺损修复通常更易实施。修复方案的选择取决于缺损长度（表 5.4）。

小型缺损

缺损范围为下唇长度的 40%～50%（尤其皮肤松弛的老年患者）可行一期缝合。常用术式包括楔形切除术（图 5.7）与 W 形皮瓣成形术（图 5.8）。

表 5.4 下唇全层缺损修复方案

缺损范围＜1/2 下唇	缺损范围 1/3～2/3 下唇	缺损范围＞2/3 下唇
楔形切除（V形或W形）一期缝合	未累及口角	- 联合应用局部皮瓣（协同修复）
	- Abbe 瓣（跨唇瓣）	- Gillies 扇形瓣
	- 双侧唇推进瓣	- 扩展型 Karapandzic 瓣
	累及口角	- Bernard–von Burow 瓣
	- Estlander 瓣（跨唇瓣）	- Webster 改良术式
	- Karapandzic 瓣	- 区域皮瓣（如颊唇瓣）
		- 游离皮瓣（如前臂桡侧皮瓣）

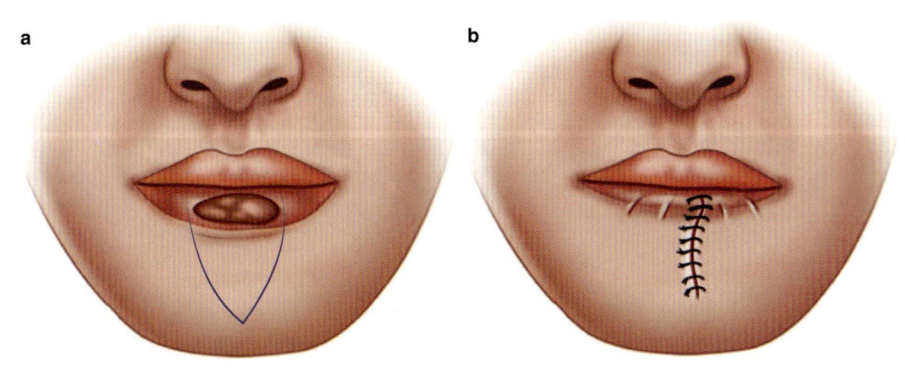

图 5.7 楔形切除一期缝合示意图

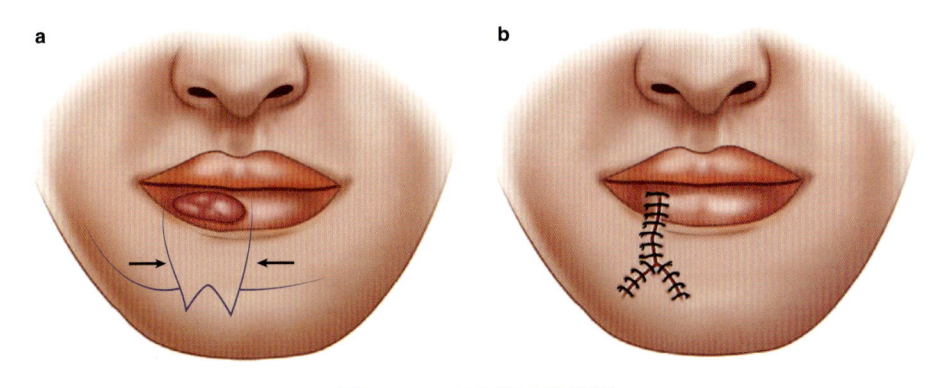

图 5.8 W形整形术示意图

中型至大型缺损

缺损范围＜2/3 唇长者，通过局部组织重排可获得满意修复。中央型中至大型缺损可选双侧唇推进瓣、阶梯推进瓣或跨唇瓣（如 Abbe 皮瓣）。累及口角的缺损常采用 Estlander 跨唇瓣或 Karapandzic 瓣。

超大型缺损

次全或全唇缺损需复杂局部皮瓣修复，如 Gillies 扇形瓣、扩大 Karapandzic 瓣、Bernard–von Burow 瓣及其改良 Webster 术式。亦可联合多种皮瓣实现满意重建（表 5.5）。

表 5.5　大型/复杂缺损协同局部皮瓣修复案例

协同皮瓣组合	参考文献
Karapandzic 瓣+双侧跨唇瓣	Uglesic V, Amin K, Dediol E, et al. Combined Karapandzic-Abbé/Estlander/Stein flap for subtotal and total lower lip reconstruction. J Plast Reconstr Aesthet Surg, 2019, 72: 484–490.
Abbe 瓣+双侧阶梯推进瓣	Salgarelli AC, Bellini P, Magnoni C, et al. Synergistic use of local flaps for total lower lip reconstruction. Dermatol Surg, 2011, 37: 1666–1670.
双菱形瓣+Estlander 瓣	Harris L, Higgins K, Enepekides D. Local flap reconstruction of acquired lip defects. Curr Opin Otolaryngol Head Neck Surg, 2012, 20: 254–261.
Karapandzic 瓣+Webster 改良术式	Campos MA, Varela P, Marques C. Near-total lower lip reconstruction: combined Karapandzic and Bernard-Burrow-Webster flap. Acta Dermatovenerol Alp Pannonica Adriat, 2017, 26: 19–20.
唇切换瓣+复合口角轴皮瓣	Gunnarsson GL, Demmissie MB, Havemann I, et al. Complete lower lip reconstruction with a large lip switch flap and a composite modiolus advancement flap. Plast Reconstr Surg Glob Open, 2017, 5: e1607.
双侧鼻唇沟瓣+带蒂颏下瓣	Oseni OG, Fadare AE, Majaro MO, et al. Total reconstruction of the upper lip using bilateral nasolabial flaps, submental flap, and mucosa graft following complete resection for squamous cell carcinoma. Case Rep Surg, 2015, 2015: 782151.
Bernard–von Burow 瓣+Abbe 瓣	Williams EF 3rd, Setzen G, Mulvaney MJ. Modified Bernard-Burow cheek advancement and cross-lip flap for total lip reconstruction. Arch Otolaryngol Head Neck Surg, 1996, 122: 1253–1258.

区域组织移植（如前臂桡侧皮瓣、股前外侧皮瓣、股薄肌皮瓣等）亦有报道。累及下颌骨的复合缺损可选用腓骨、肩胛骨或前臂骨皮瓣。

特殊考量：上唇

如前所述，上唇可细分为多个解剖亚单位，其精确重建更具挑战性。其中最难修复的区域是人中和人中嵴。对于涉及上唇中央部位的缺损，仔细考虑人中形态的具体重建方法至关重要，因为该区域轮廓的缺失往往会导致明显的外观畸形。与面部其他亚单位重建的基本原则类似，若中央上唇缺损累及人中亚单位超过 50%，建议完全切除并重建该区域。根据我们的经验，Abbe 瓣可有效重建人中亚单位，维持其自然轮廓（表 5.6）。

表 5.6　上唇全层缺损修复方案

缺损范围＜1/3 上唇	缺损范围 1/3～2/3 上唇	缺损范围＞2/3 上唇
人中嵴	人中嵴±外侧亚单位鼻翼部	- Abbe 瓣+双侧鼻翼新月瓣
- 鼻翼新月瓣	- Abbe 瓣	- Abbe 瓣+鼻唇沟瓣
- Abbe 瓣	- Abbe 瓣+鼻翼新月瓣	- 鼻唇沟瓣+颊黏膜瓣
外侧亚单位内侧部（鼻翼部分）	外侧亚单位	- McGregor 瓣
- 鼻翼新月瓣	- 鼻翼新月瓣	- 游离皮瓣
外侧亚单位外侧部	- 鼻翼新月瓣+颊部皮瓣	
- 一期缝合	- 鼻唇沟瓣+颊黏膜瓣	
- 鼻唇沟瓣（红唇完整时）	累及人中嵴、外侧亚单位及口角	
	- Estlander 瓣+对侧鼻翼新月瓣	
	- 鼻唇沟瓣+颊黏膜瓣	

局部皮瓣

局部皮瓣广泛应用于唇部重建，其基本原则已在前文详述。下文将重点讨论唇部修复专用皮瓣。

双侧唇推进瓣

双侧唇推进瓣适用于上下唇全层缺损修复。

对于下唇缺损，切口设计于颏纹处，推进前需剥离皮肤与肌层。因黏膜固有弹性，常可行保留黏膜层的部分厚度切口；大范围缺损则需全层切开。必要时于双侧颏纹切口外侧切除Burow三角（图5.9），以预防猫耳畸形。随后推进皮瓣并按本章前述原则进行分层缝合。

双侧上唇推进通常采用鼻翼新月瓣技术（详见下文）。

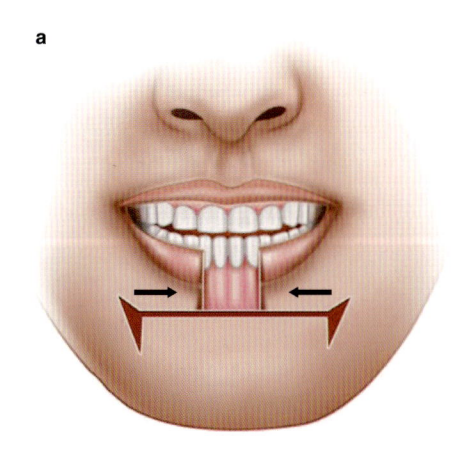

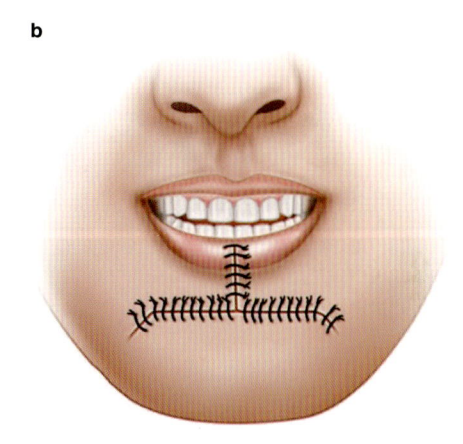

图5.9 双侧下唇推进瓣示意图

阶梯推进瓣

阶梯推进瓣是下唇推进瓣的一种改良术式，由Johanson及其同事于20世纪70年代首次提出。该皮瓣被描述为一种功能更优、美学效果更佳的扇形瓣替代方案，适用于修复下唇宽度≤2/3的缺损。

该皮瓣设计适用于矩形缺损。从缺损双侧外缘开始，向下及外侧设计阶梯状切口。从切口下缘（每级台阶下方）逐级切除小方块组织，末级切除为三角形。剥离皮肤后推进皮瓣，按常规方法分层缝合缺损区及供区切口（图5.10）。

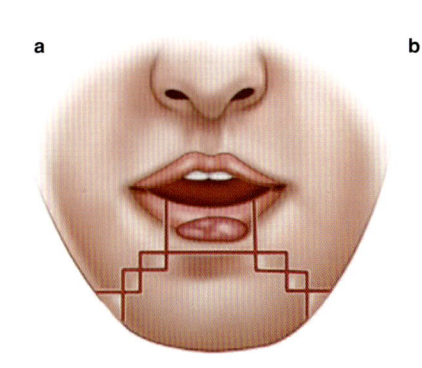

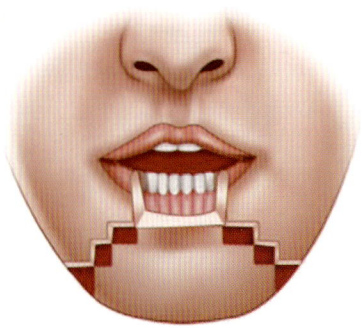

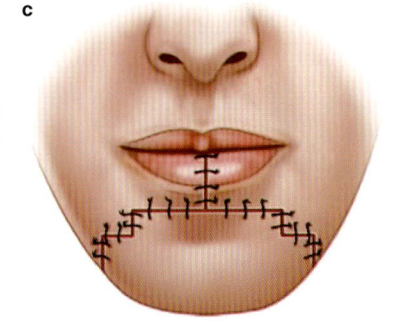

图5.10 阶梯推进瓣示意图

鼻翼新月瓣

鼻翼新月瓣专为上唇中央缺损修复设计，是一种单阶段手术，可转移带完整神经血管供应的皮肤及功能肌（必要时）。该术式在提供良好美学效果的同时保留唇部正常括约功能，适用于上唇部分或全层缺损。其主要缺点是可能丢失人中的细节，尤其是双侧皮瓣修复大范围中央缺损时。对于上唇大范围缺损，可联合使用Abbe瓣与鼻翼新月瓣，其中Abbe瓣用于重建人中亚单位（以恢复此中央解剖细节）。

皮瓣设计时，沿鼻翼沟标记切口并向下延伸至缺损区（图5.11）。外侧设计第二切口，形成新月形组织块并切除，以避免推进皮瓣时鼻周区域变形。广泛分离唇颊皮下组织后，旋转推进皮瓣覆盖缺损，实施分层缝合。对于单侧瓣无法修复的大范围缺损，可以进行双侧皮瓣修复。

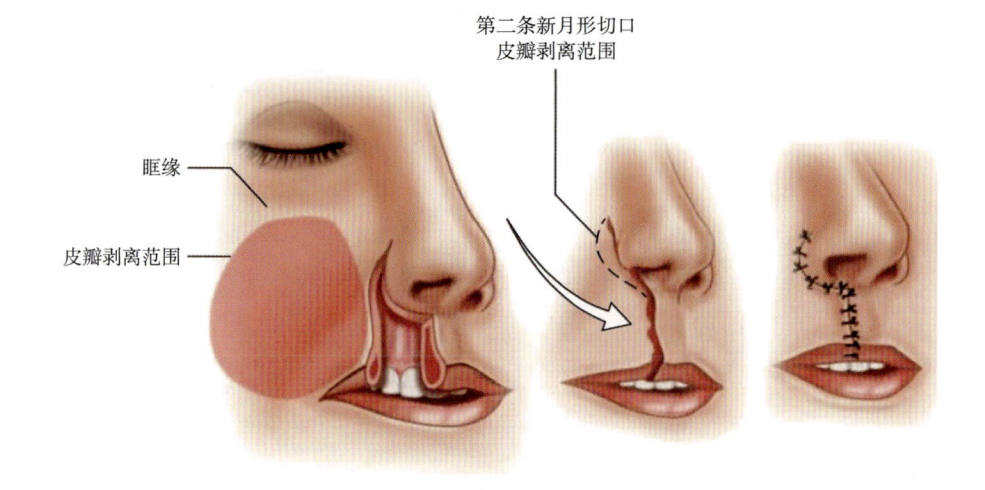

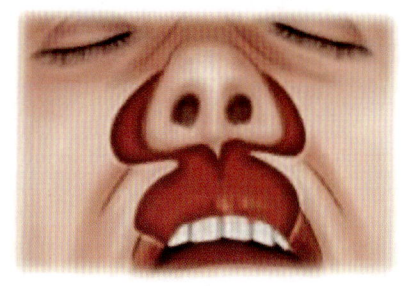

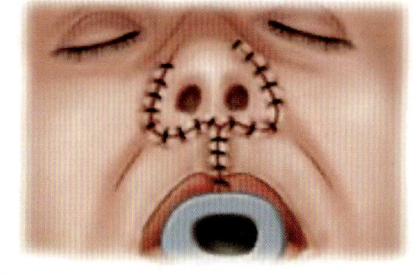

图5.11 鼻翼新月瓣（单侧与双侧）

Karapandzic瓣

Karapandzic于1974年首次描述该皮瓣，旨在使其成为血管条件不佳的患者（包括接受放疗者及高龄患者）的一种手术选择。相较于既往技术（如下文讨论的Gillies扇形瓣），这种环口周皮瓣设计的独特之处在于采用部分厚度切口及钝性剥离以保护神经血管结构。该术式至今仍用于修复累及超过一半唇长的上唇或下唇缺损。其主要问题为小口畸形，原始病例报告中22%（13/58）的患者因口周径显著缩小需后续手术矫正。口角钝化极为常见，可能需行口角成形术。

对于下唇缺损，切口下缘设计于颏纹内以改善美学效果，向双侧环口周延伸并沿鼻唇沟向上，通常终止于鼻翼下方外侧（图5.12）。上唇缺损切口设计类似，但无须下缘颏纹切口。随后行部分厚度切口，沿血管走行方向钝性分离以游离组织并保护神经血管结构。Karapandzic主张避免长黏膜切口，但若完全分离后黏膜弹性不足以充分游离皮瓣，可另行黏膜切口。最后实施精确分层缝合。术后小口畸形常可通过唇部牵张装置处理（详见下文"唇重建的并发症"）。

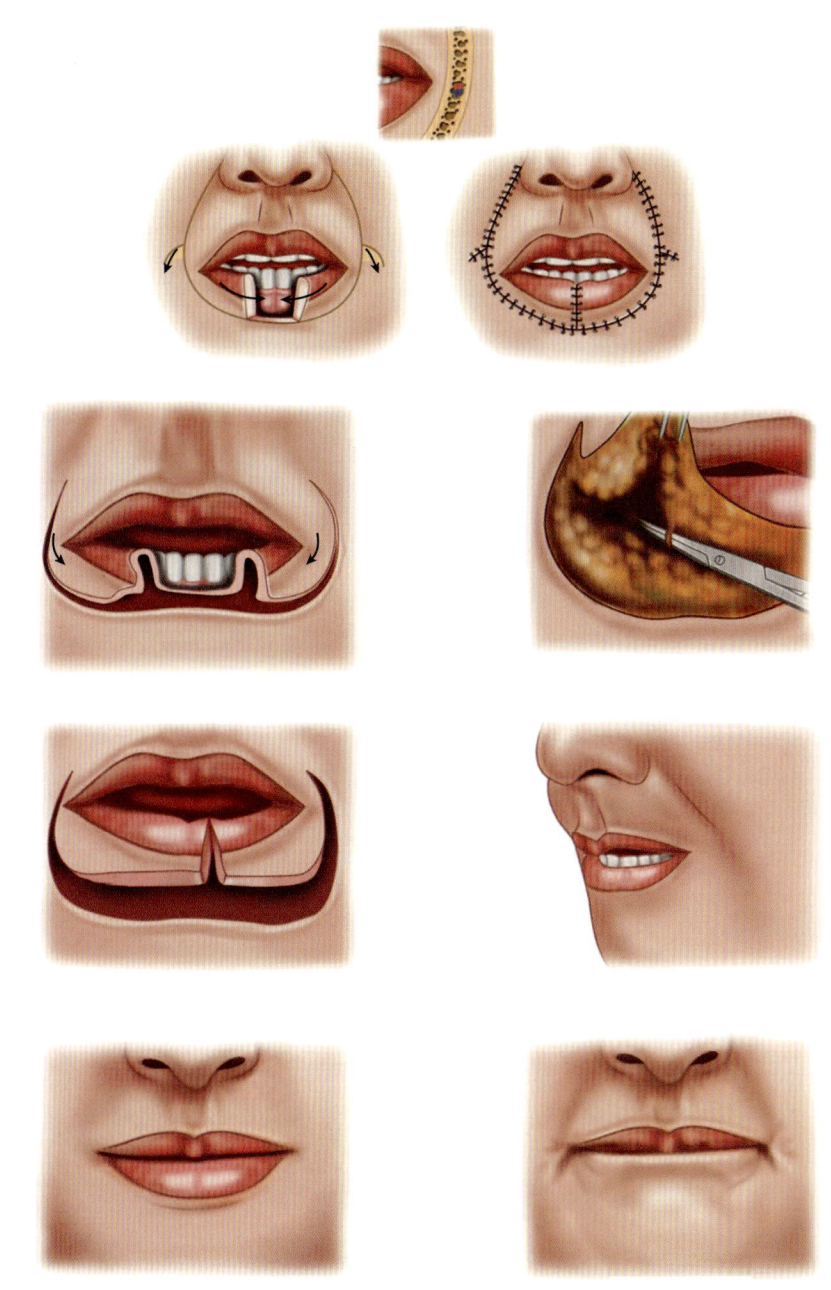

图 5.12　Karapandzic瓣切口设计

近期已报道多种Karapandzic瓣改良方案以成功修复更大范围缺损。Hanasono与Langstein描述了一种改良术式，该方法通过募集口周颊部组织辅助修复大范围缺损，同时维持正常或接近正常的张口度。Dediol及其同事后续的21例病例系列进一步扩展应用，通过双侧延伸至内眦成功修复唇颊次全缺损。

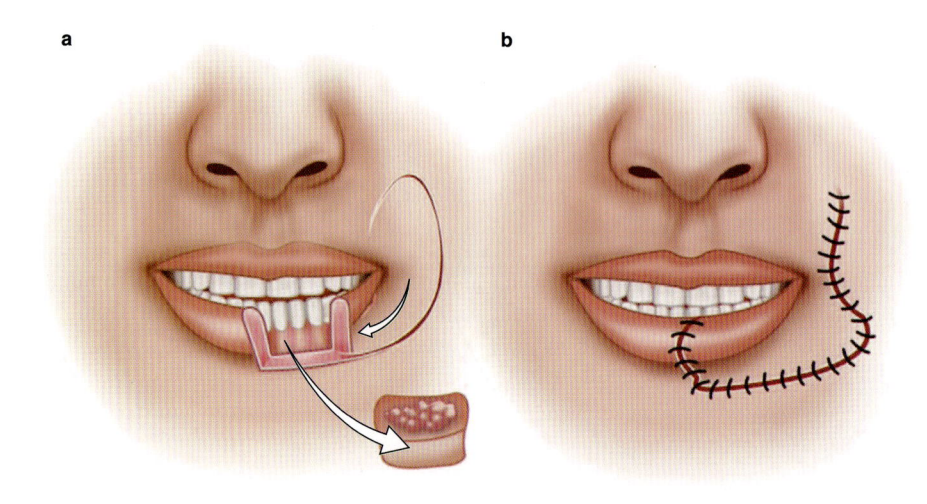

Gillies扇形瓣

Gillies扇形瓣设计于20世纪早中期,用于修复下唇全层缺损。

皮瓣设计相对简单。自切口下缘(口角周围)向外侧行全层切口,沿鼻唇沟向上延伸,随后向同侧口角内侧行60°反向切口,旋转皮瓣后按常规方式分层缝合(图5.13)。

图5.13　Gillies扇形瓣

由于该技术需切开下唇及部分上唇全层皮肤,可能导致唇部长期麻木及口角变形(常需后续手术干预)。双侧Gillies瓣虽然可以使用,但易导致严重的小口畸形。

Bernard–von Burow瓣(及Webster改良术式)

19世纪中叶,Bernard与von Burow分别描述了双侧颊部全层推进瓣技术。为预防猫耳畸形,需切除多个皮肤及皮下组织三角("Burow三角"):下唇修复切除2个(含缺损区共3个),上唇修复切除4个(图5.14与图5.15)。随后双侧颊部皮肤全层推进。

1960年,Webster及其同事提出Bernard–von Burow瓣的改良术式,用于全下唇重建。

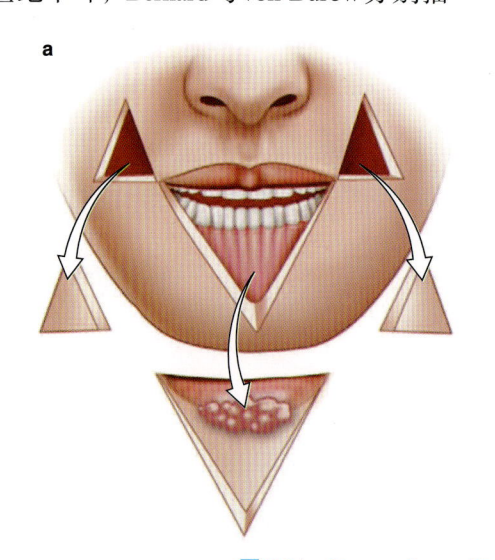

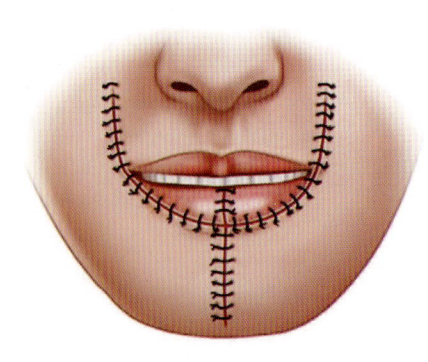

图5.14　Bernard–von Burow瓣用于下唇重建

Webster 通过调整上侧 Burow 三角的形状与方向，将瘢痕隐藏于鼻唇沟等自然皱褶内，从而改善美学效果。此外，原 Bernard–von Burow 技术在下唇修复时需切除颏部美学亚单位的第三个 Burow 三角，而 Webster 设计以双侧颏纹周围楔形切除替代（图 5.16），使瘢痕靠近木偶纹。

图 5.15　Bernard–von Burow 瓣用于上唇重建

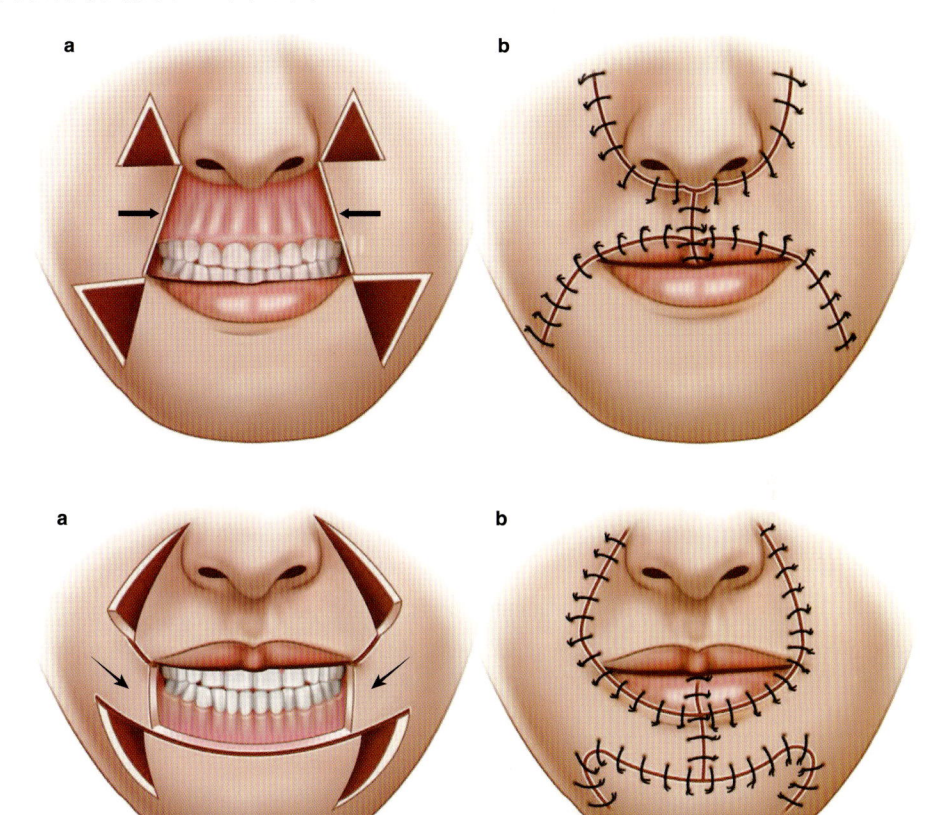

图 5.16　Webster 改良术式

尽管对次全及全唇缺损有效，此类双侧颊推进瓣存在多重缺陷：其一，供区为颊部（非唇部原生组织），皮瓣不含口轮匝肌，无法恢复唇部正常括约功能；其二，上述技术的全层切口可能导致神经血管损伤及术后周围区域感觉障碍。采用部分厚度切口（仅切开皮肤及皮下组织）结合精细皮下剥离可降低此风险。

局部皮瓣：跨唇瓣

跨唇瓣的早期描述（由 Sabattini 及随后的 Stein 提出）可追溯至 19 世纪中叶。Estlander 与 Abbe 分别于 1872 年及 1898 年发表该皮瓣的改良术式，自此成为颌面重建外科医师的重要选择。跨唇瓣可单独或联合其他局部皮瓣用于修复大范围缺损（若采用其他技术修复可能导致唇部横向张力过高及小口畸形）。此外，Estlander 跨唇瓣是累及口角的中大型缺损修复的常用皮瓣。

Abbe 瓣

Abbe 瓣通常用于修复未累及口角的中至大范围唇部缺损。该皮瓣以唇动脉为蒂（通过其伴行静脉进行静脉回流），可设计为内侧或外侧蒂。皮瓣通常包含红唇部及皮肤唇成分。经典 Abbe 瓣可用于修复不超过上唇总长度 60% 的上唇缺损，根据我们的经验，其亦可成功用于下唇更大范围的缺损。转移后的唇部初期会出现感觉与运动功能障碍，术后 2~3 个月开始恢复，预计 12~18 个月后可接近正常。

设计皮瓣时，其宽度通常为缺损宽度的50%，以确保断蒂后上下唇宽度保持比例协调。但也有例外，当修复整个亚单位（如人中）时，我们将设计与缺损等宽的皮瓣。皮瓣皮肤部分的高度应与缺损皮肤高度一致。在非蒂侧拟行全层切口，切口前需标记双侧唇白缘，以便于准确嵌入皮瓣。随后行全层切口（蒂侧除外），将皮瓣旋转至缺损区（图5.17）。极少数情况下需切开蒂侧红唇部下缘以便旋转，只要不损伤口轮匝肌（蒂部走行于肌肉与唇黏膜之间），此操作是安全的。旋转满意后，将皮瓣置入缺损区，确保精细修复肌层并对齐预标记的唇白缘。

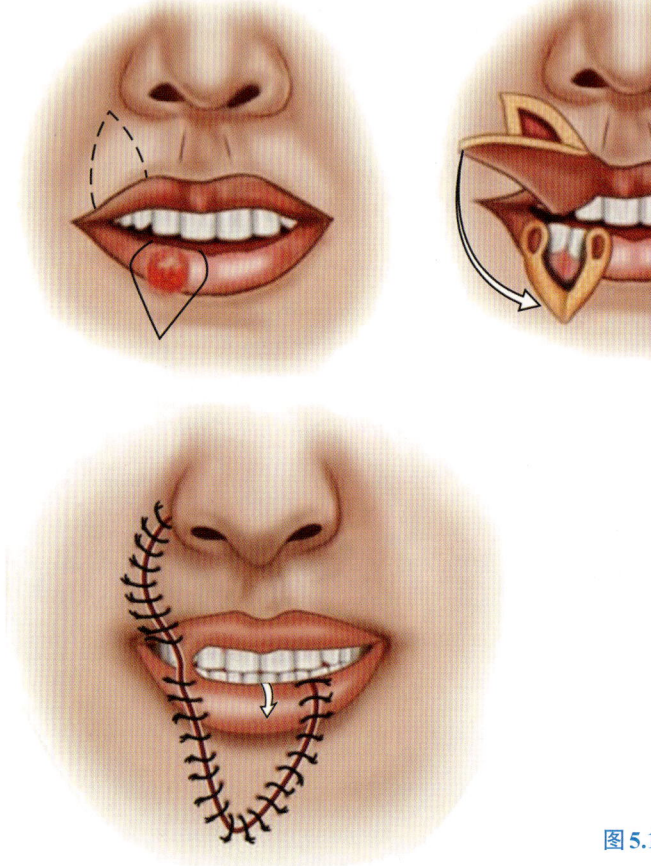

图 5.17　Abbe 瓣

断蒂与皮瓣嵌入通常于初次手术后 2～3 周进行。对于吸烟患者，我们倾向于将断蒂延迟至 4～6 周以降低血管损伤风险。

改良 Abbe 瓣

改良 Abbe 瓣由 Kriet 及其同事于 1995 年描述，作为修复上唇大范围缺损的方法。得益于唇动脉垂直唇颏支的走行，该皮瓣可延伸至颏下区域，从而获得更宽更长的皮瓣（图 5.18）。其已被用于修复超过唇部水平长度 60% 的缺损，及向上延伸至内侧颊部的高位上唇缺损。

Estlander 瓣

该瓣由 Estlander 于 1872 年首次描述，是修复累及口角、范围较大（通常影响唇长的 1/3～2/3）缺损的优选方案，可用于累及任一侧唇的缺损。

皮瓣设计于对侧唇部的同侧部分，例如：下唇右侧有缺损，皮瓣从上唇右侧设计获取。供区红唇部的宽度设计为缺损宽度的 1/2，同时

保留 切开　　　　　　脸颊
口唇 皮肤　　　　　　推进

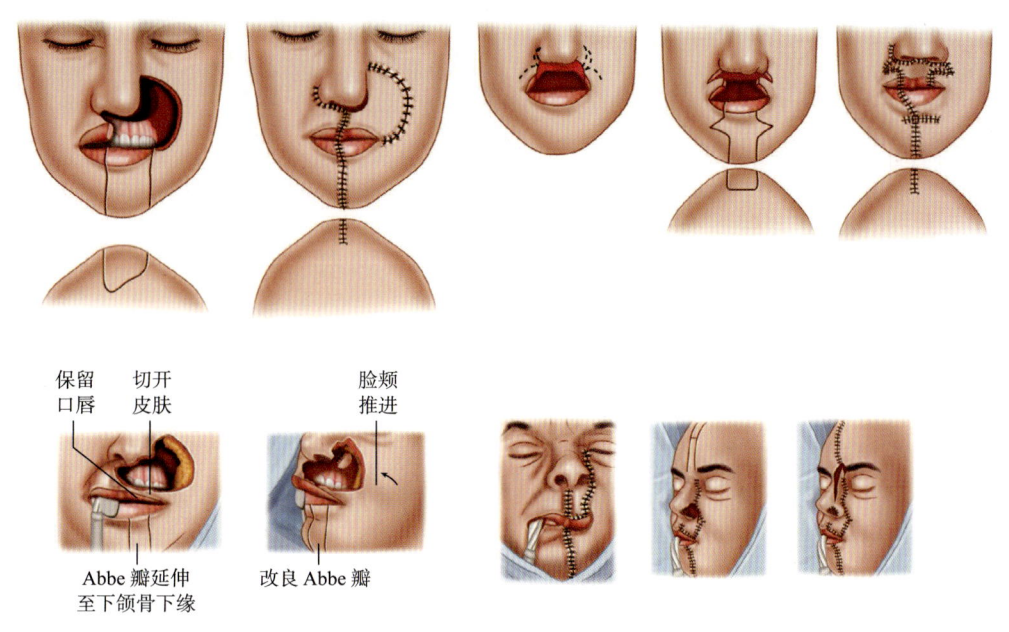

Abbe 瓣延伸　　改良 Abbe 瓣
至下颌骨下缘

图 5.18　扩展 Abbe 瓣

包含皮肤唇楔形组织以修复受累唇的皮肤缺损。随后行全层切口，向内侧延伸切口至唇白缘，便于皮瓣的移动和旋转，同时最大限度降低对侧唇动脉（该瓣的蒂部）损伤风险。若需超越唇白缘/唇红缘边界进一步分离以实现充分旋转，应在不使用电灼的情况下精细操作以避免意外血管损伤。对侧唇的同侧部分充分游离后，将皮瓣旋转 180°并按上述方法分层置入缺损。

口角变钝是该手术的常见后遗症，多数患者需行二期口角成形术（详见下文"唇重建并发症"）。

游离组织移植

桡侧前臂游离瓣

极大范围缺损（尤其是累及唇大部分及周围组织者）采用局部/区域皮瓣修复可能极具挑战性，甚至无法完成。在此类病例中，显微血管重建成为重要工具。桡侧前臂游离瓣（radial forearm free fap，RFFF；参见本书第 15 章）因其柔韧性、用途广泛、血运可靠且血管蒂较长，是唇部重建最常用的游离皮瓣。可切取包含皮肤岛及掌长肌的复合瓣以实现唇部静态悬吊，辅助维持口腔闭合功能。该改良术式于 1989 年首次报道，可为唇颊大范围缺损患者提供更优的美学与功能效果，但亦有部分患者出现长期口腔闭合不全的报道。

针对 RFFF 技术的改良旨在实现大范围唇缺损的动态重建。Grinsell 与 Herle 近期描述了一种复合术式，包含带神经支配的旋前方肌瓣，其运动神经与颊支吻合，感觉神经与颏神经（下唇重建）或眶下神经（上唇重建）吻合。

游离组织移植的其他供区

尽管 RFFF 是全唇及颏部缺损修复的主要皮瓣，其他供区也可偶尔用于游离组织移植。功能性股薄肌肌皮瓣（覆盖分层皮片）可用于全唇缺损修复。研究表明该技术可获得满意的美学与功能效果（术后针极肌电图显示皮瓣感觉功能临床恢复且肌肉运动单位电位正常）。累及唇部与下颌骨的复合缺损可通过多种供区的骨皮瓣修复，包括桡侧前臂、腓骨、肩胛骨及带肋骨的背阔肌。传统认为股前外侧（anterolateral thigh，ALT）皮瓣过于臃肿不适用于唇部重建，但"超薄"ALT 皮瓣已成功用于下唇大范围缺损及皮肤缺损修复。上述多数皮瓣的切取细节详见本书后续内容。

唇重建的并发症

唇重建的并发症可分为短期与长期两类。短期并发症包括疼痛、感染、伤口裂开、饮食困难、皮瓣坏死、周围区域麻木（暂时性或永久性）及需再次手术。长期并发症包括美学效果欠佳、小口畸形（可能影响患者佩戴义齿或进食某些特定食物）、唇部/面部肌肉异常活动、构音障碍及永久性口腔闭合能力丧失（伴随流涎）。通过选择合适的手术方法和精细的操作技术可降低多数并发症风险，但并非所有并发症均能完全避免（尤其是存在极大或复杂缺损的患者）。

小口畸形的管理

尽管风险可被降低，但小口畸形仍是唇重建手术的常见并发症，尤其见于大范围唇缺损患者。在我们的实践中，联合应用手法按摩、口面部功能训练及正规口腔扩张装置常可显著改善症状。多年来已开发多种口腔矫形器。

我们采用Therabite®康复系统（Atos Medical；New Berlin，WI）治疗小口畸形伴张口受限的患者。遗憾的是，Therabite®对多数患者而言费用过高，因此我们常改良Dougherty描述的热塑性口腔牵张器用于居家训练。

口角成形术

口角变钝是唇重建的潜在并发症，尤其当缺损累及口角时。由于Estlander瓣与Karapandzic瓣的特性，术后常出现此现象，可以通过二期口角成形术来改善美学效果。

口角成形术主要有两种技术：颊黏膜推进瓣与肌黏膜推进瓣（含唇黏膜及深层口轮匝肌）。两种方法均始于钝化口角外侧的三角形皮肤切除，三角形顶点位于正常口角预期位置。

颊黏膜推进瓣技术（较简单且为我们首选）操作如下：钝化口角外侧行楔形皮肤切除后，切除口角上方的红唇部，水平切开深层口轮匝肌。随后将上下肌缘推进并固定于预切三角形顶点处皮肤（图5.19）。颊黏膜覆盖肌层表面并以可吸收缝线缝合固定。

两种术式的完整描述可参阅Parsel与Winters的综述文章。

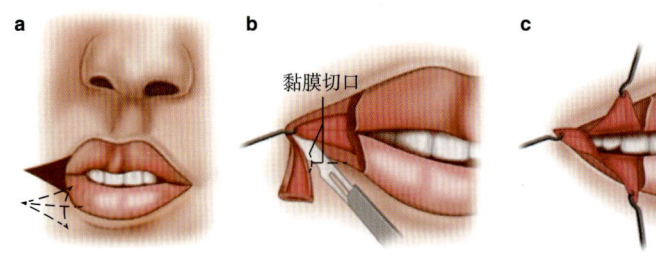

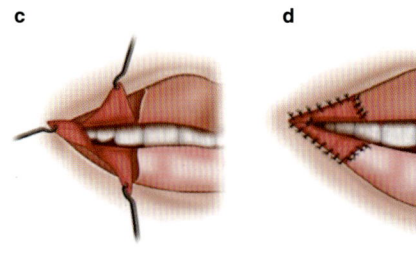

图5.19　口角成形术示意图

总结

唇部缺损是头颈重建外科医师的常见临床问题，主要病因为肿瘤性疾病、创伤及先天性畸形。

上下唇重建方案覆盖重建阶梯各层级，术者需仔细评估缺损（包括受累亚单位），选择复杂度最低且能实现满意美学与功能效果的方案。重建并发症包括美学效果欠佳、暂时性和（或）永久性感觉丧失、运动功能受损、口腔闭合能力丧失、构音障碍及小口畸形。谨慎选择皮瓣并实施精细手术操作可降低此类并发症的风险。

（何　宁　孔繁勇　曲晓鹏　孟令照　译）

第二部分
肌瓣及肌皮瓣

第 6 章
胸大肌皮瓣

Nima Vahidi，Kevin Quinn，Cheryl Yu，Seung Lee，and Thomas S. Lee

引言

1968年首次报道应用胸大肌肌皮瓣进行重建手术，1979年Ariyan对其在头颈部重建中的应用进行了详细阐述。如今，它常用于口腔、口咽、下咽的软组织缺损及头颈部皮肤缺损的重建。胸大肌皮瓣提供了肌皮瓣和肌筋膜瓣两种选择以满足重建需求。

在20世纪80年代微血管游离组织移植被广泛采用之前，胸大肌肌皮瓣被广泛用于头颈部重建。在无法广泛开展微血管手术的发展中国家，它仍然是一种常用的重建选择；而在发达国家，它现在被选择性使用，特别是在挽救性手术中，或者用于那些没有合适供体血管进行游离皮瓣重建的患者。

解剖学

胸大肌位于胸部上方，功能是使手臂旋转和内收。它有四个起点，分别是锁骨内侧半的前表面、胸骨柄和胸骨外侧半的前表面、第2~6肋的肋软骨及腹外斜肌的腱膜。肌肉纤维从这些起点向外侧汇聚，止于肱骨。胸小肌位于胸大肌的深层，起于第3肋和第5肋的前表面，止于肩胛骨的喙突，其功能是使肩胛骨向下和向前运动。通常，在胸大肌和胸小肌之间存在一个无血管的脂肪组织平面，胸大肌的运动神经就位于这个平面内。胸肌的深层是前锯肌和肋间肌，胸大肌在外上方与三角肌相邻。

神经血管供应

胸大肌皮瓣是一种以胸肩峰动脉和静脉的胸肌支为基础的轴型皮瓣（图6.1）。胸肩峰动脉是腋动脉的一个分支，而腋动脉本身是锁骨下动脉的延续，可以追溯到主动脉。

胸肩峰干起于腋动脉的第二段（被胸小肌覆盖），它有四个远端分支，即肩峰支、三角肌支、锁骨支和胸肌支。胸肌支沿着胸大肌的

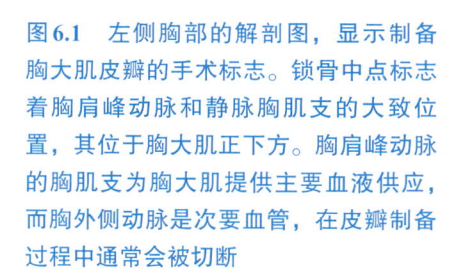

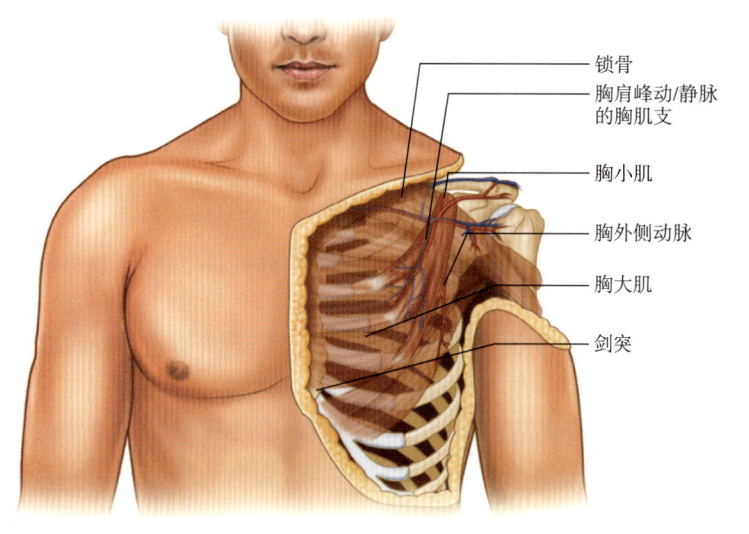

图6.1 左侧胸部的解剖图，显示制备胸大肌皮瓣的手术标志。锁骨中点标志着胸肩峰动脉和静脉胸肌支的大致位置，其位于胸大肌正下方。胸肩峰动脉的胸肌支为胸大肌提供主要血液供应，而胸外侧动脉是次要血管，在皮瓣制备过程中通常会被切断

深面（胸小肌的浅面）走行，为胸大肌提供主要血运。胸外侧动脉也起于腋动脉的第二段，提供次要血运，但为了最大限度地增加皮瓣的可及范围，胸外侧动脉常被牺牲，因为其外侧附着点可能会限制皮瓣的转移。胸大肌的穿支血管也可为其上方的皮肤提供血运。

胸大肌的静脉回流与动脉供应相对应，胸肌静脉直接汇入腋静脉。头静脉为上肢提供静脉回流，同时也辅助回流胸大肌上方部分皮肤的血液。

胸大肌由臂丛发出的胸内侧神经和胸外侧神经支配。此外，胸大肌和胸小肌还接受颈七、颈八和胸一神经的支配。值得注意的是，在切取皮瓣的过程中，支配胸大肌的运动神经通常会被切断。该运动神经穿过胸小肌，从胸大肌的深层进入。由于肌肉萎缩，失去神经支配的胸大肌通常会体积显著减少。在某些需要减少组织体积的情况下，这可能是有利的；然而，如果不希望出现这种体积减少的情况，例如皮瓣用于近全舌切除术的重建时，外科医师应考虑增加肌肉和软组织体积以应对术后的这些变化。

优势

胸大肌皮瓣能够提供头颈部缺损的一期重建。

该皮瓣切取相对容易，能提供丰富的软组织体积和较大的皮瓣用于重建。

胸大肌皮瓣的血管供应在胸大肌深层一个明确的组织平面内，易于识别。

胸大肌皮瓣的组织体积和良好的血管化特性使其具有较强的抵抗唾液污染、组织感染或放射损伤的能力。它通常位于头颈部癌症的主要放射野之外，可为先前接受过放疗的患者提供健康的、未受辐射的组织。因此，对于不适合游离皮瓣手术的患者，它是修复口腔内、咽部黏膜缺损的理想选择。此外，在根治性颈清扫术切除胸锁乳突肌后存在颈动脉损伤或暴露风险的情况下，它是首选的皮瓣。

切取皮瓣时患者保持仰卧位，允许两组人员同时手术，提高了手术效率。

根据皮瓣设计，皮瓣的最远端可到达颧弓上方2～3cm处。

劣势

在女性患者中，皮瓣可能会包含乳房皮肤和其下方的软组织，这可能导致乳房不对称和畸形。这种畸形可能需要分期进行乳房重建，以进一步优化美观效果。因此，如果年轻女性患者需要皮瓣的皮肤部分，最好避免使用胸大肌皮瓣。对于这类患者，应考虑选择更美观的供区，如带蒂背阔肌皮瓣。

在男性患者中，皮瓣的皮肤部分可能有毛发，这些毛发可能会转移到头颈部不可见区域或口腔内。

超重患者的皮瓣可能体积过大，对于重建可能并不理想。此外，皮瓣的体积可能不适合小的缺损。

胸大肌的移位可能导致手臂外展和（或）旋转功能减弱或丧失，这可能需要进行物理治疗，以改善剩余胸小肌的力量和功能。

蒂的长度有限，可能会阻碍皮瓣旋转至颧弓水平以上的缺损处。

随着时间的推移，患者常出现与转头相关的颈部束缚感。这可以通过在锁骨水平切断胸大肌来解决，分期手术应至少在初次手术后6个月进行，以便给皮瓣足够的时间让周边血管长入。

术前评估

与任何手术前的标准评估一样，术前评估首先要进行全面的病史采集和体格检查。应检查胸部是否有可能干扰皮瓣切取的明显瘢痕或缺损。通过内收手臂和触诊肌肉来评估胸大肌的存在和功能，像波兰综合征这样的先天性疾病可能导致该肌肉缺失。

还应考虑患者的性别因素。男性胸壁可能

多毛，这会遮盖手术部位，可能需要刮毛以充分暴露手术标志。对于女性，应注意皮下乳房组织的厚度或是否存在乳房植入物。如果在需要重建的同侧存在乳房植入物，由于可能存在血运受损及担心损伤乳房植入物，胸大肌皮瓣可能不可靠。因此，如果存在乳房植入物，一般最好避免使用同侧胸大肌皮瓣。

胸部手术部位的缺损可能导致术后胸痛，并显著降低用力肺活量，这可能对患有心脏或肺部疾病的患者产生负面影响。此外，对于患有严重糖尿病、血管病变、心肺疾病或长期吸烟的患者，从伤口愈合的角度来看，较大的供区缺损也可能是一个挑战。

皮瓣切取

1. 患者取仰卧位，胸部暴露范围从正中线上至锁骨，下至肋缘。应确定手术标志，包括锁骨、同侧胸骨、剑突和肋下缘。接下来标记手术部位，从肩峰到剑突画一条线，标记皮瓣的轴线。然后从锁骨中点垂直画一条线，这条线用于标记血管蒂的走行（图6.2）。

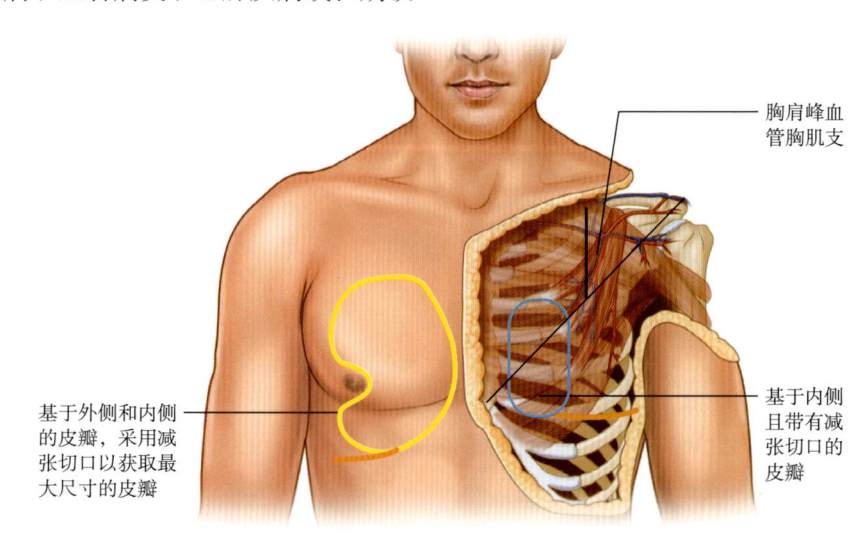

图6.2 胸大肌皮瓣设计的不同样式图。左胸部（蓝色切口）展示了手术标志和血管蒂的走向，同时还展示了内侧皮瓣（蓝色/左侧胸部）和较大的（黄色/右侧胸部）皮瓣设计。一个重要的考虑因素是皮瓣设计可以根据重建所需的覆盖范围和皮瓣大小放置在离旋转弧更近或更远的位置。另一个重要的考虑因素是乳头位置，并确保皮瓣设计不会损害血管供应。在采集乳头内侧的皮瓣时，可以使乳头的侧向血液供应保持完整。橙色线标记一个减张切口，通常通过从腋窝和上直肌区域掀起皮瓣来帮助供区缺损的一期闭合

2. 然后沿着血管蒂的走行设计皮瓣，皮瓣可设计为椭圆形，以便于伤口闭合。根据到达组织缺损处所需的长度，皮瓣设计可以更靠近或远离旋转轴。皮瓣通常设计在胸大肌上方，同时避开乳头，在此基础上也有多种改良设计（图6.2）。

（1）内侧蒂型：皮瓣位于乳头内侧，覆盖在胸大肌上。

（2）外侧蒂型：皮瓣位于乳头的外上方和外下方（同时保证乳头的血运从外侧进入）。这样可以显著增加可切取皮瓣的大小。为了在最大化皮瓣大小的同时保留乳头血运，连接乳头的软组织应在胸大肌筋膜浅面掀起。

（3）最大可及范围：沿着肋缘下方设计皮瓣（但不超过肋缘），可以增加皮瓣的可及范围/大小。需要注意的是，皮瓣远端的血运比位于胸大肌正上方的部分更薄弱。沿着下方延伸的深层组织平面与胸大肌深层的平面是连续的。这种下方延伸可使皮瓣到达颧弓上方2~3cm处。

（4）在女性患者中，如果可能的话，皮瓣应设计成包含乳房下皱襞以隐藏疤痕并优化美观效果（图6.3）。

胸肩峰血管胸肌支

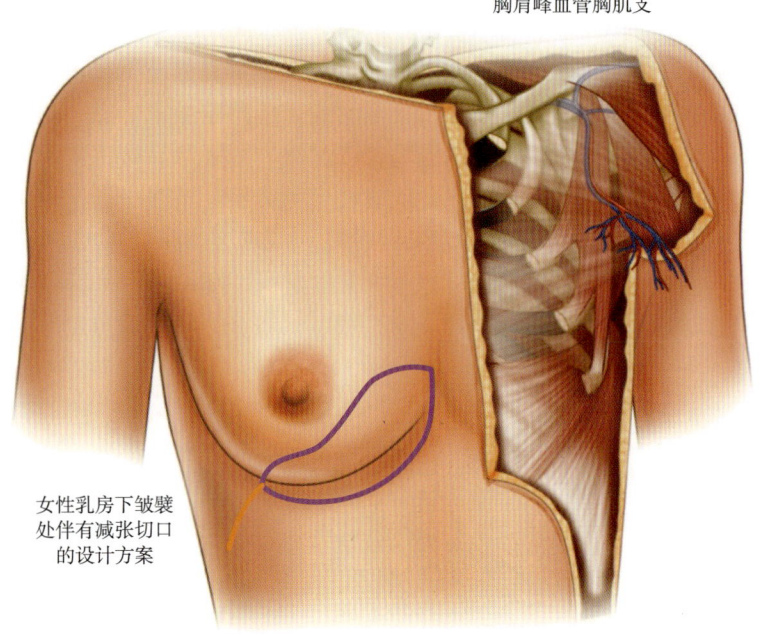

女性乳房下皱襞处伴有减张切口的设计方案

图6.3 女性患者的皮瓣设计。左侧胸部展示了胸大肌皮瓣的血管供应。右侧胸部展示了皮瓣切口的位置，理想情况下，如果可能的话应将其置于乳房下皱襞处以隐藏疤痕，并在可能的情况下优化美观。对于年轻女性，最好避免进行胸大肌皮瓣手术，因为这可能会导致主观上不可接受的乳房畸形

3. 皮瓣设计确定后，在皮瓣周围做切口，继续向深方解剖，直到确定胸大肌筋膜。因为血管蒂位于胸大肌深方，因此绝对不能损伤胸大肌纤维。一旦确定了胸大肌浅筋膜，并完成环形皮肤切口，就可以用缝线将皮岛固定在下方的胸大肌上，以尽量减少对穿支血管的剪切损伤。

4. 可以在皮瓣的外下侧做一个松解切口，以便牵拉腋窝皮肤来闭合供区，也有助于在切取过程中改善视野。通过外侧松解切口，注意找到胸大肌的外侧缘。

5. 确定胸大肌的外侧缘后进行钝性分离，抬起胸大肌，同时保留胸小肌在原位。对于胸大肌非常薄或发育不良的患者，可能会不小心抬起胸小肌。在这种情况下，如果看到肋骨暴露，就表明分离平面错误。在抬起胸大肌时，可以看到胸小肌上方有一层纤维脂肪组织平面（看起来像"蜘蛛网"）。在接近锁骨时，用手指钝性分离并使用长拉钩，有助于识别沿着胸大肌下表面走行的血管蒂——胸肩峰血管。

6. 确定血管蒂后，应在血管蒂的内侧和外侧各保留1～2cm的肌袖，向锁骨方向切断胸大肌。胸肩峰血管的胸肌支贯穿整个肌肉，应予以保留，因为它为皮瓣提供主要血运。虽然保留胸外侧动脉可以增加额外的血运，但为了优化皮瓣的旋转和可及范围，通常会被切断。

7. 在切断胸大肌时，会遇到与肋骨胸骨旁位置相关的胸廓内动脉穿支。这些血管应进行结扎或夹闭，以避免血管回缩到胸腔内导致血胸。充分松解胸大肌在肱骨头处的外侧附着点，对于最大化皮瓣的可及范围和最小化血管蒂的张力非常重要。

8. 颈部在颈阔肌下分离直至锁骨。胸部在胸大肌筋膜浅面进行皮下组织分离直至锁骨。在接近锁骨时，务必避免穿透肌肉纤维，因为血管蒂位于其深层。在充分形成上下两个腔隙后，在锁骨浅面将两个腔隙连通。形成的隧道应至少能容纳4根手指。

9. 确认胸大肌在锁骨水平充分松解，血管蒂两侧各保留1～2cm的肌袖。在将皮瓣转移到颈部之前，通过刺破或切开皮瓣远端皮缘来

确认皮肤灌注是否充足。用 Allis 钳轻轻夹住皮瓣的最远端通过颈部隧道，注意不要扭转蒂部。在锁骨水平以下不要扭转皮瓣，而是将其向上翻转。

10. 皮瓣通过锁骨上隧道转移到颈部后，开始轻轻调整皮瓣方向使皮岛位于正确位置，使胸部血管蒂扭结的风险降到最低。皮瓣位置调整合适后，再次通过刺破或切开皮瓣远端皮缘检查其灌注情况。如果皮瓣灌注减少，检查血管蒂有无扭转并且隧道足够宽以避免血管蒂受压。

11. 进行皮瓣植入，注意在有唾液暴露的部位实现严密缝合，因为唾液渗漏可能导致感染，进而导致皮瓣失败。对于口腔、咽部或食管重建中需要埋入的组织，要进行去上皮处理。颈部放置一或两根引流管，注意避免压迫血管蒂。

12. 之前在皮瓣外下侧做的外侧切口用于游离腋窝皮肤，然后将其向内侧牵拉。在皮下组织平面掀起腋窝皮瓣，操作在深层肌肉筋膜的浅面进行。还可以沿皮肤下边缘向下方游离，在腹直肌浅面掀起一个额外的皮瓣。

13. 将乳头与对侧乳头对齐以保持对称性。用巾钳将胸外侧上部皮肤向内侧切口牵拉。同时，将肋缘下方的皮瓣和同侧腋窝皮瓣向内侧和上方牵拉以闭合供区缺损。绝大多数情况下，通过这些皮瓣可以实现一期闭合。如果无法一期闭合，可以考虑放置负压敷料或采用其他延迟闭合的技术并进行植皮。在伤口的下侧和外侧（腋窝区域）放置一或两根引流管，以减少积血形成。然后用可吸收缝线分两层缝合伤口，最后用缝线或皮钉缝合皮肤。

重要注意事项

一般来说，胸大肌皮瓣向上可达颧弓水平。然而，通过沿着肋缘更下方设计皮瓣，并在与胸大肌深层相同的组织平面切取皮瓣，可以使皮瓣的可及范围增加到颧弓上方2~3cm处。

在将胸大肌从胸部转移到颈部时，务必避免扭转血管蒂。皮肤隧道在锁骨水平应足够宽，至少能容纳3~4根手指。建议在锁骨上方将血管蒂垂直翻转进入颈部，在锁骨水平以下不要扭转。皮瓣进入颈部（锁骨上方）后，轻轻转动皮瓣的血管蒂以到达需要重建的部位。最好在轻轻扭转血管蒂后，通过刺破或切开皮缘来确认血运充足，确保血管蒂没有梗阻性扭转。

由于肌肉去神经支配，重建后6~12个月会出现肌肉萎缩，随着时间推移软组织体积会缩小，重建时需考虑这一点。因此制备皮瓣时，对皮瓣大小和所用组织体积进行适度补偿是很重要的。

皮岛的最小尺寸被认为是5cm×7cm。然而，鉴于患者的体型和脂肪组织厚度，最小和最大皮瓣尺寸在不同患者之间差异很大。

肌肉尺寸
长度：15cm（12~22cm）。
宽度：24cm（21~26cm）。
厚度：1cm（0.8~1.4cm）。

皮岛尺寸
长度：12cm（7~30cm，一期闭合的最大尺寸为8cm）。
宽度：8cm（5~20cm，一期闭合的最大尺寸为10cm）。
厚度：1.4cm（0.6~2.5cm）。

血液供应
胸肩峰动脉
锁骨支：长度约1cm，直径约2mm。
胸肌支：长度约4.5cm，直径约2mm。
伴行静脉：胸肩峰动脉的主要伴行静脉：长度约4.5cm，直径约2.1mm。

皮瓣应用

胸大肌肌皮瓣或肌瓣可以带蒂的形式重建头颈部及胸部的缺损。胸大肌皮瓣也可以作为游离皮瓣或带肋软骨的带蒂皮瓣切取，不过这些重建方式很少使用。带蒂胸大肌皮瓣向上可达颧弓水平，向内可达软腭水平。

口腔内缺损的重建（部分舌切除术、口底或颊黏膜缺损）。

部分咽部或颈段食管缺损或咽皮肤瘘的重建。

面部或颈部皮肤缺损的覆盖。

广泛的切除手术后，由于胸锁乳突肌缺失担心大血管显露时，覆盖颈部主要血管。

为没有合适供体血管进行游离皮瓣重建的患者提供皮肤和软组织覆盖（不含骨组织）。

病例示例

该患者患有左耳鳞状细胞癌，肿瘤明显侵犯周围颞部头皮和外耳道（图6.4）。需要广泛切除颞部头皮、全耳廓、周围脸颊和上颈部皮肤，并行腮腺浅叶切除（保留面神经）和改良根治性颈清扫术（图6.5）。切除后形成一个大的皮肤缺损，使用改良的胸大肌肌皮瓣进行修复，该皮瓣经过调整，能够到达缺损的上缘，即颧弓上方3～4cm处（图6.6和图6.7）。

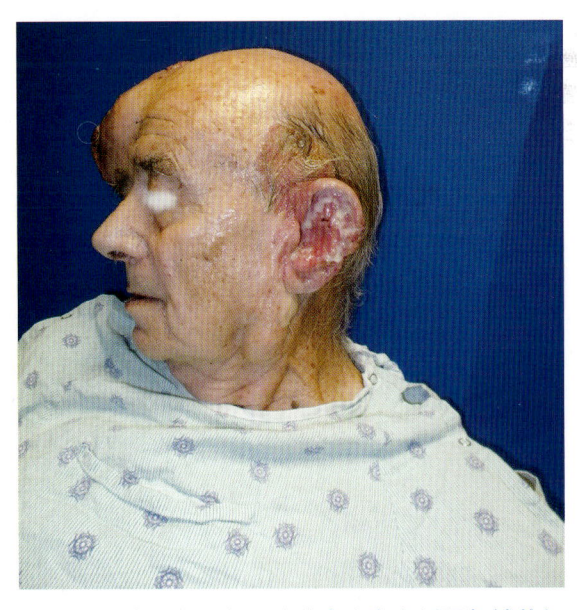

图6.4 患者病例示例：该患者患有左侧耳部鳞状细胞癌，明显侵犯周围颞部头皮和外耳道

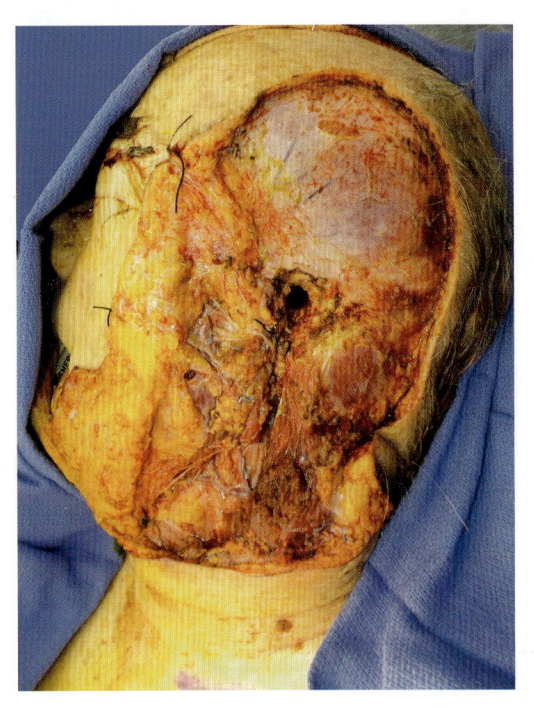

图6.5 患者需要对颞部头皮进行广泛局部切除，行全耳廓切除术并切除周围脸颊和颈部上方皮肤、面神经解剖下的腮腺浅叶切除术及改良根治性颈淋巴结清扫术

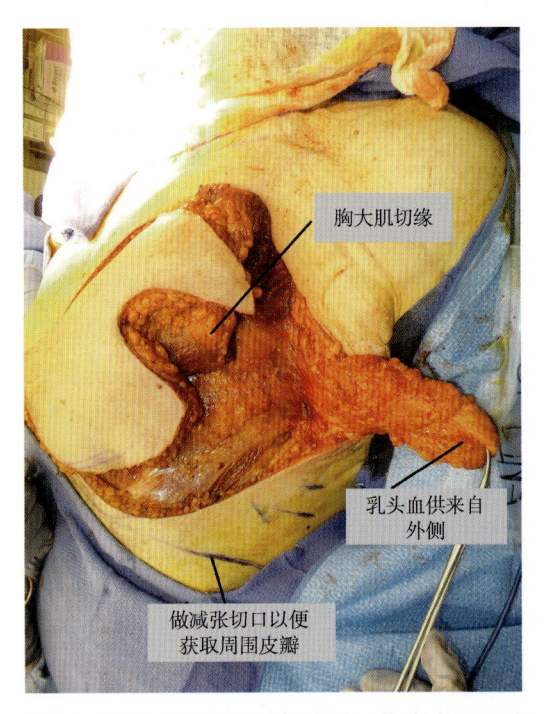

图6.6 在胸大肌深面提起皮瓣，将胸大肌远端皮瓣提起超过胸大肌可获得改良的大胸大肌肌皮瓣以到达颧弓上方

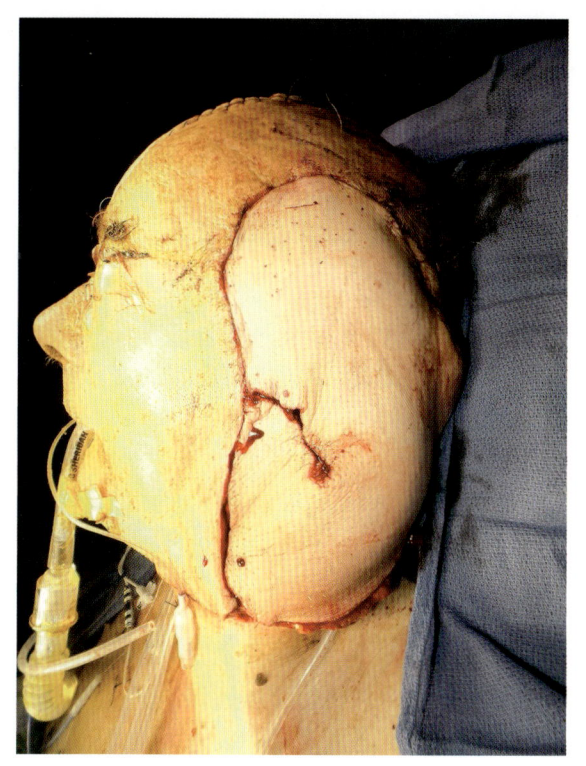

图 6.7　胸大肌肌皮瓣旋转并嵌入以到达缺损的上缘，位于颧弓水平上方 3～4cm 处

并发症

带蒂胸大肌皮瓣完全坏死的发生率相对较低，为 1%～2%。皮瓣坏死最常见的原因是血管蒂闭塞，通常是在穿隧道过程中意外扭转所致。在这种情况下，如果皮瓣还有挽救的可能，应将血管蒂解开或重新摆位；如果皮瓣无法挽救，则应将其切除或积极清创，直至出现鲜红的出血皮缘。此时，需要重新设计一个皮瓣来修复缺损。

偶尔，皮瓣可能发生部分皮肤坏死，特别是在口腔内重建且有唾液暴露的情况下。因此，当皮瓣放置在口腔或咽部等可能暴露于唾液的区域时，实现严密缝合至关重要。

供区并发症通常较少，可能包括瘢痕形成、瘢痕疙瘩、肩部功能减弱及血肿形成。为了降低血肿形成的风险，建议在最下方和外侧（腋窝区域）放置 2 根引流管。

（黑　虎　何时知　孟令照　译）

第 7 章
股前外侧游离皮瓣

Adrian A. Ong，and Fiyin Sokoya

引言 / 历史

股前外侧皮瓣最早由 Song 等描述，其血运基于旋股外侧动脉降支的分支。最初对它的描述是一种由肌间隔穿支供血的筋膜皮瓣；此后又发现它主要是一种通过股外侧肌的肌皮穿支血管供血的皮瓣。由于对其血管蒂解剖结构不明确且难以预测，股前外侧游离皮瓣的应用进展缓慢。随着对其解剖结构的深入了解，现在已知它具有长而且管径大的血管蒂；并且由于其解剖位置的特点，股前外侧游离皮瓣手术可采用单人团队或双人团队的方式进行。自首次被提出以来，股前外侧游离皮瓣越来越受欢迎，已成为修复多种头颈部缺损的常用皮瓣。它可以提供皮肤、筋膜、肌肉，或上述组织的任意组合，供区并发症少。股前外侧能够切取较大的皮瓣，并使用多个血管蒂，这在修复面部和头皮的大面积皮肤缺损时具有额外的优势。

解剖学

动脉解剖

大多数情况下，股前外侧游离皮瓣由旋股外侧动脉的降支供血，旋股外侧动脉是股深动脉的分支，走行于股直肌和股外侧肌之间。在其走行过程中，旋股外侧动脉降支为股直肌和股外侧肌提供肌内分支，多数情况下，有 1～3 条分支（即 "ABC 系统"）为皮肤供血。图 7.1 展示了大腿的横截面，描绘了股前外侧游离皮瓣穿支血管的解剖结构。

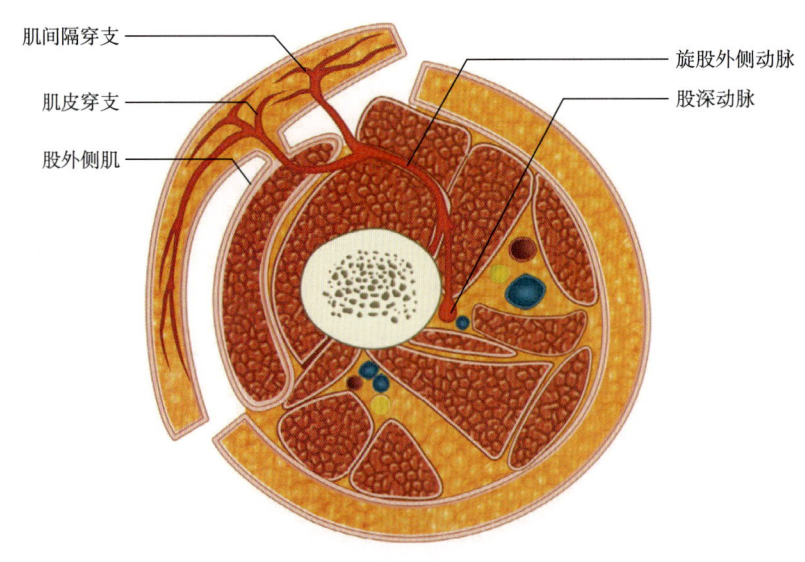

图 7.1 肌皮穿支和肌间隔皮穿支的位置

文献中描述了股前外侧游离皮瓣的3种皮穿支类型。在90%的病例（Ⅰ型）中，皮穿支起源于旋股外侧动脉降支的肌内分支。最常见的穿支（"穿支B"）位于髂前上棘与髌骨外上缘中点附近，另外两条皮穿支血管分别位于该点近端约5cm（"穿支A"）和远端约5cm（"穿支C"）处。90%的病例为肌皮穿支，其余为肌间隔穿支。在5～10%的病例中，Ⅱ型皮穿支起源于旋股外侧动脉的横支，肌内走行长达10cm。由于肌内走行长，Ⅱ型肌皮穿支的解剖分离较为困难。在剩余1%～5%的病例中，Ⅲ型皮穿支直接起源于股深动脉，穿过股直肌后为大腿外侧皮肤供血。股前外侧游离皮瓣的3种血管供应类型见图7.2。

根据穿支位置、血管蒂解剖分离的长度及受区血管的位置，血管蒂的平均长度约为12cm（范围8～16cm），直径为2.1mm（范围2～2.25mm）。

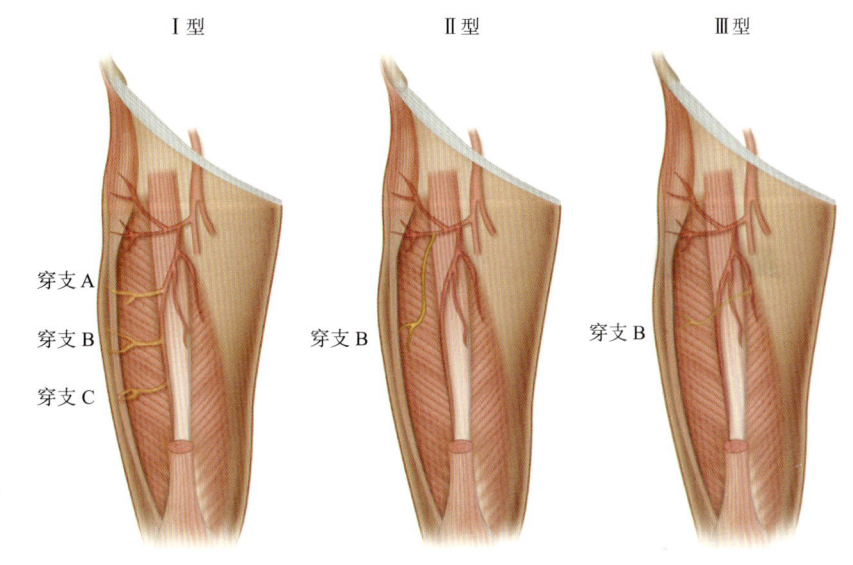

图7.2 股外侧动脉皮肤穿支的3种分支模式

静脉解剖

通常有两条静脉与旋股外侧动脉降支伴行，平均直径为2.3mm（范围1.8～3.3mm）。由于伴行静脉之间存在多个H型连接，可吻合一条或两条伴行静脉以实现静脉回流。

神经解剖

股外侧皮神经（L_2～L_3）支配大腿外侧的皮肤感觉，可将其包含在皮瓣内以进行感觉再支配。该神经在腹股沟韧带下方约10cm处，从阔筋膜张肌内侧发出，分为前、后两支支配皮肤。

如果股前外侧游离皮瓣中要包含股外侧肌，还可以切取股外侧肌的运动神经以进行功能性修复。股外侧肌由股神经后支的分支支配，该运动神经与血管蒂紧密伴行。在旋股外侧动脉降支进入股外侧肌之前，运动神经转向外侧并发出分支支配股外侧肌的下表面。

适应证/禁忌证

由于供区组织多样，包括皮肤、筋膜和（或）肌肉，股前外侧游离皮瓣适用于修复多种头颈部缺损。在口腔内，股前外侧游离皮瓣可用于各种舌部缺损修复：对于部分舌切除术的缺损，可采用薄型皮穿支皮瓣；对于近全舌或全舌切除术的缺损，可采用包含股外侧肌的肌皮瓣。在需要填充死腔的情况下，如眼眶内容物剜除术后的缺损，可使用带股外侧肌的股前外侧游离皮瓣。对于需要修复口腔内衬和外部筋膜皮肤的贯通性缺损，可切取带有多个穿支血管的多个独立皮岛，或通过去表皮形成由单一穿支血管供血的多个独立皮岛。此外由于股前外侧游离皮瓣可提供较大的体积，可用于腮腺全切术后的缺损修复以恢复面部形态和体积。管状股前外侧游离皮瓣还可用于食管重建。

股前外侧游离皮瓣相对禁忌证包括：下肢上部毛发浓密，用于口腔内修复时术后需要频繁打理；术者缺乏穿支皮瓣解剖分离的经验。此外，皮瓣较厚对于某些缺损的修复可能不利，会在受区造成不必要的臃肿。

术前评估

在术前评估时，外科医师应仔细关注患者的膝关节活动范围。由于血管蒂穿过股外侧肌，肌内解剖分离甚至切取股外侧肌可能会增加术后膝关节功能受损的风险；不过多数患者术后可恢复至术前的功能水平。

与供应腓骨游离皮瓣的腓动脉不同，旋股外侧动脉很少受动脉粥样硬化疾病的影响，因此术前很少需要进行血管造影。如果怀疑存在严重的动脉粥样硬化，或患者大腿上部有既往损伤或手术史，则可进行血管造影检查。

在决定是否使用股前外侧游离皮瓣时，应充分考虑受区情况。男性患者大腿外侧可能毛发浓密，对于某些受区（如口腔）并不理想。这一问题可通过术前激光脱毛或术后频繁剃毛来解决。此外肥胖患者的股前外侧游离皮瓣可能过厚，需要进行一期减薄或二期修整手术，以达到最佳效果。

器械/设备

术前可使用手持多普勒超声仪确定皮穿支的大致位置以便进行初始切口。解剖分离时可使用常规的软组织器械。在开始解剖时，可用皮肤拉钩将股直肌向内侧牵拉，皮瓣向外侧牵拉以更好地显露肌间隔。或者也可以用Allis钳夹住筋膜，反向牵引以显露肌间隔。在解剖穿支时，使用手术夹分离皮穿支直至追踪到旋股外侧动脉外侧。微血管吻合需在手术显微镜下进行，动脉吻合使用8-0或9-0尼龙缝线，静脉吻合则使用合适尺寸的静脉吻合器。如果术中对皮瓣的血运情况存在疑虑，可使用近红外血管造影来评估皮瓣的灌注质量。虽然目前尚无一种被广泛接受的监测方法，但术后可在病房使用手持多普勒超声仪或植入式多普勒超声仪监测皮瓣血运。

皮瓣设计/手术技术/Ducic 要点

在手术室中，患者通常取仰卧位，确定髂前上棘和髌骨外上缘，连接这两点并标记连线中点（图7.3）。使用手持多普勒超声仪确定皮肤穿支的大致位置。确定皮肤穿支后，根据受区缺损的大小，以皮肤穿支为中心设计皮瓣。宽度不超过8cm的皮瓣，供区可直接缝合。皮瓣的长度根据受区缺损大小确定，最长可切取40cm。术中可视皮肤穿支的大小和质量对皮瓣设计进行调整。

标记好皮瓣后，先做内侧切口，切开皮肤和皮下组织直至股直肌表面的筋膜。根据受区缺损的需要，皮瓣可在筋膜下或筋膜上平面切取。筋膜下解剖分离有助于识别肌间隔和穿支血管。显露肌间隔的长度，将股直肌向内侧牵拉，显露旋股外侧动脉降支。约10%的病例存在肌间隔穿支，可追溯至旋股外侧动脉降支。肌皮穿支则需进行肌内解剖分离，逆行追踪至旋股外侧动脉降支。使用精细剪刀或Metzenbaum剪分离肌纤维与穿支血管。可用精细双极电凝烧灼或结扎发现的任何分支血管。到达旋股外侧动脉降支后，解剖分离主血管蒂，直至获得足够的血管蒂长度。在主血管蒂的解剖过程中，应注意识别并保留股外侧肌的运动神经。确认穿支血管完整后，最终确定皮瓣设计。做后侧切口完成皮瓣切取，如果是

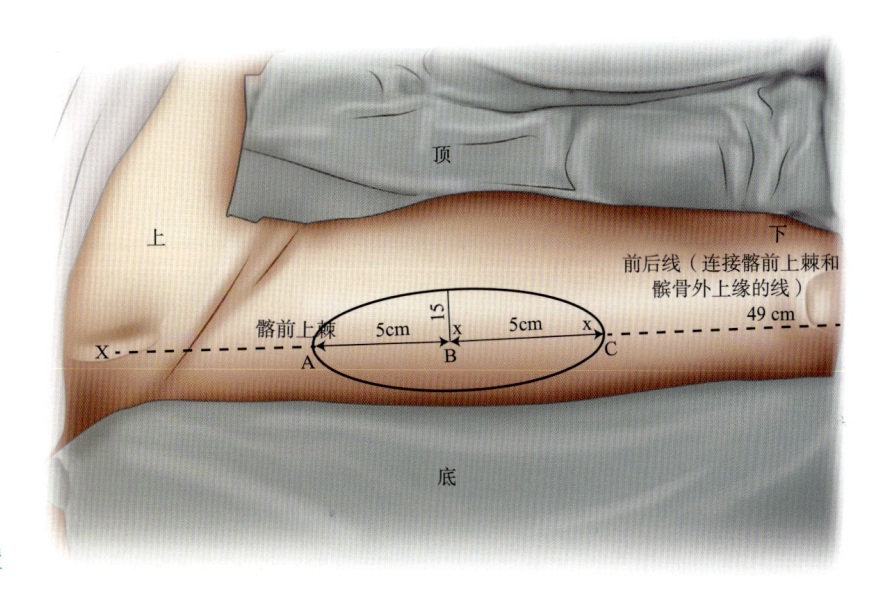

图 7.3 皮肤穿支血管的位置

在筋膜下解剖分离，则切口切至股外侧肌筋膜。注意血管蒂的位置，避免过度牵拉损伤血管蒂。在离断血管蒂之前，先准备好受区血管。值得注意的是，可通过上下切断股外侧肌，将部分或全部股外侧肌与游离皮瓣一同切取。如果受区需要增加组织量，这种方法很有帮助。此外该技术还可加快股前外侧游离皮瓣的切取速度，因为无须解剖穿支血管，因此节省了时间。

大多数情况下，只要切取的皮瓣宽度小于8cm，股前外侧游离皮瓣供区可直接缝合。较宽的缺损则需要用中厚皮片移植修复。如果使用中厚皮片移植，建议固定膝关节，以利于皮片成活。根据术者的习惯，可在股外侧肌和股直肌之间放置闭式引流管，以减少血肿的形成。

术后管理

术后应立即开始皮瓣监测，以确保皮瓣存活，具体监测方式根据术者和所在机构的习惯而定。术后72小时内在重症监护病房或专门的过渡病房每小时进行一次皮瓣监测。术后无须特定的药物治疗，具体可由术者决定。术后药物治疗方案包括使用肝素和阿司匹林。对于头颈部修复手术的患者，床头应抬高30°并检查颈部避免电线、静脉输液管或气管切开管的系带压迫以免影响血管蒂血运。如果放置了负压引流管，当引流量降至24小时内不超过30ml时即可拔除。

股前外侧游离皮瓣的并发症发生率较低，可能包括血清肿、血肿、伤口裂开、感染和神经瘤。大多数患者即使切断了股外侧肌的运动神经或切取了股外侧肌，仍可恢复至术前的功能水平。

（孔繁勇　何时知　孟令照　译）

第 8 章
游离腹直肌皮瓣重建

Aurora G. Vincent, and Spenceer R. Anderson

引言

游离腹直肌皮瓣是整形外科医师常用的带蒂游离组织皮瓣。1980年游离腹直肌皮瓣首次被报道，并由Hartrampf于1982年将其推广，使其成为满足各种重建的主力皮瓣。当头颈部重建需要大量组织修复时游离腹直肌皮瓣往往是首选。该皮瓣具有解剖结构恒定、技术上切取容易、血管蒂长度可达15cm及供区瘢痕隐蔽等优点。本章将对游离腹直肌皮瓣进行综述，内容包括术前规划、患者适应证、术中操作技术、术后监测及供区处理。

手术步骤

术前注意事项

当头颈部重建需要较大组织量时，游离腹直肌皮瓣是一个非常实用的选项。对于身体质量指数正常或较低的患者，可考虑使用该皮瓣。然而对于超重或肥胖患者该皮瓣通常并不适用，过多的皮下脂肪会使皮瓣组织量过大。游离腹直肌皮瓣适用于全舌切除术后缺损修复，也可以填充深部创面（如切除皮肤的上颌骨切除术后缺损、眶内容物剜除术后缺损等）。术前应询问患者是否有腹部手术史，并进行腹部瘢痕检查。许多腹腔镜手术的穿刺孔通常不在腹直肌皮瓣的切取范围内，因此做过这类手术的患者仍可考虑切取游离腹直肌皮瓣。但是既往有开腹手术可能会影响此皮瓣的血管蒂。

皮瓣特点

1. 血运　动脉血运来源于腹壁下深动脉及其穿支，静脉回流则为其伴行静脉。

2. 组织量　组织量丰富，适合全舌切除术后缺损的修复和深部创面的填充。皮瓣包含肌肉、皮下脂肪组织和表层皮肤。如果需要较薄的皮瓣，且无法使用较薄的皮瓣（如桡侧前臂皮瓣）时，游离腹直肌皮瓣可作为腹壁下深动脉穿支皮瓣切取，仅包含皮肤和皮下组织。该技术需要在腹直肌中解剖穿支血管。

3. 神经支配　由胸腹壁神经支配，切取的皮瓣无感觉功能。

切取步骤

1. 腹部备皮范围从可触及的肋骨下缘至髂嵴。通常备皮内侧至耻骨毛发生长区域的上方即可，无须修剪阴毛或对该区域进行备皮。

2. 以脐为中心，标记一个约6cm×6cm的方形区域，其内侧边缘位于脐的外侧（图8.1）。在脐外侧2～3cm处标记上下延长切口。上方延长切口应延伸至腹直肌边缘，即肋缘下方；下方切口应延伸至腹直肌前后鞘融合处，该位置通常可通过视诊或触诊确定。

（1）根据创面位置、功能和大小需求，皮瓣形状可由方形进行调整。一般来说，6cm×6cm的方形皮瓣是一个较好的起始尺寸，通常足以修复全舌切除术后的缺损。皮瓣不宜过小，否则会增加损伤或遗漏对皮瓣存活至关重要的动脉穿支的风险。

（2）注意：无须使用多普勒超声定位穿支血管位置。动脉穿支通常位于脐外侧2～3cm

处。如需切取以脐为中心的6cm×6cm皮瓣，穿支血管应位于皮瓣中心。

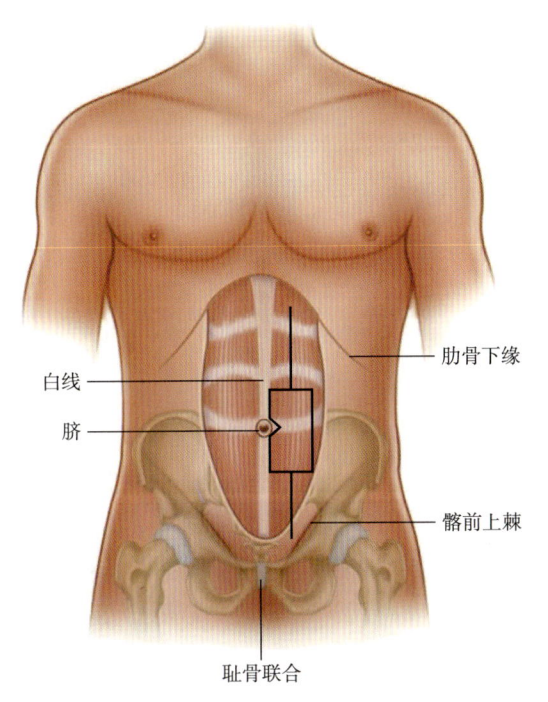

图中标注：肋骨下缘、白线、脐、髂前上棘、耻骨联合

图8.1 游离腹直肌皮瓣初始标记

3. 沿标记线切开皮肤。笔者建议先用15号刀片切开皮肤，然后使用铲形绝缘电刀加深切口至腹直肌前鞘表面。切开时应垂直于腹直肌前鞘表面进行。需要注意的是，如果切开方向出现偏移，可能会损伤穿支动脉。

4. 沿腹直肌前鞘浅面进行外侧分离，直至确定腹直肌外侧缘。由于该区域附近没有重要血管结构，可使用电刀快速完成分离。

5. 用多根3-0薇乔缝线将皮瓣的皮肤部分与下方的腹直肌前鞘边缘固定。这一步骤是为了防止在后续皮瓣操作过程中皮肤部分与下方肌肉意外分离。需要注意的是，如果皮瓣最终用于口腔或咽部修复，缝线无须埋藏；如果皮瓣用于体表修复，则应埋藏缝线。

6. 在皮瓣外侧边缘切开腹直肌前鞘和腹直肌。如果为了术野更好也可切开皮瓣上方，但应保留皮瓣下方部分以保护血管蒂。切口应深入腹直肌，直至遇到腹直肌后鞘。切开时也要保持垂直于腹壁筋膜。如果切口偏向内侧可能会损伤皮瓣穿支；如果偏向外侧可能会切到腹直肌外侧缘并穿破腹直肌后鞘。若腹直肌后鞘出现小穿孔可用3-0薇乔缝线修补，并用2-0聚对二氧环己酮缝线加固缝合。

7. 使用Kitner剥离子小心地将拟包含在皮瓣内的腹直肌后表面与腹直肌后鞘分离。需要注意的是，血管蒂沿肌肉后表面走行，因此准确分离肌肉与筋膜非常重要。若肌肉筋膜残留可能会损伤血管蒂；若将腹直肌后鞘一并掀起纳入皮瓣则可能导致后鞘穿孔和腹腔内容物疝出。

Kitner剥离子是分离腹直肌后鞘表面的有效工具，它能清晰显露合适的组织层面，不会意外穿破后鞘，即使碰到血管蒂也不会造成损伤。

8. 显露皮瓣深面的血管蒂。

9. 围绕皮瓣的所有边缘对腹直肌进行全层切开并小心保护向下走行的血管蒂，避免血管蒂与皮瓣分离。上方的腹直肌可用单极电刀在术者手指引导下快速离断并掀起。操作时注意内侧不要切到脐部。在皮瓣下方，用Metzenbaum剪钝性分离血管蒂与上方肌肉（不使用电刀），然后在血管蒂与上方肌肉之间插入手指进行保护，再用电刀快速分离肌肉。

（1）手指在该分离操作中是很好的隔热工具，不会将热能传导至血管。在靠近皮瓣血管处应谨慎使用单极电刀或避免使用，因为异常的热传导可能损伤血管，影响皮瓣存活。

（2）Metzenbaum剪因其头部圆钝，在分离皮瓣血管与上方肌肉时非常实用。适当撑开剪刀，可在不损伤血管壁或引起肌肉过度出血的情况下分离血管周围薄弱的自然筋膜连接。使用较锋利的剪刀分离，有损伤血管壁或导致肌肉组织出血的风险。

10. 向下解剖血管蒂至足够长度。使用Metzenbaum剪进行冷分离可安全有效地分离组织。获得足够长度的血管蒂后即可离断血管蒂并游离皮瓣。笔者建议使用手术夹、丝线结扎或两者结合的方式结扎血管蒂下方。血管蒂本身无须夹闭或结扎，使用这些操作可能会在吻合时影响血管末端。不建议在血管蒂结扎部位附近使用电刀，因为这可能会损伤血管而影响皮瓣存活。图8.2展示了切取后尚未植入的游离腹直肌皮瓣，图8.3展示了全舌切除术后创面（a）及使用游离腹直肌皮瓣修复后的情况（b）。

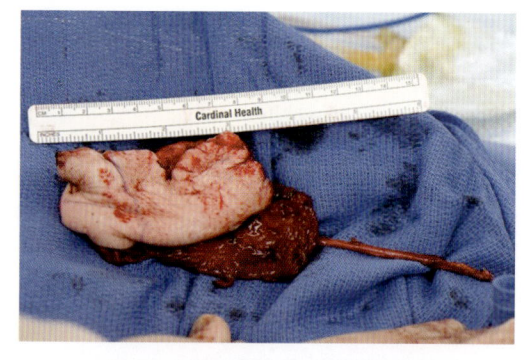

图8.2　切取的游离腹直肌皮瓣

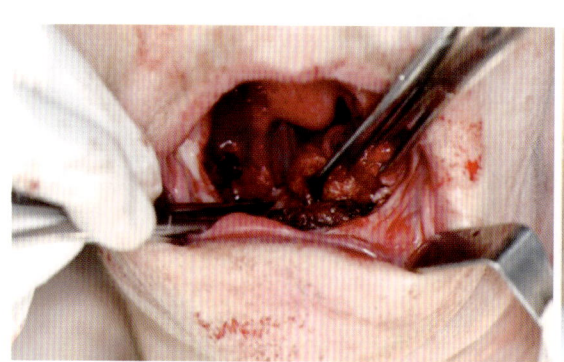

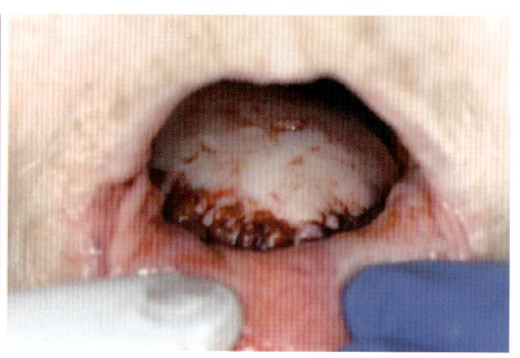

图8.3　舌切除术缺损在腹直肌皮瓣植入前后

缝合步骤

1. 用大量生理盐水冲洗创面是所有手术创面缝合前的重要步骤，可显著降低手术创面感染的风险。

2. 沿腹直肌前鞘向外侧分离，以便创面一期缝合。

3. 拉拢缝合腹直肌前鞘。可使用2-0聚对二氧环己酮缝线连续缝合。缝合时应在腹直肌后鞘上方、腹直肌前筋膜下方放置一个宽3～4cm的带状牵开器，防止缝针意外穿透腹直肌后鞘。

4. 分层缝合皮肤和皮下组织。可根据皮瓣切取部位上下修剪皮肤，以便直线缝合。

（1）笔者通常在创腔内放置两根10F全孔球型引流管，术后1～2周拔除。缝合时至少应有两层缝合。

（2）笔者倾向于用多根3-0薇乔缝线间断缝合皮下组织，然后用聚丙烯缝线连续缝合皮肤，这种方法既能有效缝合创面，又能获得较好的美观效果。

5. 在创面上涂抹抗菌软膏，覆盖敷料，并用腹带包扎。

术后护理及并发症

游离腹直肌皮瓣的监测方法与其他游离组织移植类似。术后最初72小时内应密切观察皮瓣血运情况，随后96小时内观察频率可适当降低，但仍需密切关注。供区引流管通常留置1～2周，直至引流出的液体为浆液性且引流量稳定。患者术后需佩戴腹带1个月，并在3个月内避免进行腹部锻炼。如果使用永久性缝线缝合皮肤，应在术后7～10天拆除以避免形成影响美观的"铁轨样"瘢痕。术后次日患者可进行适度的散步活动，如身体条件允许，鼓励患者尽早活动，以预防静脉血栓形成。

要点

1. 与大多数头颈癌的切除术相结合时，获取（组织瓣）操作快速简便，且无须重新摆放患者体位。在进行肌肉获取时，若有恰当的初始标记则无须通过超声来识别穿支血管。

2. 可采用两组人员同时进行手术的方式（即同时进行肿瘤切除和皮瓣切取）。

3. 游离腹直肌皮瓣血管蒂解剖结构恒定，比股前外侧游离皮瓣更具优势，且血管蒂长度适中。部分文献报道血管蒂长度可达15cm，但笔者发现血管蒂常见的切取长度约为7cm。这意味着对于全舌切除术后的缺损修复，如果颈部供区血管位置较近（如面动脉、舌动脉、颈外动脉末端等）可直接吻合；若位置较远则需使用静脉移植完成吻合。

4. 可选择切取穿支皮瓣，该皮瓣不含肌肉，组织量较少，恢复时间较短。

5. 供区通常可一期缝合。

6. 若腹直肌后鞘出现小穿孔，可用3-0薇乔缝线一期修补，并用2-0聚对二氧环己酮加固缝合。遇到以上情况时，手术应按疝修补处理。

结论

游离腹直肌皮瓣是一种优势明显的皮瓣，可用于修复头颈部各种缺损（皮肤、软组织和肌肉的缺损）。然而为确保手术成功，术前应仔细评估患者是否适合进行游离腹直肌皮瓣手术。重度肥胖和既往腹部手术史可能使患者不适合进行该皮瓣手术。对于符合手术适应证的患者，游离腹直肌皮瓣手术可采用两组人员同时在供区和受区操作的方式以提高整体手术效率。游离腹直肌皮瓣技术的解剖结构恒定，皮瓣切取容易，血管大小与颈部血管相近，不会出现明显的血管管径不匹配问题。此外根据患者的体型，游离腹直肌皮瓣能提供较大的皮肤面积并同时包含脂肪组织和肌肉，这是其他皮瓣所不具备的优势，使其成为修复头颈部大型复杂缺损的理想选择。游离腹直肌皮瓣是一种成熟且常用的皮瓣，已被证实具有可重复的可靠性和多功能性，应作为头颈重建外科医师的有效工具之一。

（丁　硕　何时知　孟令照　译）

第三部分
筋膜皮瓣

第9章
前臂桡侧游离皮瓣

Sammy Othman and Jason Cohn

引言

20世纪70年代,获取可靠、薄且柔韧皮肤的皮瓣在游离组织移植方面成为前沿研究方向之一。随后,中国的宋儒耀等首先发表了关于前臂桡侧皮瓣的研究。此后,前臂桡侧皮瓣发展成为一种常用皮瓣,可作为带蒂皮瓣、带蒂翻转皮瓣和游离皮瓣用于修复从头到脚的各种缺损和病变。尤其是在头颈部领域,利用前臂桡侧皮瓣的各种改良形式进行缺损修复取得了巨大成功,这些形式包括筋膜皮瓣、筋膜瓣、骨皮瓣和带神经皮瓣等多种独特的皮瓣,其恒定的解剖结构使得组织构建具有多样性。

解剖学

前臂桡侧皮瓣是一种以桡动脉为蒂的轴型皮瓣,桡动脉为前臂桡侧提供穿支血管。桡动脉起自肱动脉的终末分支,可在前臂肘窝处触及,其蒂的长度较长,为15~22cm,具体长度取决于患者的解剖结构。桡动脉有一对伴行静脉,当需要较粗的静脉进行吻合或者需要进行多条静脉吻合时,也可以切取头静脉或贵要静脉。

桡动脉至该区域的穿支血管属于筋膜皮肤血管,它们穿经前臂的前臂筋膜。极少数情况下,该皮瓣会被切取为穿支皮瓣,而在游离组织移植的情况下以穿支皮瓣形式切取的情况就更为罕见了。在远端,血管蒂和桡动脉走行于肱桡肌和桡侧腕屈肌之间的肌间隔的深面。

该区域的神经支配包括前臂外侧皮神经和前臂内侧皮神经,这取决于皮瓣所需的大小及具体的皮瓣设计方案。简而言之,前臂外侧皮神经是肌皮神经的一个分支,起于肘窝附近,与头静脉紧密伴行,并在此处分为掌侧支和背侧支。掌侧支可被切取用于制作有感觉功能的皮瓣。前臂内侧皮神经是臂丛神经的一个直接分支,在上臂中1/3处,沿前臂尺侧向远端走行。

当需要骨性成分时可以切取一段桡骨。切取的尺寸有所不同,但通常范围是从旋前圆肌的止点到桡骨茎突近端,宽度为1/3或更小,长度可达14cm。

由于解剖结构的多样性,该皮瓣可以被切取为筋膜皮瓣(最常见)、单纯筋膜瓣,或基于桡骨的各种骨瓣。如果有需要,它还可以包含肌腱及带神经的组合。目前已经有许多成熟的皮瓣设计方案,这凸显了前臂桡侧皮瓣的受欢迎程度及其应用的多样性。

适应证 / 禁忌证

前臂桡侧游离皮瓣成为一种用途广泛的皮瓣,是由于其质地薄且柔韧、可切取有毛发或无毛发的皮瓣、血运稳定,并且在切取筋膜和骨质成分方面有多种选择。因此,它可用于修复头颈部的一系列缺损,包括鼻再造、唇再造、口腔内修复(舌和颊部缺损)、耳再造、头皮修复、咽部修复及颈部修复。

切取该皮瓣的相对禁忌证包括全身一般情况差无法耐受较大创伤的修复手术及对供区血管受损的担忧。这包括手指灌注不良及有外周动脉疾病病史或疑似存在外周动脉疾病的临床症状。如有必要，可以对桡动脉进行重建，最常用的方法是使用大隐静脉移植，或者利用完好的头静脉和贵要静脉，以保持掌弓的流入血流完整。此外，考虑到切取桡骨会给供区带来一定的病损，在为老年人或那些易患骨质疏松症或其他骨病的患者切取包含骨质成分的皮瓣时应谨慎。

术前规划

前臂桡侧游离皮瓣一个常被提及的缺点是通常要牺牲桡动脉这一主要的轴型血管。在临床上，桡动脉与尺动脉一起构成掌弓进而成为手部供血的主要血管。询问患者既往是否有血管相关的操作史非常重要，比如动脉置管史、动静脉瘘形成史及静脉置管史，尤其是在切取头静脉以实现静脉回流的情况下。因此，必须通过艾伦试验（Allen's Test）来评估掌弓是否完整。有时，这项检查的结果可能不明确，或者患者的病史可能表明需要进一步或更客观的检查。这时可能就需要进行计算机断层血管造影（computer tomography angiography，CTA），或者由经验丰富的超声医师进行超声检查。

外科医师还必须向患者说明供区可能出现的功能障碍情况，因为供区的感觉可能会丧失。此外，在解剖学上暴露的部位会留下难看的瘢痕，尤其是在需要较长血管蒂的情况下。当计划切取包含骨质成分的皮瓣时，恢复时间会更长，并且骨折的风险会显著增加，即使患者严格遵循康复计划也是如此。还应包括需要进行皮肤移植来二期覆盖供区的可能性。而皮肤移植始终存在风险，并且会导致供皮区和受皮区的皮肤不匹配。最后，切取皮片后的恢复过程有时会很痛苦，这一点应该在手术前向患者说明。

仪器 / 设备

需要常规的手术器械和显微外科手术器械。这些器械包括主要的整形外科/耳鼻喉科器械包和肱二头肌钳器械包。具体来说，必备的器械包括解剖剪，如Stevens剪和Metzenbaum剪、血管夹钳及尼龙缝线。此外，Browns钳、Addison-browns钳在解剖过程中也很有用。虹膜拉钩和双皮肤拉钩、Army-Navy拉钩和Senn拉钩在显露操作中都能派上用场。最后，根据外科医师的偏好和经验，电刀和各种不同尺寸的刀片在解剖时也是必需的。器械的具体细节会因外科医师的偏好和医院的器械包配置而有所不同。在大多数情况下，切取皮片时需要用到取皮刀，并且在切取皮瓣的过程中会使用气动止血带袖带。

皮瓣设计 / 手术技术

皮瓣设计及准备

患者仰卧位，手臂处于解剖学掌面朝上的伸展位，广泛消毒，范围超过肘前窝。应用重建缺损的模板，在前臂远端掌面进行标记，以桡动脉为中心，优先考虑其下方的头静脉。如有必要，这些标记可向尺侧延伸至尺骨，向桡侧延伸至桡骨的外侧轴部，并根据需要圈入或避开有毛发的区域。在长度方面，皮瓣可延伸至桡动脉起始处附近，从而使皮瓣大小可达30cm×15cm，不过这同样取决于患者的体型，通常情况下，所需皮瓣的尺寸要小得多。从皮瓣的尖端到肘前窝，画出一个"S"形曲线标记，以尽量减少轴向瘢痕、挛缩及促进伤口愈合（图9.1）。在肘关节近端放置一个气动止血带，准备就绪后，将压力升高至250mmHg，持续时间最长为90分钟。建议仅进行轻度驱血，以便在解剖过程中识别血管。

皮瓣切取

目前已有许多关于皮瓣解剖分离方法的描述，包括从远端向近端、从近端向远端、从尺侧向桡侧、从桡侧向尺侧，以及上述方法的组合。一种常见的方法是在皮瓣的远端从尺侧向

第9章　前臂桡侧游离皮瓣　69

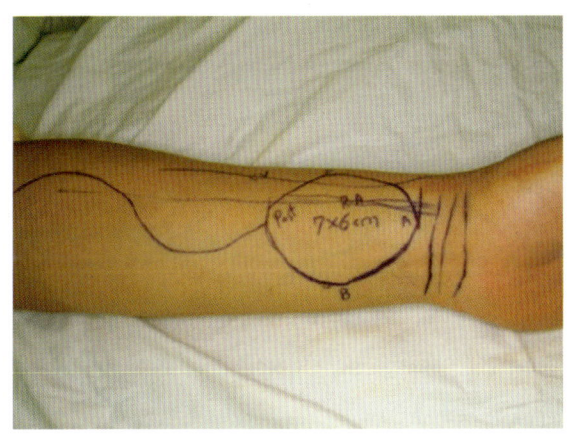

图9.1　术前切口标记和皮瓣设计，同时标出了预计的血管蒂路径

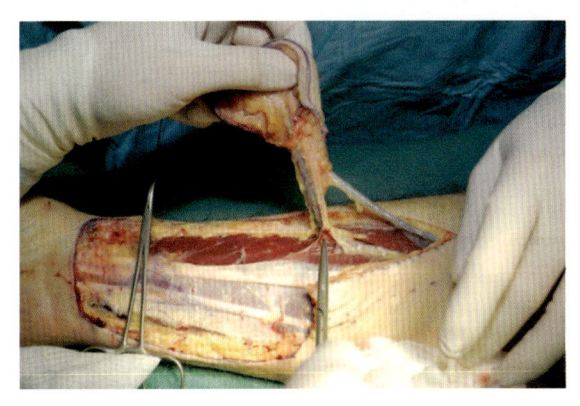

图9.2　掀起前臂桡侧皮瓣，同时保留其伴行静脉及头静脉

桡侧进行解剖分离。按照这种方式，解剖从皮瓣标记的尺侧边缘开始向下分离至深筋膜以显露掌长肌腱。根据皮瓣的设计和目的，可以保留该肌腱，也可以将其解剖出来纳入皮瓣内，然后继续进行解剖直至辨认出桡侧腕屈肌腱。在整个解剖过程中，可以结扎浅静脉，以防止在解剖及后续皮瓣掀起过程中出现出血。从桡侧进行解剖时，需小心保护头静脉和桡神经浅支这两个关键结构，它们均走行于肱桡肌腱的桡侧。在这个阶段，要辨认并保护与头静脉紧密伴行且位于肱桡肌腱前方的桡神经浅支，以保留前臂远端背侧和手部的感觉功能。此外，如果计划切取头静脉，那么走行于皮下深层的头静脉也应加以保护。一旦获得足够的显露，切开位于桡侧腕屈肌和肱桡肌之间连接处的深筋膜和肌间隔，以显露桡动脉及其伴行静脉。

如前所述，桡动脉走行于远端肱桡肌和桡侧腕屈肌之间的肌间隔的深面。此时可以在这一步或者在向桡侧解剖之前切开皮瓣的远端边缘。切开肌间隔和筋膜，并轻柔地牵开肌肉，以便根据需要充分显露桡动脉及其伴行静脉（图9.2）。必须小心保护皮瓣的穿支血管。此外，要仔细解剖并掀起血管，结扎多余的分支。另外，还必须保护周围肌腱的腱旁组织，以确保植皮能够达到最佳的成活效果。

可以结扎并切断血管的远端，然后切开皮瓣的近端边缘继续向血管蒂的源头进行解剖，沿着"S"形曲线标记做切口直至深达肌肉筋膜层，然后从远端向近端追踪血管。桡动脉在向近端走行时往往会走行于肱桡肌的下方，因此必须切开肱桡肌的筋膜并松解该肌肉（图9.3）。同样，为了充分显露，需要轻柔地牵开肌肉。继续向近端解剖直至桡动脉的起始处，即它从肱动脉发出的部位。在这一点上，如果深部和浅部静脉系统都得到了充分保留，对于是否要同时保留这两个静脉系统存在争议。不过最近的文献表明无论选择哪种方式都不会影响皮瓣的存活。一旦在受区做好了充分准备并掀起皮瓣，就可以结扎血管蒂的近端，然后将皮瓣完整切取下来用于转移。

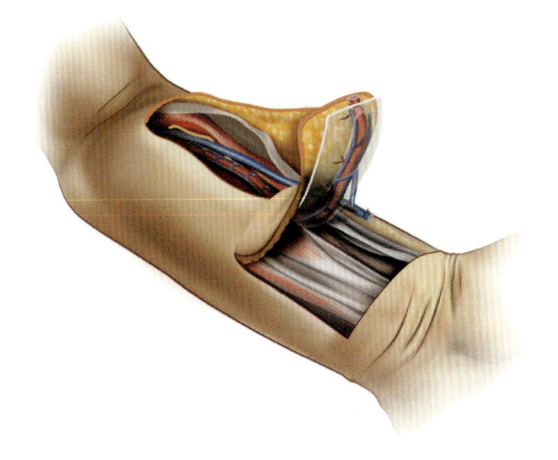

图9.3　皮瓣掀起后，开始对血管蒂进行解剖。桡动脉在前臂中部进入肱桡肌深面，这时需要轻柔地牵开该肌肉

供区缝合

如果皮瓣的宽度很小，通常为3cm或更窄，且皮肤松弛度良好，供区创口也许可以直接缝合。然而，很多时候需要进行裂层皮片移植。大腿外侧是较理想的供皮区；通常不需要对皮片进行网状处理；不过，建议在皮片上做一些小孔，以最大限度地提高皮片的成活率。切取皮片时，取皮刀的设置厚度通常为0.001 8in（0.045 7mm）。皮片应妥善放置，确保肌腱不外露是关键。笔者建议先使用锚式缝合，然后进行环形连续缝合。

术后管理

建议在术后48小时内每隔1～2小时使用铅笔式多普勒超声仪检查一次皮瓣情况。

对于供区，可使用夹板或负压封闭引流装置来加速愈合，促进皮片成活，并尽量减少剪切力。上述两种方式均可在7天后移除。患者可在耐受的情况下使用该装置。不过，要注意尽量减轻术后疼痛和水肿，措施包括抬高肢体及合理采用多模式镇痛方法。

当切取了包含骨质成分的皮瓣时，需要使用夹板固定至少6～8周，肢体负重限制在10lb（1lb≈0.45kg）以内，之后可逐渐增加活动量。

要点 / 注意事项

一些外科医师主张从远端向近端进行解剖分离，不过大多数外科医师认为从近端向远端的操作更直观，也更容易掌握。

从尺侧进行解剖分离更为安全，因为与手术相关的大多数关键结构都位于桡侧（桡神经分支和头静脉）。

在规划皮瓣设计时，要牢记有毛发区域或避开有毛发区域的目标。

术前的病史采集和体格检查对于优化血管选择及尽量减少术后并发症来说至关重要。

一般来说，在识别出关键结构之前，采用筋膜上入路的方法会更简单、更安全，不过有些外科医师基于自身经验、操作便利性及时间效率等因素，会选择筋膜下入路进行解剖。

建议即便事先没有规划也应保留两套静脉系统（即伴行静脉及头静脉/贵要静脉），这是因为可能会出现一些意料之外的困难，保留它们可以提供"补救"的选择。

（赵延明　何时知　孟令照　译）

第10章
颈胸三角皮瓣

Nima Vahidi，Kevin Quinn，Cheryl Yu，Seung Lee，and Thomas S. Lee

引言

胸三角筋膜皮瓣，也被称为Bakamjian皮瓣，是头颈部外科手术中被广泛使用和描述的重建方式。1917年，Aymard首次描述了使用管状胸三角筋膜皮瓣进行分期鼻部重建。然而，直到20世纪60年代，Bakamjian提出了使用内侧为蒂的胸三角筋膜皮瓣进行喉咽切除术缺损及头颈部黏膜皮肤缺损的重建和覆盖后，该皮瓣才被广泛推广。对原始胸三角筋膜皮瓣而言，颈胸三角皮瓣是一个较新的改良皮瓣，它包括胸三角筋膜皮瓣的颈部延伸。颈胸三角皮瓣是一个基于第一、第二、第三内乳动脉的带蒂筋膜皮瓣。连同其相关的颈部皮肤和颈阔肌，颈胸三角皮瓣可用于覆盖大型前外侧面部和颈部皮肤缺损。颈胸三角皮瓣在唾液暴露下的不可靠性限制了其在有广泛唾液暴露的口腔黏膜和咽部缺损中的使用。尽管Ducic和Smith成功地使用它来提供颊黏膜内衬及通过将皮瓣折叠并将被埋藏的部分去上皮化的方法来修复颊部外面皮肤缺损，但每当它被用于口腔周围时，应避免唾液暴露于颈胸三角皮瓣的真皮层，因为这可能会导致皮瓣感染和手术失败。

解剖学

颈胸三角皮瓣包括胸三角筋膜皮瓣的向上延伸部分，它整合了位于缺损部位下方和斜方肌前方的颈部皮肤和颈阔肌。颈胸三角皮瓣还包括位于头静脉内侧和第3肋间隙上方的下颈部和上胸部皮肤。

神经血管供应

内乳动脉，也被称为胸廓内动脉，是锁骨下动脉的一个分支，沿着肋骨内侧向下走行，位于胸骨外侧1cm处（图10.1）。双侧动脉对称性在胸腔内下行，位于锁骨下方和胸膜上方，通过肋间隙提供穿支动脉以供应胸壁皮肤。胸三角筋膜皮瓣和颈胸三角皮瓣的血运均来自内乳动脉的前四个穿支，主要是第二和第三穿支。这些穿支血管在胸大肌筋膜和三角肌的浅层走行。

理解血管域模型对于实施皮瓣切取至关重要。主要区域和第一个由内乳穿支动脉供应的血管域包括从胸骨到三角肌胸大肌沟（头静脉内侧）的皮肤。当向头静脉外侧移动并进入三角肌皮肤区域时，缺血和组织坏死的风险增加。在血管域模型的背景下，胸三角筋膜皮瓣通常被描述为两个不同的区域：一个内侧的动脉供血皮瓣和一个外侧的随机皮瓣。

颈胸三角皮瓣是胸三角筋膜皮瓣的一种改良，它包括了向上延伸至下颈部的颈部皮肤和颈阔肌。因此，主要的血液供应仍然来自内乳动脉的穿支分支。Ducic和Smith所描述的原始颈胸三角皮瓣是建议在皮下组织平面切取皮瓣。然而，Thomas S. Lee 建议将颈阔肌与颈部皮肤一起纳入皮瓣以进一步优化皮肤的血液供应，并在供体颈部皮肤之前接受过放射治疗的情况下提供额外的组织量。特别是在放射治疗过的患者中，在颈阔肌平面掀起皮瓣是更加可靠的。皮瓣包括位于斜方肌前方、头静脉内侧和上方的颈部皮肤，以第3肋间隙为中心。

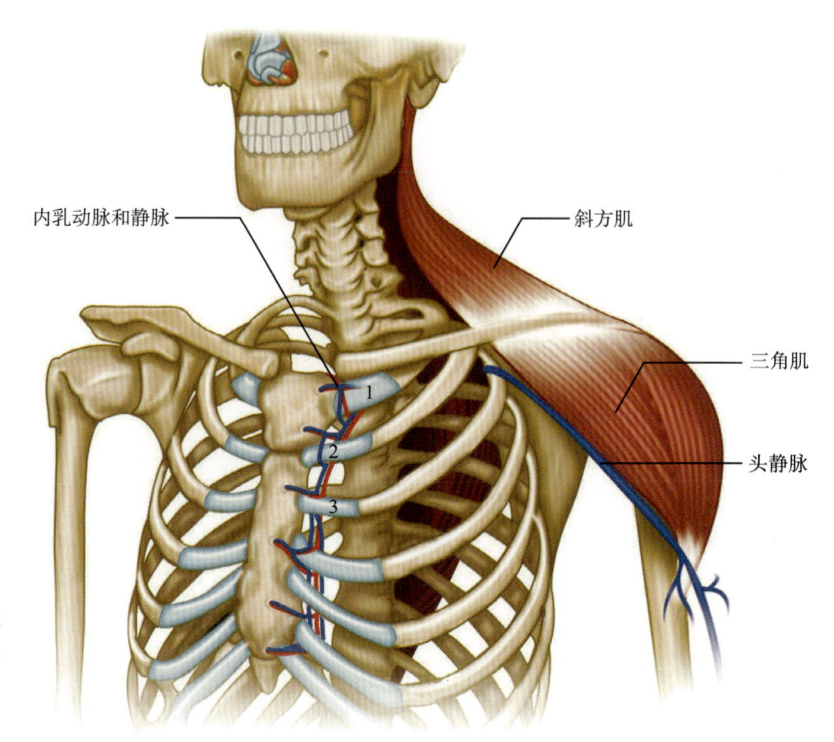

图10.1 斜方肌、三角肌、胸大肌、三角肌胸大肌沟、头静脉、内乳动脉、锁骨、第1~4肋间隙，以及应保留皮瓣的血液供应区域

胸三角筋膜皮瓣和颈胸三角皮瓣的静脉回流依赖于伴行动脉的静脉丛。这些静脉汇入内乳静脉，内乳静脉与内乳动脉伴行，可为单一或双重血管。最常见的模式是存在一条位于内乳动脉内侧的单根内乳静脉。

胸三角肌皮肤的神经供应来自颈丛的锁骨上神经（C_3和C_4）和前外侧肋间神经（T_2、T_3和T_4）。颈丛的锁骨上神经支配胸锁关节至上三角肌区域的皮肤。肋间神经支配前胸壁的皮肤，并提供感觉和运动功能。

颈胸三角皮瓣优点

– 相对容易获取，并且可以提供足够的皮瓣组织量。

– 可以作为同期重建手术进行。

– 提供的皮瓣较薄且颜色匹配理想，适合面部和颈部皮肤重建。

– 即使患者之前接受过胸大肌皮瓣手术，只要皮瓣（沿第2和第3肋间隙的内侧胸部）的血运未被破坏，也可以进行应用。

颈胸三角皮瓣缺点

– 可以在接受过放射治疗的患者中使用（至少在放射治疗结束6个月后），但可能增加伤口愈合不良的风险。放射治疗后颈部皮肤不能从下面的软组织滑动的患者（即木板样颈）不适合进行颈胸三角皮瓣手术。

– 对于口腔黏膜缺损或咽部黏膜缺损的情况不适用，在这些情况下可能会有显著的唾液暴露。

– 在皮瓣因过度张力而隆起的情况下不适用。通过依靠面部和颈部软组织的轮廓，无张力地缝合颈胸三角皮瓣，将优化皮瓣来自下方伤口床的血管生长，从而提高皮瓣移植成功的可能性。

– 如果皮瓣在过度张力下闭合导致颈胸三角皮瓣和下面的软组织之间有过多的死腔，那么伤口愈合不良或部分皮瓣坏死的风险会增加，特别是对于在该区域接受过放射治疗的患者。

– 导致供体部位缺损影响美观，特别是在需要皮肤移植的情况下。尽管通常可以通过后颈部/三角肌皮肤和侧胸/腋下皮肤潜行分离并相互拉拢原位闭合供体部位缺陷，但在组织张

第10章 颈胸三角皮瓣

力过大情况下在三角肌胸大肌沟或三叉点附近可能需要进行皮肤移植（图10.6）。

－对女性而言，可能会破坏乳房对称性及出现乳头位置的移位情况。

术前评估

术前评估包括全面的病史和体格检查，应当特别注意对以往头颈部手术和（或）放射治疗的病史进行评估。同时要对手术部位进行评估以确定是否存在任何瘢痕或缺陷，这些可能干扰游离皮瓣的切取。如果患者之前接受过胸大肌皮瓣手术，那么对颈胸三角皮瓣的血运可能已经受到影响。通常情况下，在手术干预之前无须进行额外的影像学或血管方面的检查。还应当考虑患者的性别，男性可能有过多的胸部毛发，在不太希望有过多毛发的重建部位可能对重建效果产生不利影响；而女性则有乳房和乳头位置不对称的风险。

皮瓣切取

1. 患者取仰卧位，胸部从正中线到后颈部和三角肌区域进行术前准备。大腿也需要进行术前准备和铺巾，以备可能的皮肤移植。手术标志包括斜方肌、锁骨、胸骨及第2和第3肋间隙。

2. 可以将颈胸三角皮瓣想象成有两个大支，类似于一个大的双叶形皮瓣。第一个瓣叶以颈后部为中心，延伸至三角肌区域；而第二个瓣叶则以胸部上外侧皮肤（位于第2和第3肋间隙的上外侧）为中心。第一个瓣叶将旋转以重建颈面部皮肤缺损，而第二个瓣叶将旋转以填补三角肌/颈后部区域的供体部位缺损。

（1）从三角肌胸大肌沟开始标记一个切口，包括后颈部皮肤，沿着斜方肌的前缘延伸，并向上延伸至面部或颈部的组织缺损的下部。这将构成第一个瓣叶。

（2）接下来，设计第二个瓣叶以填补第一个瓣叶造成的缺损。在紧邻胸骨的外侧标记第2和第3肋间隙，在后者处标记颈胸三角皮瓣的下内侧。在第3肋间隙距离胸骨边界外侧2~3cm处做切口，并斜向延伸至三角肌胸大肌沟。从第3肋间隙到三角肌胸大肌沟的这条斜行曲线标记了颈胸三角皮瓣的下缘。在设计颈胸三角皮瓣时，要避免包括通常用于胸大肌皮瓣的区域（图10.2和10.3）。此外，在提升皮瓣时，重要的是避免在第2和第3肋间隙距离胸骨外侧2~3cm处切取皮瓣，以避免损伤颈胸三角皮瓣的血运。

图10.2 颈胸三角皮瓣切口设计在第2和第3肋间隙周围。尽量减少在第2和第3肋间隙内、紧邻胸骨边缘外侧2~3cm处的解剖操作，以避免损伤皮瓣的这些血管。此外，在未来重建需要的情况下，避免损伤可能用于胸大肌皮瓣的皮肤，这些皮肤区域与颈胸三角皮瓣设计的下缘相邻。旋转轴从缺损的后下角到第2肋间隙，可以旋转向上内侧以满足缺损的前上部。颈胸三角皮瓣包含两个瓣叶

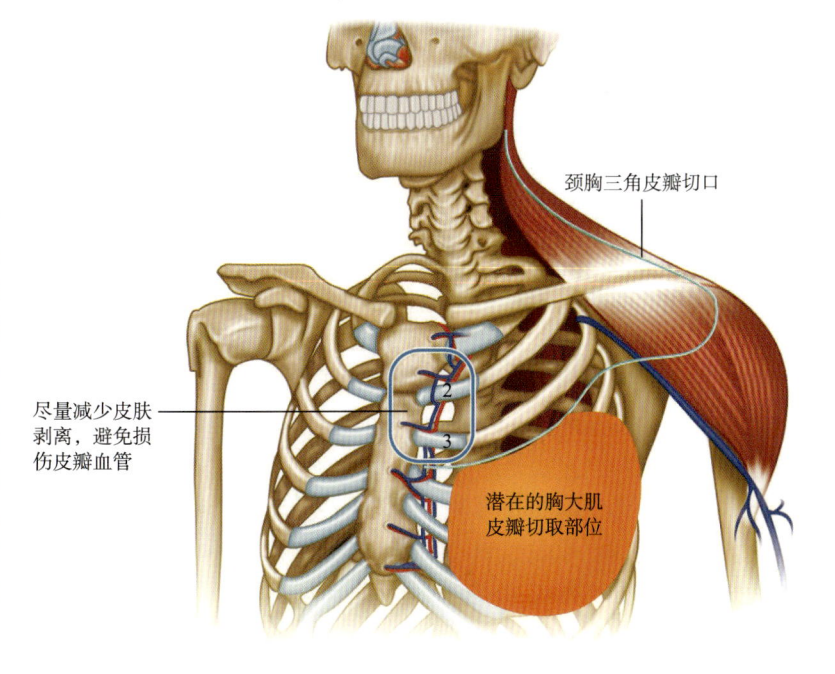

颈胸三角皮瓣切口

尽量减少皮肤剥离，避免损伤皮瓣血管

潜在的胸大肌皮瓣切取部位

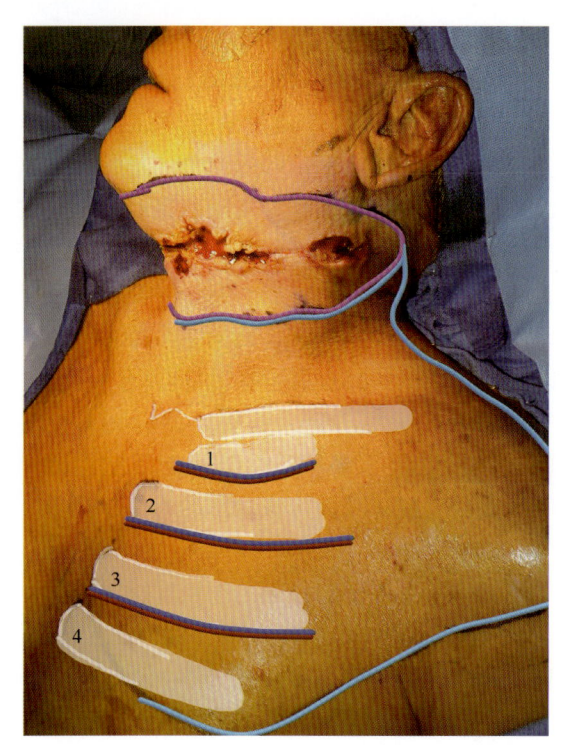

图10.3 颈胸三角皮瓣以浅蓝色切口显示。紫色切口标记了癌症切除后预期的皮肤缺损部位。颈胸三角皮瓣可以基于第2和第3肋间隙（位于相应的肋骨下方）设计

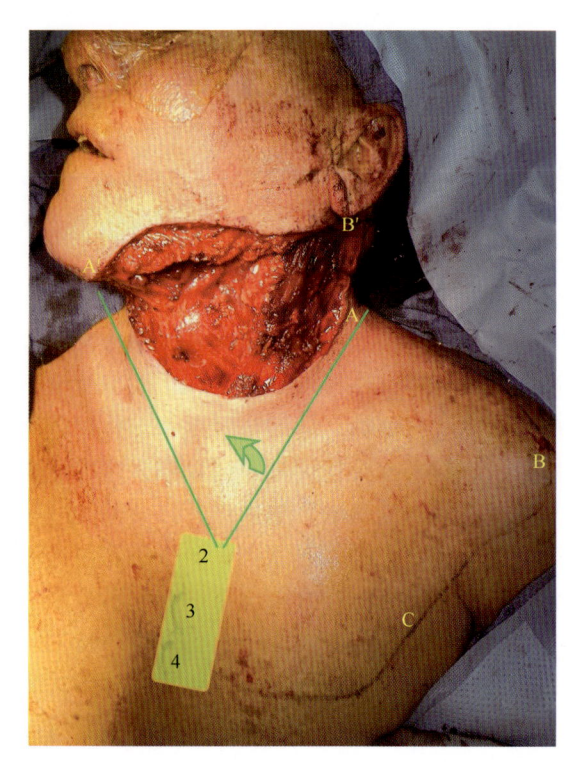

图10.4 通过从缺损的后下角（A）到第2肋间隙的检查确保足够的皮瓣范围，并尝试达到重建区域的最前上点（A'）。这条线标记了从缺损的后下角到满足缺损的最前上面的旋转轴。颈胸三角皮瓣的第二支（标记为点C）允许在大多数情况下用局部组织推进关闭供体缺损

3. 使用一条假想线从缺损的下后部延伸至第2肋间隙来验证皮瓣的大小和预期范围。这条线标记了达到皮肤缺损的最上前方所需的旋转轴（图10.4）。

4. 颈部皮瓣在斜方肌前缘下的颈阔肌组织平面内切取。沿着下颌骨的下缘操作时应注意避免损伤面神经下颌缘支以防止下唇瘫痪。当解剖向中线方向进行时，应将颈阔肌保留在皮瓣上。重要的是要保持在胸锁乳突肌的浅层操作，并将邻近的颈外静脉和耳大神经留在伤口床上。

5. 在解剖三角肌和胸大肌时，颈胸三角皮瓣从紧贴在下面的三角肌和胸大肌筋膜上切取。向下内侧解剖过锁骨时，应保持在颈阔肌下组织平面操作，因为过薄的锁骨区域皮瓣可能会损害血运。皮瓣向内侧沿第1、第2和第3肋间隙掀起至胸骨外侧2～3cm处。这可以避免损伤内乳动脉的穿支血管（图10.2）。

6. 一旦皮瓣被切取，将其向内上方旋转以到达缺损部位。在适当定位后可以通过在远端皮肤边缘做一个浅切口或用针轻刺皮瓣来检查皮瓣的血运情况。在定位过程中，最重要的是要让皮瓣沿着颈部下方软组织的轮廓自然下垂，避免形成隆起，因为这可能会损害灌注并抑制新血管生成。

7. 一旦颈胸三角皮瓣被定位到所需位置且无张力，即可通过推进周围的局部组织来闭合供区。需要游离两个皮瓣来实现这一点（图10.5和图10.6）。将覆盖在斜方肌和三角肌上方的皮肤紧贴其下方的肌肉筋膜表面，朝肩胛骨方向掀起，以便将后颈部和后三角肌后部的皮肤向前推移。同时，在上外侧胸部、腋窝和位

第 10 章 颈胸三角皮瓣 75

膜的浅层，同时注意避免损伤胸大肌皮瓣，以防将来需要使用该皮瓣（乳头下方和内侧的皮肤保持不受干扰）。上外侧胸部、腋窝和前三角肌前部的皮肤被切取作为皮瓣，然后向上方移动以与后颈部/三角肌皮瓣相接。可以使用巾钳来帮助对合两个皮瓣的边缘，这两个皮瓣的边缘通常在锁骨附近呈水平走向。然而，最好避免将切口直接置于锁骨上方，以最大程度地降低骨质显露的风险。如果存在过大的张力（通常在三角胸肌沟或皮瓣三叉点处），妨碍了直接闭合，则可以使用中厚皮片或全厚皮片移植。

8. 在颈部放置了两个引流管。一个引流管从后颈部/三角肌皮瓣通过，沿着后颈部/下颈部沟槽放置。第二个引流管通过上外侧胸部/腋窝/三角肌皮瓣或从对侧颈部皮瓣通过，沿着前颈部/下颈部沟槽放置。最好避免通过颈胸三角皮瓣放置任何引流管，因为它可能会对血运产生负面影响。

重要注意事项

－胸三角筋膜皮瓣的旋转弧度可能限制其在头颈区域的使用，但通过解剖出穿支血管并做反向切口游离胸骨旁皮肤，可以增大旋转弧度。

－如果胸锁乳突肌已被切除，需留意伤口一旦裂开，就存在大血管显露的潜在风险。在这种情况下，应考虑将任何剩余的胸锁乳突肌覆盖在大血管上以提供保护。另一种选择是使用胸大肌皮瓣以提供适当的肌肉体积覆盖在大血管上，特别是当预计术后需要进行放射治疗时。

重要尺寸参数

皮肤岛尺寸

－长度：范围在 10～30cm。

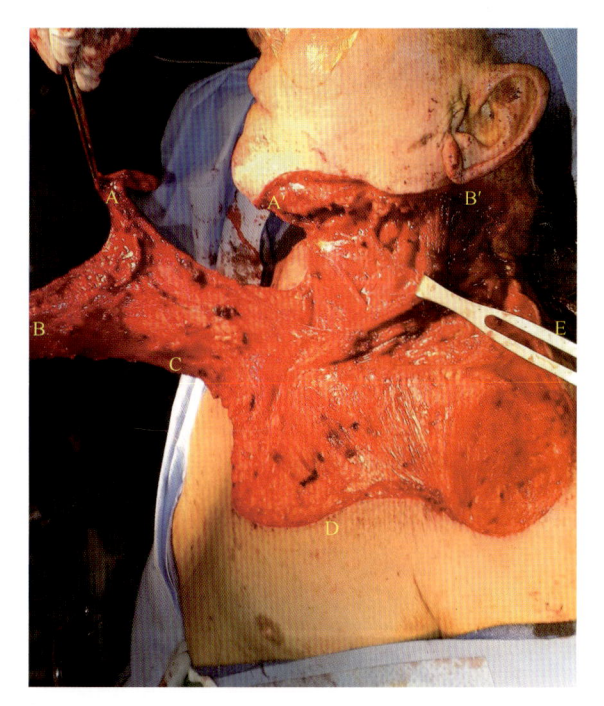

图 10.5 可以通过将后颈部/后三角肌皮瓣（E）向前下方推进闭合供区部位合，同时将侧胸部/腋窝皮肤/前三角肌皮瓣（D）向上移动，使切口线接近锁骨水平。注意不要破坏胸大肌皮瓣部位，以备将来重建需要

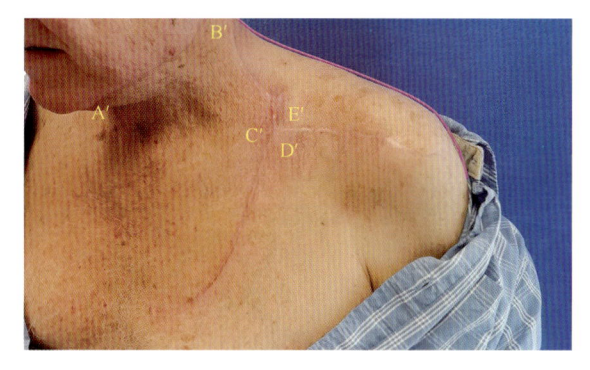

图 10.6 最大的伤口张力通常会在三叉点（C′、D′和 E′）附近及后颈部/三角肌皮瓣和上胸部/前三角肌皮瓣（D′、E′）的长度上出现。应预期到伤口可能裂开，特别是在三叉点，以避免在缺乏胸锁乳突肌的情况下显露关键结构。最佳做法是将后颈部皮瓣（E′）向前移至锁骨附近，并沿着三角肌的前侧走行。如果可能，避免皮瓣切口在斜方肌和三角肌的上部（紫色线）汇合，以尽量减少皮瓣因重力作用相互分离而引起的伤口裂开情况

于胸肌沟外侧的三角肌前部皮肤上切取一个次级皮瓣。皮瓣被提升至胸大肌筋膜和三角肌筋

动脉

内乳动脉的第二或第三穿支（主要供血动脉）

– 长度约为1.5cm，直径约为1mm。

内乳动脉的第一和第四穿支（次要供血动脉）

– 长度约为1.5cm，直径约为0.7mm。

直接起源于胸肩峰系统的皮动脉（次要供血动脉）

– 为三角肌胸大肌沟外侧的皮肤提供血液供应（这个区域通常不包括在颈胸三角皮瓣内，但通常用于供体部位的闭合）。

静脉

伴行静脉

– 伴随动脉的初级伴行静脉：长度约1.5cm，直径约2.5mm。

神经

锁骨上神经和肋间神经

– 感觉神经支配来自锁骨上神经（C_3 和 C_4）和前外侧肋间神经（T_2、T_3 和 T_4）。

– 这个皮瓣没有运动神经支配。

颈三角肌皮瓣的应用

颈胸三角皮瓣可用于修复直至颧骨水平的面部和颈部缺损。它提供了一个与皮肤颜色和厚度相匹配的皮瓣，适用于颈面部皮肤缺损。

– 用于面部或颈部皮肤缺损的重建。

– 口腔内缺损（颊黏膜、口腔底部）或咽部缺损的重建，由于唾液暴露，皮瓣坏死的风险较高。因此，在有唾液暴露可能性的情况下，通常不建议使用颈胸三角皮瓣。

并发症

关于颈胸三角皮瓣使用后并发症的报道研究数量不足。Ducic和Smith称，在18例患者中有2例出现了部分皮瓣坏死，通过非手术治疗（使用0.25%的醋酸进行伤口换药）成功处理。在伤口裂开的情况下，采用二期愈合和局部伤口护理的非手术治疗方法是合适的。然而，在这种情况下，必须确保在伤口裂开部位的深部没有大血管显露风险。供区并发症包括术后血肿、血清肿、瘢痕形成或伤口裂开。

病例示例

1. 这位患者患有大面积鳞状细胞癌，涉及面颊下部和单侧颈部皮肤，存在淋巴结和深层组织平面受累的情况。在癌症周围标记了2cm的边缘。

2. 标记出预期切取的颈胸三角皮瓣范围和标志。再次强调，颈胸三角皮瓣的设计基于同侧第2和第3肋间的内乳动脉的第二和第三穿支（位于相应肋骨下方）。它斜向延伸，包括三角胸肌沟外侧和上部，沿着斜方肌肌肉边缘直到遇到皮肤缺损的下缘（图10.3）。

3. 患者接受了广泛局部切除恶性肿瘤，导致大面积皮肤缺损（面积约17cm×10cm），从下颌骨下缘延伸到锁骨并越过中线。进行了Ⅰ～Ⅲ区的颈部淋巴结清扫，保留了胸锁乳突肌，出于肿瘤学根治的原因，切除了耳大神经和颈外静脉（图10.4）。由于保留了胸锁乳突肌，大血管得到了保护。

4. 左侧的颈胸三角皮瓣是根据内乳动脉的第二和第三穿支设计的。A点标记了缺损的最后/最下边缘，将被旋转至缺损的前/上边缘（A′）。B点标记了颈胸三角皮瓣在三角肌最外侧的部位，这个部位将会向缺损的后/上部移动（B′）。C点标记了从第3肋间隙到三角肌胸肌区域的曲线切口的中点。绿色线标记了旋转轴。在进行颈胸三角皮瓣切口之前，应确认皮瓣有足够的覆盖范围。在这个病例中，在沿着下方软组织轮廓的情况下，确认了从点A到A′及从点B到B′有足够的覆盖范围。在第2和第3肋间隙处，解剖不应超过胸骨外侧2～3cm，以确保乳内动脉的穿支分支得到保留（图10.4）。

5. 在彻底切除恶性肿瘤后，在锁骨平面以下、三角肌和胸大肌筋膜下组织平面掀起颈胸三角皮瓣。点 D 大约标记了剩余胸部皮瓣的中点，点 E 标记了将被向前推进以帮助闭合供区缺损的后颈部区域，覆盖在斜方肌和三角肌后部皮肤处（图 10.5）。

6. 术后 1 年随访时可见颈胸三角皮瓣愈合良好。通过局部组织推进，利用上外侧胸部/腋窝/前三角肌皮瓣（D'）和后颈部/后三角肌皮瓣（E'）实现了一期闭合。在 C'、D' 和 E' 汇聚的三叉点处发生伤口裂开是常见的，因为这个区域有张力过大的风险。在闭合供区部位缺损时，避免对颈胸三角皮瓣施加张力以实现最佳的血液灌注是至关重要的。因此，如果张力过大，可以考虑在此处进行皮肤移植（图 10.6）。

（李连贺　杨明达　张佳宁　王生才

孟令照　译）

第11章
斜方肌皮瓣用于头颈部重建

Kathryn Bradburn Wie，Weitao Wang

引言

斜方肌皮瓣可用于一期及挽救性手术中修复各类头颈部缺损。文献中报道了多种斜方肌皮瓣改良术式，包括肌皮瓣、骨皮瓣、游离皮瓣及穿支皮瓣等。

由于缺乏统一且具有临床适用性的皮瓣描述标准，文献回顾面临挑战。早期关于斜方肌皮瓣血运不良相关并发症的报道曾引发对血运可靠性的担忧。通过尸体解剖研究及标准化命名法的应用，学界对血管解剖的理解已显著提升。掌握复杂的血运系统后，可成功获取具有可靠血运的斜方肌皮瓣。表11.1汇总了文献中描述皮瓣改良术式及血管解剖的各类术语，并列明本章将采用的统一命名法。

本章将回顾斜方肌皮瓣的历史与发展，探讨相关解剖学知识，并结合病例探讨其改良术式。根据Haas与Weiglein提出的命名法，皮瓣类型将以其供血动脉为标准进行定义。

表11.1　组织瓣命名法及解剖学描述

肌纤维，动脉	文献中的命名法	文献中的蒂动脉	作者
颈浅动脉中支/横支（颈浅动脉）	分型2：以颈浅动脉为血运的斜方肌皮瓣，包含中部横行肌纤维	颈浅动脉	Hass
	上斜方肌肌皮瓣	肩胛背动脉	Netterville
	斜方肌肌皮瓣	颈浅横动脉	Demergasso Panje
	外侧岛状斜方肌肌皮瓣	颈横动脉	Netterville
	扩展型斜方肌肌皮瓣	颈横动脉降支	Rosen
	垂直型斜方肌肌皮瓣	颈横动脉降支	Papadopoulos
肩胛背动脉降支/升支	分型3：以肩胛背动脉为血运的斜方肌皮瓣，包含下部（上升向）肌纤维	肩胛背动脉	Haas
	下斜方肌肌皮瓣	肩胛背动脉	Weiglein
			Lynch
			Ou
			Hass
			Yoon
	扩展型下斜方肌肌皮瓣	颈横动脉降支	Zheng
	扩展型下斜方肌岛状肌皮瓣	肩胛背动脉	Tan
	扩展型垂直下斜方肌岛状肌皮瓣	颈横动脉	Chen
			Huang
	梨形下斜方肌皮瓣	肩胛背动脉	Hamilton
	垂直岛状斜方肌肌皮瓣	肩胛背动脉	Lee

历史

我们将首先回顾斜方肌皮瓣在临床实践中的发展，接着讨论相关解剖结构，以及描述斜方肌皮瓣的术语如何随时间演变。

1979年，Demergasso与Piazza首次报道了斜方肌肌皮瓣及骨肌皮瓣。他们的研究展示了该皮瓣在头颈部重建中的广泛适用性，包括用于修复口腔、口咽、下咽及头颈部皮肤的大范围缺损。早期研究以颈浅动脉为血管蒂，并将其称为"颈浅横血管"。1980年，Panje进一步阐述了该皮瓣的解剖学基础，引用了McGregor和Morgan的荧光素灌注研究，证实斜方肌上1/3的血运来源于颈横动脉。他的研究进一步确立了斜方肌皮瓣作为安全有效的重建方案。后续实验研究进一步阐明了该皮瓣的血管分布区域及生理学基础。Baek等首次报道了斜方肌下部皮瓣，将其描述为以颈横动脉为主要血运的下部斜方肌岛状皮瓣，并证实该皮瓣是面部缺损修复的可靠选择。此后有文献报道因皮瓣远端血运不良导致的并发症。既往实验研究发现，肩胛背动脉是斜方肌下部及其表面皮肤的主要血运来源。基于此，Netterville与Wood于1991年通过对15具尸体解剖重新研究了斜方肌下部肌纤维的血运，发现其优势血管分布为：肩胛背动脉占50%、颈横动脉占30%、肩胛背动脉与颈横动脉共同供血占20%。血管解剖结构的不明确性促使后续尸体解剖研究的开展。

关于该皮瓣的多种改良术式及命名体系的报道进一步混淆了对其解剖学基础与血管供应的理解。近期，Haas、Yang等学者的研究明确了斜方肌的血管分布区域及血运命名体系。斜方肌皮瓣的成功应用依赖于对其血管解剖变异的深入理解。

相关解剖学及命名法

斜方肌

斜方肌为宽阔的三角形扁肌，主要功能为稳定肩胛骨并参与其运动及肩部上提。该肌分为三部分，各具不同走向的肌纤维：上份/降部、中份/横部、下份/升部。该肌起自枕外隆凸、上项线内侧1/3、项韧带及第7颈椎至全部胸椎棘突。肌纤维上份附着于锁骨外侧1/3，中份附着于肩峰，下份纤维汇聚形成腱膜止于肩胛冈内侧结节。

斜方肌上份肌纤维呈斜向下外走向，因此常被称为"降部"。该部分起自颅底枕骨上项线内侧1/3、枕外隆凸、项韧带及第7颈椎棘突。斜方肌上份肌纤维向下走行并附着于锁骨外侧1/3，该部分肌纤维的主要功能为上提肩胛骨。

斜方肌中份肌纤维呈横向走行，因此常被称为"横部"。该部分起自第1~5胸椎棘突，止于肩峰，主要功能为内收及后缩肩胛骨。

斜方肌下份肌纤维自第6~12胸椎棘突斜向上外走行，止于肩胛冈内侧结节。此部分常被称为"升部"，主要功能为下沉肩胛骨。中份（横部）与下份（升部）在重建手术中最常被应用。表11.2详细列出了斜方肌的解剖结构、起止点、功能及血运。

表11.2 斜方肌解剖特征

肌肉分区	纤维走向	起点	止点	功能	血运
上份	斜向下外	枕骨上项线内侧1/3 枕外隆凸 项韧带 第7颈椎棘突	锁骨外侧1/3	上提肩胛骨	枕动脉
中份	横向	第1~5胸椎棘突	肩峰	内收/后缩肩胛骨	颈横动脉浅支*
下份	斜向上外	第6~12胸椎棘突	肩胛冈内侧结节	下沉肩胛骨	肩胛背动脉* 次要肋间穿支

*在一些早期文献中，颈浅动脉指颈横动脉浅支，肩胛背动脉指颈横动脉深支。

副神经（第Ⅺ对脑神经）支配斜方肌运动，该神经在中份与下份肌纤维交界处进入肌腹。斜方肌的血运来源于枕动脉及锁骨下动脉的直接或间接分支。其血管解剖经过深入研究，具体描述如下。

区域解剖

斜方肌深面毗邻的肌肉包括肩胛提肌、大菱形肌、小菱形肌及背阔肌。

血运系统：命名法

传统解剖学理论认为，甲状颈干起自锁骨下动脉，分支为甲状腺下动脉、肩胛上动脉及颈横动脉。根据《解剖学术语》，颈横动脉作为共同主干分出浅支与深支：浅支即颈浅动脉；深支即肩胛背动脉。然而，尸体解剖研究表明颈浅动脉与肩胛背动脉的起源存在变异。

尽管颈浅动脉与肩胛背动脉近端血管解剖存在诸多变异，但其远端走行相对固定。由于皮瓣切取过程中通常无须探查其近端结构，掌握颈浅动脉与肩胛背动脉远端走行即可实现血运可靠的皮瓣制备。

肩胛背动脉的解剖特征：位于肩胛提肌及小菱形肌深面，多数情况下经肩胛提肌内侧走行。供应斜方肌的分支于肩胛冈水平自大、小菱形肌之间穿出，沿斜方肌深面、紧贴肩胛骨内侧缘外侧走行（较颈浅动脉更偏外侧），与肩胛背神经伴行。

皮瓣命名体系

斜方肌中份皮瓣称为"上斜方肌皮瓣"；下份皮瓣称为"下斜方肌皮瓣"。

手术技术

术前评估

为患者提供恰当的术前咨询对斜方肌重建手术至关重要。对于需切取大面积斜方肌及皮肤的缺损修复病例需告知术后肩部功能障碍风险及物理治疗和康复训练的必要性。既往颈部淋巴结清扫史并非该皮瓣的绝对禁忌证，即使颈横动脉先前已被结扎也并非斜方肌皮瓣的应用禁忌。需评估背部及肩部是否存在既往瘢痕或创伤史，此类因素可能损害预期皮瓣设计的血运。

体位摆放

皮瓣切取技术因待修复的缺损部位而异：若需上斜方肌皮瓣修复耳周缺损采用半侧卧位即可，若需下斜方肌岛状肌皮瓣则需标准侧卧位。侧卧位尤其适用于需同期完成耳周恶性肿瘤根治性切除（如腮腺全切术、颈部扩大清扫）与重建的病例，其优势在于无须在重建阶段前调整患者体位。

皮瓣切取技术

通常首先切开设计皮岛的外侧缘。制备上斜方肌皮瓣时，切开后行钝性分离直至识别斜方肌上份外侧缘。一种简便的斜方肌外侧缘定位方法是：先识别背阔肌上缘（其肌纤维呈水平走向），随后向内侧追踪直至遇见斜方肌垂直走向的肌纤维。需避免在皮岛与斜方肌之间进行分离以防损伤肌皮穿支血管。确认外侧缘后，在斜方肌深面行钝性分离直至其与下方软组织完全游离。此步骤需谨慎操作，因颈横动脉分支可能从深面进入肌腹。若为岛状皮瓣，必须保留该血管（因其为皮岛唯一血运）；若为转位皮瓣，则可结扎该血管（血运依赖斜方肌上份及肋间穿支血管）。斜方肌完全游离后，切开下缘皮肤确保皮岛完全覆盖肌腹，随后于肩胛冈附近快速离断肌纤维使皮瓣游离以获得足够的旋转弧度，将皮瓣转移至缺损区并固定。供区一期闭合需充分游离周围皮肤，分层缝合，经独立切口放置多孔引流管。

下斜方肌皮瓣的设计应确保皮岛至少覆盖

斜方肌下缘的1/3。

上斜方肌皮瓣

上斜方肌皮瓣的理想修复区域为耳下或颈后上份缺损。皮瓣可沿上背部以岛状或转位方式设计。于肩胛冈上方触诊斜方肌外侧缘，若旋转弧度充足，皮瓣可设计为内侧蒂（基于肋间穿支）或外侧蒂（基于颈横动脉）。

图11.1展示了上斜方肌皮瓣。该皮瓣以90°旋转弧度设计，用于修复因既往根治性切除及辅助放疗导致的耳周难愈性创面。皮岛需连同下方完整的斜方肌一并掀起以最大限度保留肌皮穿支血管的完整性。皮瓣宽度应不小于5cm以减少远端皮瓣坏死风险。离断斜方肌上份下缘肌纤维以释放旋转弧度，皮瓣血运来源于枕动脉上内侧分支及肋间穿支。离断中间皮肤桥将皮瓣转移至缺损区并固定。

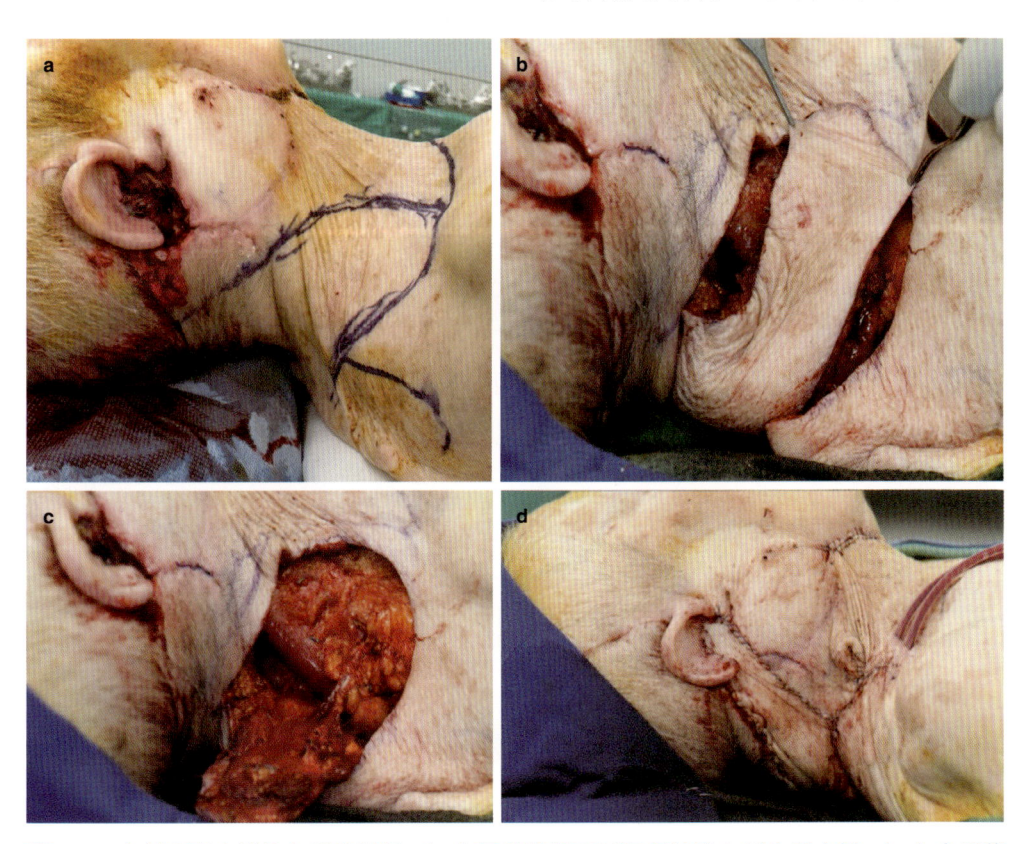

图11.1　上斜方肌皮瓣修复耳前缺损。（a）耳前缺损区域及设计的上斜方肌皮瓣；（b）内侧蒂上斜方肌皮瓣已掀起；（c）翻转皮瓣展示其深面结构；（d）皮瓣固定于缺损区

下斜方肌皮瓣

下斜方肌皮瓣因其较大的旋转弧度能够覆盖颈部中线、侧颊部和头皮而更为常用。通常情况下，该皮瓣具有双重血运系统，包括颈横动脉系统和肩胛背动脉，使其血运丰富且存活能力强。即使在既往根治性颈部清扫中颈横动脉已被结扎的情况下，肩胛背动脉系统通常也能提供足够的血运使皮瓣存活，皮瓣设计时无需术前血管造影。

术中标记椎体棘突和肩胛骨的内侧及下缘。斜方肌的下外侧缘通过一条沿肩胛骨内侧缘下1/3至下胸椎的对角线来近似定位。肩胛背动脉位于肩胛骨内侧缘的内侧，而颈横动脉则供应肩胛冈上方的皮瓣。该动脉通常位于斜方肌的深面,若术中难以通过肉眼识别可使用多普勒超声定位。尽管皮瓣本身根据缺损位置具有多种用途,但在设计皮岛时,至少应有1/3的皮岛覆盖斜方肌以确保足够的肌皮穿支血管。最下缘可靠皮岛通常可切取至肩胛骨下缘下方10cm处。虽然下缘皮岛设计可增加旋转弧度和覆盖范围,但需理解的是,皮瓣远端部分的可靠性会随之降低。下斜方肌肌皮瓣的切取对供区损伤较小,所需的旋转弧度较小,尤其适用于中央棘突缺损的覆盖。

图11.2展示了1例老年男性患者的病例,他在几十年前接受了根治性颈部清扫、口腔复合切除、胸大肌皮瓣重建术和放疗,随后在右颈部发展为基底细胞癌,并通过Mohs手术切除。由于既往治疗使颈部伤口未能愈合,需要血管化组织覆盖颈内动脉。由于缺乏受体血管及局部选择有限,计划采用下斜方肌肌皮瓣。岛状皮瓣设计为大部分皮岛覆盖斜方肌以捕获尽可能多的肌皮穿支血管。皮瓣掀起后以足够的旋转弧度固定于颈部前侧缺损处。由于既往副神经已被切断,供区的并发症较轻微。

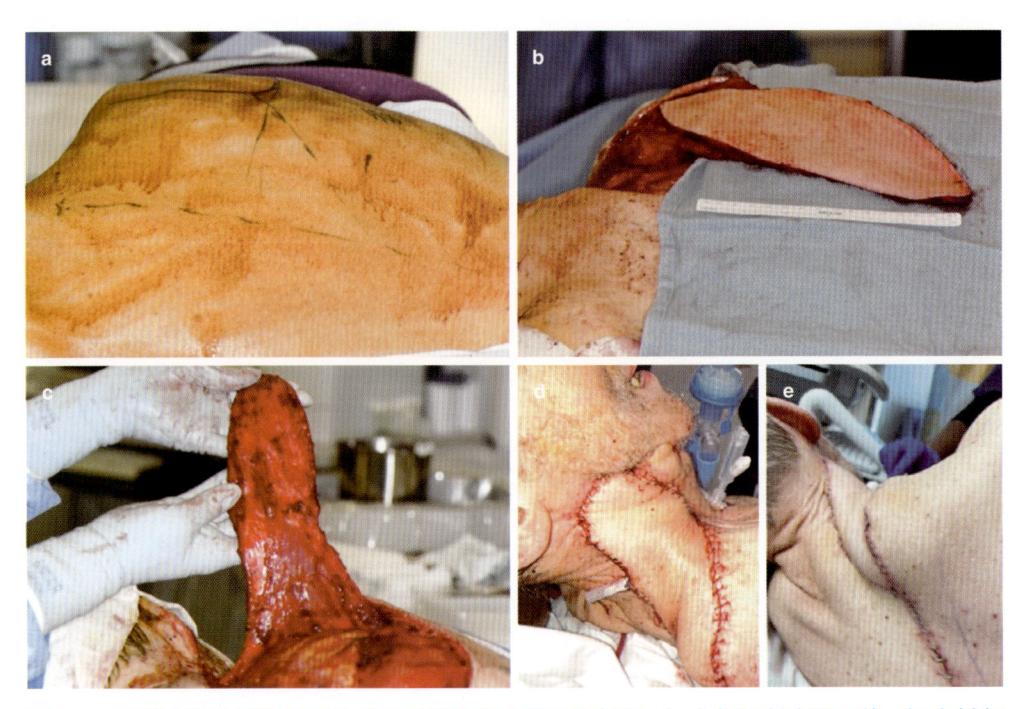

图11.2 下斜方肌皮瓣修复既往放疗后颈部颈动脉显露创面。(a)标记斜方肌下缘;(b)掀起下斜方肌皮瓣,皮岛远端位于斜方肌下缘下方5cm处;(c)皮瓣完全掀起,内侧及外侧附着处已松解;(d)皮瓣固定于右颈部;(e)供区闭合

图11.3展示了1例后路脊柱融合术后伤口愈合不良的病例,导致多次尝试一期闭合后仍出现慢性椎体棘突显露。该病例展示了沿下斜方肌设计的皮岛,一旦斜方肌完全游离,仅需最小旋转弧度即可轻松转移至缺损处,提供血管化组织覆盖,且对肩部的损伤极小。

图11.4展示了1例在既往放疗背景下,经Mohs手术切除非黑色素瘤皮肤癌后出现慢性枕骨颅骨显露的病例。清除非活性骨后,采用下斜方肌肌皮瓣以提供血管化组织覆盖,该斜方肌皮瓣可覆盖至枕部头皮高位,但通常难以覆盖颅顶区域的缺损。

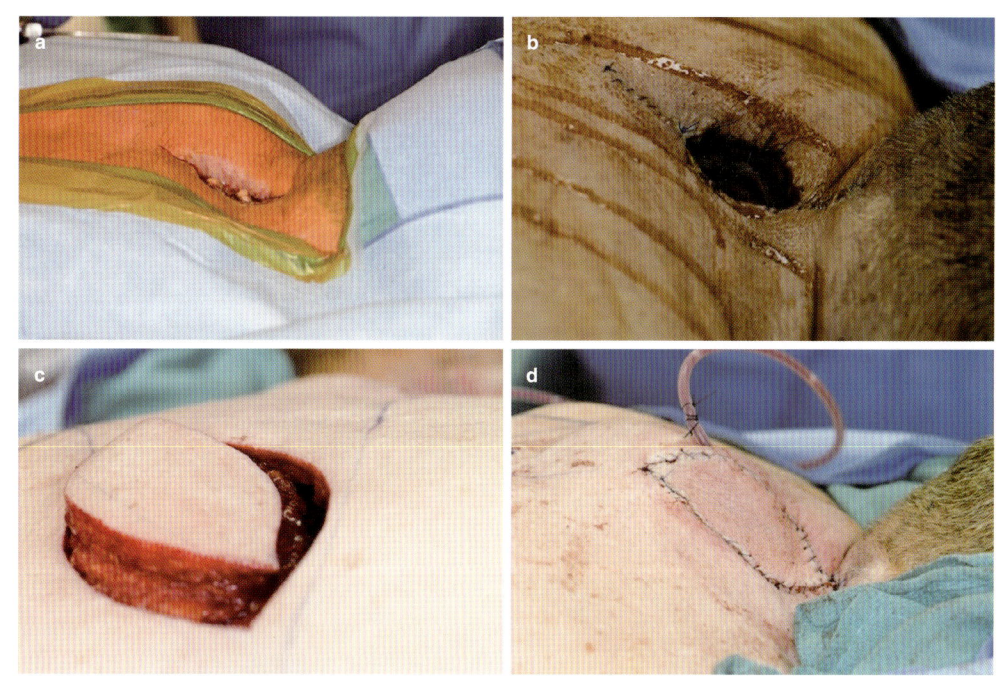

图11.3 后路脊柱手术后多次复杂闭合失败导致的颈后部创面。(a、b) 大面积创面伴椎体棘突显露;(c) 下斜方肌皮瓣已掀起;(d) 皮瓣固定于颈后部/上背部缺损处

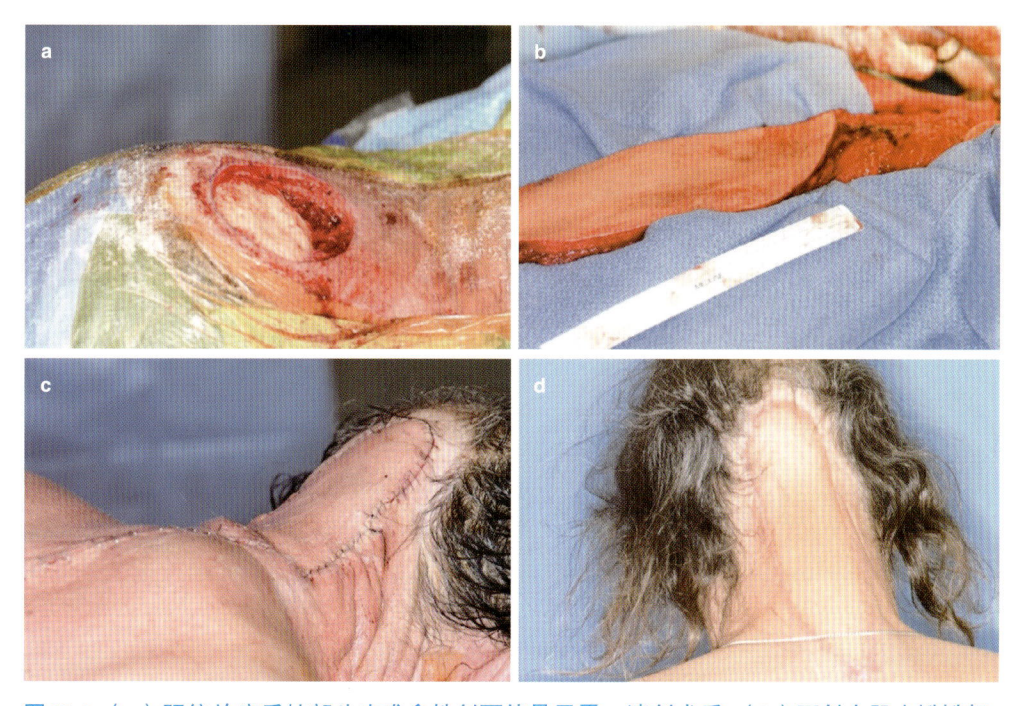

图11.4 (a) 既往放疗后枕部头皮难愈性创面伴骨显露,清创术后;(b) 下斜方肌皮瓣掀起,皮岛较长以确保远端血运;(c) 皮瓣固定于枕部头皮缺损处;(d) 术后6个月,皮瓣愈合良好

斜方肌游离皮瓣

下斜方肌肌皮瓣可通过追踪肩胛背动脉或颈横动脉至颈部前方的起点，设计为具有超长血管蒂的皮瓣。在某些情况下，皮瓣血管蒂长度可达25～30cm。斜方肌游离皮瓣在文献中仅见于少数病例报告，尚未得到广泛应用。通常，游离斜方肌肌皮瓣组织移植在头颈部的应用较为有限，因其作为带蒂皮瓣已具有广泛的覆盖范围。相比之下，背阔肌等其他游离皮瓣不仅具有类似的血管蒂长度，还能提供更大的肌肉覆盖面积，尤其适用于头皮等区域的修复。这可能是斜方肌皮瓣在大多数临床场景中仍主要作为带蒂皮瓣使用的原因。

供区并发症

尽管斜方肌皮瓣已被证明具有可靠性和广泛的覆盖范围，但由于许多头颈外科医师对其解剖结构不熟悉，斜方肌皮瓣通常不被视为头颈部重建的一线区域皮瓣。在挽救性手术中，若副神经已被切断，斜方肌皮瓣供区的并发症通常较轻微。在需要切断副神经的情况下，可考虑将斜方肌皮瓣作为主要的区域皮瓣用于重建。在这种情况下，使用斜方肌皮瓣而非胸大肌皮瓣可以避免因同时失去两块肌肉而导致的肩部功能进一步受损。从美观角度来看，与胸大肌皮瓣相比，斜方肌皮瓣对女性的外观影响较小。

在副神经完整的情况下，应告知患者可能出现肩部无力的情况，并可能需要物理治疗以辅助同侧肩部外展。为避免功能损伤，可切取较小的斜方肌肌袖并保留皮岛及穿支血管。然而，斜方肌穿支血管较小，使这一操作在技术上具有挑战性和风险。

局限性

斜方肌皮瓣的主要局限性在于其旋转弧度，其垂直覆盖范围仅限于枕部头皮。对于颅顶、顶叶和前额头皮缺损，斜方肌皮瓣并非理想的修复选择；然而，在这些情况下，可以从头皮其他区域借用旋转皮瓣，而斜方肌皮瓣可用于覆盖供区。颊部和前额面缺损也受限于皮瓣的覆盖范围，此外，粗大的肌蒂会影响美观效果。该皮瓣可轻松覆盖颈部前侧、耳周区域和颈部后侧，因此可被视为修复这些区域的最佳皮瓣。

适应证

如前所述，斜方肌皮瓣在覆盖范围方面具有诸多优势。斜方肌皮瓣适用于复杂的挽救性头颈部手术病例，因其无须受体血管且位于放疗区域之外。此外，可切取较大的皮岛；肌肉较薄，因此非常柔韧。尽管我们讨论了斜方肌皮瓣的覆盖范围的局限性，但其总体具有较长的血管蒂和较大的旋转弧度使其成为适用于修复多种缺损的合适选择。

Can等建议将斜方肌皮瓣用于侧脸、颈部后侧、侧颈和前颈、头皮、颞窝、涉及口底或舌的口腔、口咽、下咽、颈段食管及大血管的覆盖。根据作者的经验，斜方肌皮瓣并不适合用于管状修复环形咽部缺损，也不足以用于半舌切除术的重建修复。

并发症

2017年，Sugrue等对1985—2015年使用斜方肌皮瓣进行肿瘤切除术后头颈部重建的研究进行了系统性回顾。与其他形式的头颈部游离皮瓣重建相比，斜方肌皮瓣的并发症发生率与游离皮瓣相似（斜方肌皮瓣为15.9%，游离皮瓣为15.1%），最常见的并发症是供区血清肿或血肿。由于软组织剥离范围较大，术后血清肿较为常见，通常可通过切开引流和加压包扎解决。皮瓣完全坏死较为罕见，文献报道的成功率均高于95%。当皮岛垂直延伸至肩胛骨下缘下方超过10cm时，可能会出现部分皮瓣坏死。若皮岛过于靠下，远端血运将依赖"交通血管"，此时皮岛远端本质上成为随机皮瓣。

图11.5展示了下斜方肌皮瓣用于修复根治性切除、腮腺切除及颈部清扫后的面部外侧缺损。术后1周内，皮岛远端的面部皮肤出现少量坏死。通过清创和局部伤口护理进行处理。

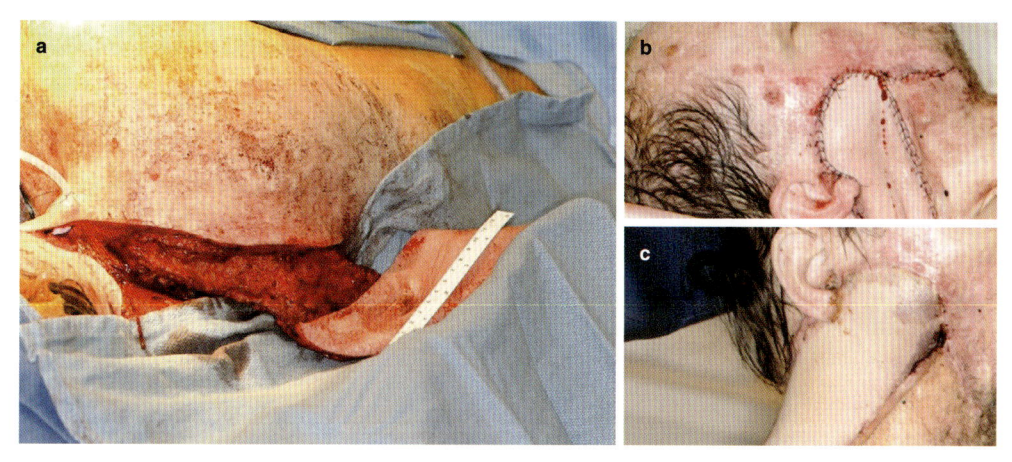

图11.5　鳞状细胞癌术后出现的耳前大面积皮肤缺损的术后随访。（a）下斜方肌皮瓣已掀起，内侧及外侧附着处松解；（b）皮瓣固定于面部；（c）术后1周，皮瓣远端边缘因灌注不足出现表层坏死

分期皮瓣延迟术是一种优化皮肤随机血运模式并提高皮瓣远端存活率的方法。术中可采用荧光成像技术评估皮瓣掀起后远端皮岛的灌注情况，尤其是当远端覆盖大血管等重要结构时。

结论

斜方肌皮瓣是一种已被充分描述的肌皮瓣，具有多功能性和可靠性，其旋转弧度使其成为修复面部外侧、耳周、头皮下部及颈后外侧缺损的理想选择。下斜方肌皮瓣的血运来源于肩胛背动脉和颈横动脉，而上斜方肌皮瓣则基于颈横动脉、枕动脉及肋间穿支血管。其并发症发生率与其他区域皮瓣相当，且与胸大肌皮瓣等常用皮瓣相比，女性患者的供区外观更佳。

（黄天桥　何时知　孟令照　译）

第 12 章
锁骨上皮瓣

Arya Namin and Masoud Saman

引言

锁骨上皮瓣是一种带蒂的筋膜皮瓣，其血运来源于锁骨上动脉，于20世纪70年代末首次被报道。尽管既往文献中已有关于肩部皮瓣的各种描述，但Lamberty在1979年首先阐述了锁骨上皮瓣的血管解剖结构。颈肩皮瓣是一种以颈横动脉为供血血管的皮瓣，其中心位于肩锁关节上方，并且可以选择将皮瓣向远端延伸至上臂外侧。Lamberty的解剖学研究包括30具尸体标本，研究发现30具中有28具存在颈横动脉浅支的分支。颈横动脉浅支起源于颈横动脉主干，然后向外侧走向肩锁关节，再向外侧发出分支至上臂外侧。Lamberty后来进一步阐明颈肩皮瓣是一种随机型延伸的肌皮瓣，这也解释了为何在某些研究中此皮瓣失败率较高。在20世纪80年代和90年代，锁骨上皮瓣的应用并未广泛普及，这可能是因为游离组织移植技术的兴起及当时对血管区域缺乏清晰的认识影响了锁骨上动脉皮瓣的设计。

20世纪90年代后期的一系列研究更全面地描述了其血管解剖结构、血管分布区域、皮瓣设计及可靠性。在21世纪初，多项研究发表支持了锁骨上皮瓣在修复各种皮肤和上消化道缺损方面的应用。21世纪初，锁骨上皮瓣在许多医疗中心得到了广泛应用，主要用于修复头颈部皮肤缺损、侧颅底缺损、腮腺切除术后缺损及上消化道缺损。头颈部缺损通常有多种修复选择，这些选择能够在将并发症降至最低的同时实现可接受的外形和功能恢复。锁骨上皮瓣的优点包括避免供区远离受区所带来的并发症、无须进行微血管吻合、切取速度快，以及皮瓣薄且柔韧，适合修复头颈部的皮肤缺损。

解剖学

锁骨上皮瓣是一种以锁骨上动脉为蒂的带蒂筋膜皮瓣，锁骨上动脉常是颈横动脉的一个分支，较少情况下是肩胛上动脉的一个分支。然而，已发表的文献中关于锁骨上动脉的解剖结构存在一些差异。在一项对19具新鲜尸体的解剖学研究中，所有标本的锁骨上动脉均起源于距颈横动脉起点3～4cm处。多项解剖学研究表明，锁骨上动脉在锁骨上方3.0～3.6cm、距胸锁关节8.2～8.6cm、在胸锁乳突肌后方2.1cm处从颈横动脉发出，平均直径为1.0～1.5mm。重要的是，这项对19具新鲜尸体的研究将锁骨上动脉的血管分布区域定义为三角肌腹侧面的皮肤，范围从锁骨上区域延伸至肩峰，这是对早期描述颈肩皮瓣的研究的重要补充说明。早期研究将皮瓣的皮岛中心定位于肩锁关节上方，并向远端延伸至上臂外侧。在三角肌腹侧面设计皮瓣时，了解锁骨上动脉的这种解剖结构和典型走行非常重要（图12.1）。血管分布区域的面积范围为10cm×22cm～16cm×30cm。最近，Pallua等描述了前锁骨上动脉，它也是颈横动脉的一个分支，但在锁骨上方更靠近起始点处发出，在胸锁乳突肌外侧直接分支，然后穿过颈阔肌，在锁骨内侧1/3处越过锁骨，之后走行于三角肌胸大肌沟。根据Pallua等的经验，锁骨上动脉和前锁骨上动脉通常都稳定存在。

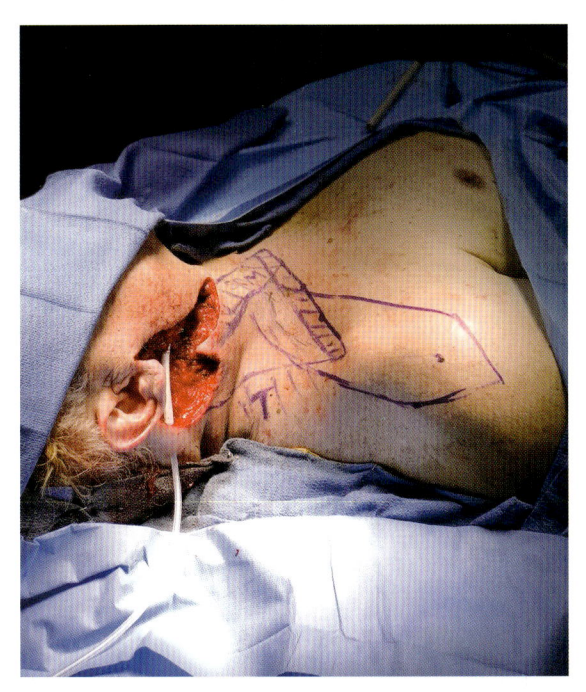

图 12.1 锁骨上皮瓣设计。通过多普勒超声在胸锁乳突肌后缘、锁骨和颈外静脉形成的三角区域内定位锁骨上动脉。皮肤岛设计在三角肌腹侧面，且不延伸至三角肌在肱骨的止点（由 Masoud Saman，MD 提供）

多项尸体锁骨上皮瓣的影像学研究对锁骨上动脉的血管分布区域进行了检查。其中有一项尸体研究描述了在提起锁骨上皮瓣（部分皮瓣包含三角肌）后进行增强CT扫描的情况。研究发现，锁骨上动脉的走行和血管直径与先前发表的研究结果一致，锁骨上动脉在筋膜以上平面于锁骨中外1/3处越过锁骨。三角肌表面的皮肤通过源自旋肱前动脉和旋肱后动脉的肌皮穿支获得血运。该研究得出结论：锁骨上动脉与通过三角肌的肌皮穿支之间存在吻合，这使得在设计皮瓣时，皮瓣可以可靠地延伸至三角肌止点处，这与临床发现相符。另一项针对10具尸体锁骨上皮瓣的类似研究也得出了一致的结果，即锁骨上动脉通过直接连接血管的穿支间血流及通过皮下血管丛的逆流，为覆盖在三角肌上的皮瓣远端部分供血。Chan等发现，在10个皮瓣中有1个皮瓣仅约50%的皮瓣区域由锁骨上动脉供血，原因是该皮瓣的锁骨上动脉较细（0.7mm）。锁骨上皮瓣通常通过伴行静脉回流，随后汇入颈横静脉，还有一条静脉汇入颈外静脉。在提起皮瓣之前，皮瓣远端表面的皮肤通过三角肌的肌皮分支，将静脉血回流至头静脉和旋肱静脉，这可能会在皮瓣提起后增加皮瓣远端部分的静脉压力。虽然锁骨上皮瓣曾被用作游离皮瓣，但由于需要吻合的静脉直径问题及存在许多低并发症发生率的优秀供区替代选择，使得它很少被用作游离皮瓣。

适应证

在过去的20年中，锁骨上皮瓣的适应证得到了广泛扩展，包括烧伤后颈部瘢痕挛缩、坏疽性口炎导致的口腔面部缺损、进行性半侧颜面萎缩导致的面部不对称、气管重建、腮腺切除术后外形缺损、头颈部皮肤缺损、侧颅底缺损、耳廓切除术后缺损及上消化道缺损。

锁骨上皮瓣在应用于修复烧伤后颈部瘢痕挛缩后得到了更广泛的应用。通过对锁骨上皮瓣进行预扩张，使用该皮瓣对烧伤瘢痕进行全面部修复已被证明是可行的。坏疽性口炎是一种快速进展、多因素导致的口腔面部坏疽性疾病，主要见于撒哈拉以南地区营养不良的患者，是一种治疗难度极大的疾病，发病率和死亡率都极高。疾病早期的治疗主要包括药物治疗和营养支持，但晚期治疗则涉及修复复杂的口腔颌面部缺损，而锁骨上皮瓣已被用于这方面的治疗。进行性半侧颜面萎缩是一种病因不明的罕见疾病，通常在10～20岁发病，其特征是单侧的皮肤、软组织、肌肉和骨骼的缓慢进行性萎缩。采用肩胛游离组织移植进行软组织填充已被证实可以纠正面部不对称，并阻止疾病的进展。锁骨上皮瓣也被描述为一种替代游离组织移植的方法，用于纠正进行性半侧颜面萎缩导致的面部不对称。

锁骨上皮瓣已成功应用于耳廓切除术后和颞骨缺损的修复。为了获得足够的蒂长，可以在胸锁乳突肌后缘上方进行软组织反向切开，并且可以在骨膜下平面将蒂部从锁骨上方提起。对于侧颅底缺损过大、无法使用游离脂肪移植修复或者需要血管化软组织覆盖的情况，锁骨上皮瓣是一种可行的选择。对于宽度大于15cm的侧颅底缺损及需要大量血管化软组织填充的深部缺损，锁骨上皮瓣并非理想选择。

腮腺切除术后，外形不规则和Frey综合征是常见的并发症。脂肪移植、浅表肌肉腱膜系统皮瓣和埋置游离皮瓣都可用于尽量减少Frey综合征和外形异常的发生率。锁骨上皮瓣也被认为是修复腮腺切除术后外形缺损的极佳选择。对于大多数腮腺切除术后的外形缺损，锁骨上皮瓣能够提供足够体积的血管化组织，同时还避免了微血管手术及供区远离受区所带来的并发症。通常情况下，为了修复外形缺损，会对锁骨上皮瓣进行去上皮处理。如果同时存在皮肤缺损，锁骨上皮瓣则是理想的局部修复选择（图12.2和图12.3）。同时，必须要考虑到锁骨上皮瓣供区肩部瘢痕所带来的并发症，需要与患者进行充分沟通。

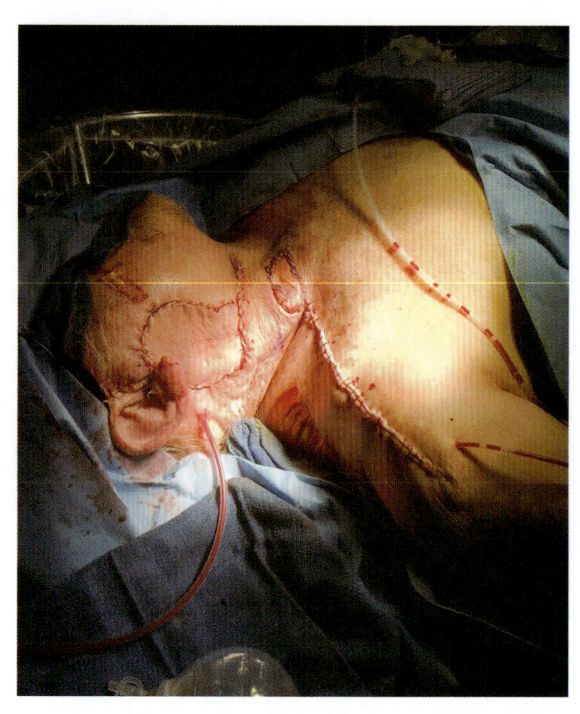

图12.3 锁骨上皮瓣修复耳前缺损。供区成功一期闭合（由Masoud Saman，MD提供）

随着在修复皮肤和软组织缺损方面经验的不断积累，使用锁骨上皮瓣进行上消化道重建已被证明是一种可行的选择。有研究描述了一种预制的带有耳廓软骨的锁骨上皮瓣用于修复高危气管狭窄，8例患者均成功拔除气管套管。在一组10例接受补片移植重建的患者中，使用锁骨上皮瓣修复咽前壁和全喉切除术后缺损，10例患者中有2例出现了咽瘘，其中1例患者的皮瓣几乎完全坏死。挽救性喉切除术后的环形咽食管缺损是一种复杂的缺损，并发症风险较高。虽然游离组织移植通常是修复挽救性喉切除术后环形咽食管缺损的首选方法，但锁骨上皮瓣也已成功应用于这一具有挑战性的问题。在使用锁骨上皮瓣进行重建的患者中，一期经皮气管食管瘘修补联合术中假体置入被证明是安全有效的。锁骨上皮瓣还可以作为血管化的软组织来源用于修复颈椎前路手术后的食管穿孔。

正如上述讨论中所看到的，锁骨上皮瓣已成功应用于许多修复重建的难题。然而，大多数缺损通常都可选择多种修复方式。随着

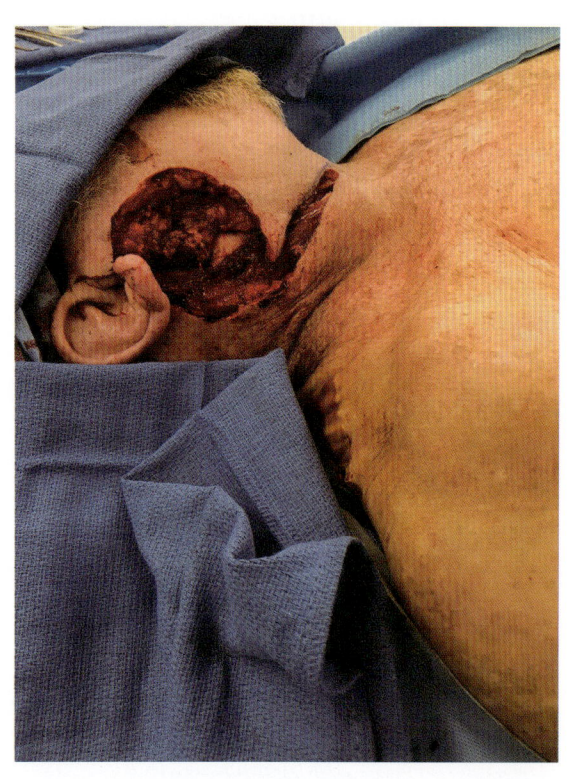

图12.2 适合锁骨上皮瓣修复的耳前缺损（由Masoud Saman，MD提供）

锁骨上皮瓣的普及，一些研究开始关注其局限性，并将锁骨上皮瓣与游离皮瓣的效果进行了比较。在一项对32例患者的回顾性研究中，所有患者都适合选择游离筋膜皮瓣或锁骨上皮瓣，其中16例接受锁骨上皮瓣修复的患者手术时间明显更短，在重症监护病房的住院时间明显更短，并且对厚皮片移植的需求明显更少。研究还发现与使用锁骨上皮瓣进行皮肤修复的患者相比，使用该皮瓣进行黏膜修复的患者并发症发生率明显更高。除了修复咽部缺损外，锁骨上皮瓣还可用于修复口腔缺损（图12.4）。虽然锁骨上皮瓣已成功应用于曾接受过颈部放疗和颈部清扫术的患者，但对于这些患者，应更仔细地评估锁骨上动脉的存在情况和管径大小。同侧存在起搏器或输液港会增加这些装置受到污染的风险，尤其是在清洁-污染手术中；然而，锁骨上皮瓣也已成功应用于有这些装置的患者。

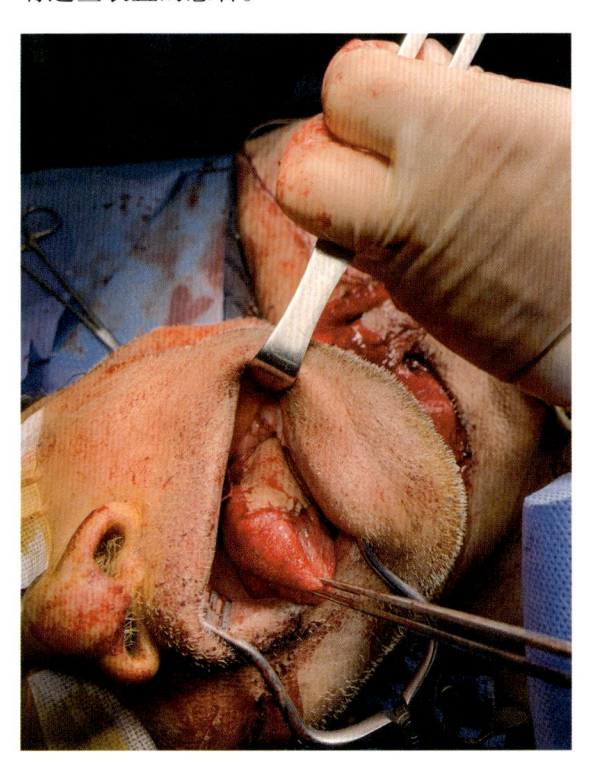

图12.4 舌部分切除术后锁骨上皮瓣修复。部分舌切除术后缺损修复有多种选择，锁骨上皮瓣的蒂长度证实可用于口腔缺损修复（由Masoud Saman，MD提供）

术前规划

术前应使用超声多普勒在三角窝（胸锁乳突肌后缘、锁骨和颈外静脉之间的区域）内探测锁骨上动脉，或者进行计算机断层血管造影（computed tomography angiography，CTA）来确认锁骨上动脉的存在。应检查颈部是否有手术瘢痕。如果患者曾接受过颈部清扫术和（或）放疗，则应更全面地评估锁骨上动脉的情况。术前应与切除手术医师讨论关于清扫Ⅴb和Ⅳ区淋巴结的情况，因为颈横动脉和锁骨上动脉在清扫过程中会面临损伤风险。CTA的优势在于它能为手术团队提供关于血管蒂的存在情况、位置、直径和长度的可靠临床数据。如果手术团队已选择了供区侧，CTA检查时应在对侧注射对比剂，以尽量减少对比剂伪影，并且在检查过程中患者的手臂应保持在身体两侧。

手术器械

- 双极电凝。
- 单极电凝。
- 皮肤拉钩。
- 负压引流管。
- 精细解剖剪。
- 可吸收缝线和不可吸收缝线。
- 超声多普勒探头。

手术技术

使用超声多普勒探头在由胸锁乳突肌后缘、锁骨和颈外静脉围成的三角区域内确认锁骨上动脉的存在和位置，然后在三角肌腹侧面设计一个梭形皮瓣，接着对颈部和手臂进行消毒铺巾，范围直至肘部。然后从皮瓣的内侧向已确定的锁骨上动脉所在的三角区域做切口，随后将从皮下皮瓣至胸锁乳突肌外侧缘和锁骨上动脉越过锁骨处外侧3cm处的区域提起。应设计较宽的软组织蒂，既可以保护血管蒂，减少血管蒂发生扭结的风险，还尽可能包含Pallua等在2013年描述的前锁骨上动脉。

然后在筋膜下平面从远端向近端提起锁骨上皮瓣，当分离至锁骨时在骨膜上平面解剖血管蒂。在血管蒂浅面，于皮下平面进行解剖分离以保护血管蒂。继续在皮下平面进行浅面分离，直至到达胸锁乳突肌上方，将解剖平面转换为颈阔肌下平面，从而可以将皮瓣通过隧道转移至颈前部、面部和上消化道。

术后处理

进行标准的术后护理，妥善处理负压引流管，密切观察手术区域是否有感染迹象。对于皮瓣可见的患者，要注意监测皮瓣部分或完全坏死的情况。在进行黏膜修复的患者中，要仔细观察有无瘘管形成的迹象。同时，评估供区有无裂开等情况。

（时　倩　何时知　孟令照　译）

第四部分
骨、骨皮瓣及骨移植

第 13 章
游离腓骨瓣

Jason Cohn and Fiyin Sokoya

引言 / 历史

游离腓骨瓣由 Hidalgo 在 1989 年首次描述，是头颈部软组织和骨缺损重建的常用方法。游离腓骨瓣用途广泛，可作为骨瓣、骨皮瓣或骨筋膜瓣切取，并通过多重截骨术、双穿支皮瓣、携带肌肉成分及"双筒状结构"等方式对缺损部位进行精准塑形。

腓骨为长管状双皮质骨，可切取长度达 25cm，从而实现从一侧下颌角到对侧下颌角的下颌骨完全重建。两组人员能够同时进行病灶切除手术和游离腓骨瓣的切取。多重截骨术可以实现皮瓣的精确塑形，通常最多可截为 5 个骨段。

得益于丰富的骨膜血运，游离腓骨瓣允许放置骨整合植入物。这不仅能够恢复患者的咀嚼功能，还可以改善美学效果及唇部支撑，从而帮助实现口腔功能完整性。

解剖学

腓骨皮瓣的主要血运来源于腓动脉穿支，可分为肌间隔皮支、肌皮穿支及肌间隔-肌皮穿支。一项研究将腓动脉皮肤穿支分为三种类型：

A 型：位于小腿近端 1/3，穿过腓骨长肌或比目鱼肌；

B 型：分布于整个小腿，走行于比目鱼肌和腓骨肌群之间，并分支至邻近肌肉；

C 型：位于小腿中 1/3 和远端 1/3，与 B 型位置相同，但不分支至邻近肌肉。

Yoshimura 等测定每侧小腿平均有 4.8 条皮肤穿支。腓动脉皮肤穿支位于腓骨头以远 6～30cm 处，其中在 24cm 处血管分布最为密集。

适应证 / 禁忌证

因恶性肿瘤、非恶性肿瘤、先天性疾病、外伤、放射性骨坏死、感染等原因切除术后及既往皮瓣修复失败的上颌骨或下颌骨缺损，均可采用游离腓骨瓣进行重建。游离腓骨瓣通常是下颌骨重建的首选皮瓣，适用于单纯骨缺损，需同时修复外覆皮肤与口底的前部缺损及伴有口底外侧和颊黏膜缺损的半侧下颌骨缺损（图 13.1）。

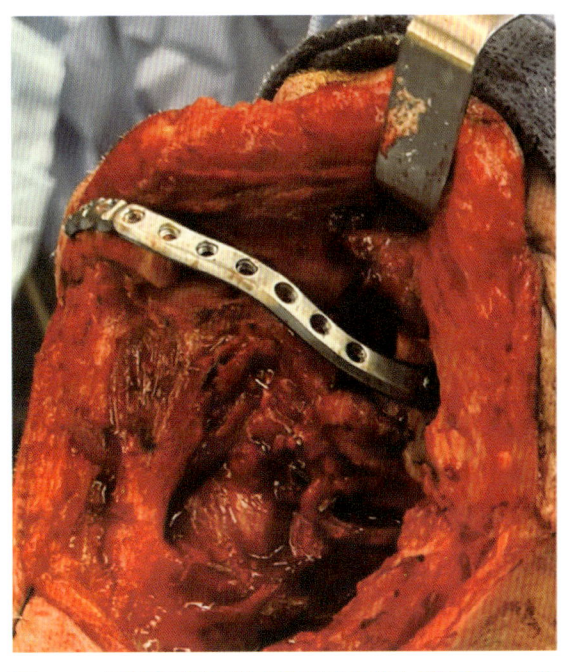

图 13.1　用接骨板重建下颌骨正中联合至下颌角的节段性缺损

游离腓骨瓣的主要缺点在于皮岛并非在所有患者中均可靠。磨牙后三角区常伴大面积黏膜缺损且骨间隙较小，此时单层桡侧前臂皮瓣更为合适。合并内外两侧大面积组织缺损的侧方缺损亦不适合采用游离腓骨瓣，需采用可提供充足可靠软组织覆盖的肩胛游离皮瓣。下肢的解剖变异和外周动脉疾病也会限制该皮瓣的使用。

术前规划

使用术前模型（含或不含预弯重建板及截骨导板）可缩短缺血时间、手术时间及住院周期，部分研究显示其可改善手术效果。此外，虚拟规划能让手术团队根据患者需求定制手术方案，精度可达2～4mm。

计算机规划通常通过远程会议与供应商协作完成，单次会议耗时约1小时，后续可逐步优化流程。在会议期间，从患者的CT扫描中提取数据，用于规划切除和重建手术。制订手术计划并由手术团队进行审核，以便在手术前做出调整。切除团队和重建团队随后商议确定所需的截骨数量和骨段数量。制备包含牙槽弓不同角度的截骨导板的手术模型。预弯接骨板，进一步节省手术时间。

术前血管造影的必要性仍存争议。有研究指出支持下肢血管造影的证据等级较低，但单纯体格检查不足以发现肢体灌注不良。踝肱指数对血管异常或亚临床外周动脉疾病的检测敏感性不足。一项最新的研究表明，计算机断层血管造影能准确预测腓动脉和穿支血管的走行及位置，但穿支血管的大小较难准确预估。

术中吲哚菁绿血管造影可用于评估腓骨瓣的灌注情况，以确保皮瓣存活，尤其适用于有皮瓣坏死风险的患者。但吲哚菁绿显像无法显示胫腓干等大血管及腓骨骨性结构，且仅限术中应用，无法用于术前规划。

手术器械

需要标准手术器械和显微外科器械，其中包括整形外科/耳鼻喉科主要器械包及肱二头肌钳器械包。必备的器械有解剖剪，如Stevens剪和Metzenbaum剪、血管夹钳及尼龙缝线。此外，Browns镊、Addison–browns镊和珠宝镊在解剖过程中也很有用。虹膜拉钩、双皮肤拉钩、Army-Navy拉钩及Senn拉钩有利于手术部位的显露。根据外科医师的偏好和经验，电刀及不同尺寸的刀片是手术所必需的。工具的具体细节会因外科医师的偏好和医院器械包的配置而有所不同。在大多数情况下，取皮时需要用到取皮刀，在皮瓣解剖过程中会使用气动止血带。

皮瓣设计与手术技术

皮瓣设计与准备

Hidalgo最早报道使用游离腓骨瓣进行下颌骨重建，他提出皮岛应覆盖腓骨全长，其近端和远端相对于主皮岛应逐渐缩窄，并以腓骨中点为中心。基于进一步的解剖学研究，游离腓骨骨皮瓣应设计在距腓骨头10～20cm处，并且应包含比目鱼肌和𧿹长屈肌肌袖，以纳入潜在的肌间隔皮穿支。皮岛的长轴以腓骨后缘为中心，以便获取肌间隔血运。

进行半侧下颌骨重建时，通常选择同侧小腿（图13.2）。因为𧿹长屈肌正好位于腓骨下方。此外，皮岛可以很容易地向上旋转并越过腓骨，到达口腔以进行黏膜重建。重建方案规划时，应使血管蒂在下颌骨皮瓣的转角处进入骨质，这样可使血管蒂长度最长。对于更靠前部的缺损，皮瓣设计应更偏向远端。在骨膜下切除近端骨质以增加血管蒂长度。

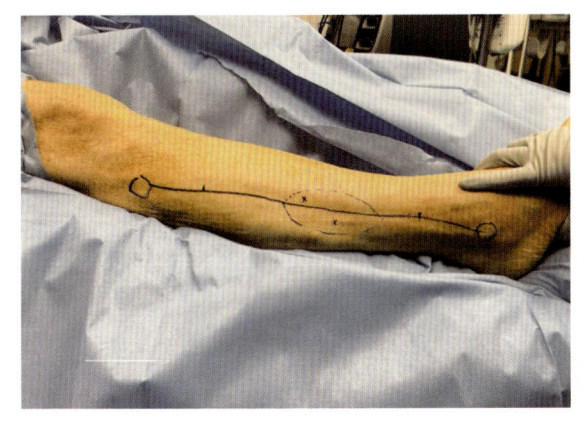

图13.2 皮岛及穿支标记。注意图中对外踝、踝臼的描绘及标注的距关节的距离

在确定选择哪侧小腿时，有一个实用的"外科医师拳头法则"。外科医师竖起拇指握拳，这个拳头可用来模拟腓骨和腓血管。手背和手指代表皮肤与腓骨的外侧面，拇指代表血管蒂。这种方法有助于选择血管、皮瓣，确定方向并避免并发症。

解剖与切取

由 Ducic 医师推广的隧道技术可加快游离腓骨瓣的切取。首先，以后肌间隔稍前方的垂直线为中心设计皮瓣。若需要皮岛，则将其以该线为中心轴线纵向放置。止血带加压至350mmHg，切开皮瓣轮廓，延伸切口向下至距踝臼5～6cm处，向上至距腓骨头6cm处（图13.3）。在此区域操作时需小心避开腓总神经。切口深达腓骨肌，将腓骨长肌和腓骨短肌向前牵拉。然后向前解剖，越过腓骨外侧面。切开前肌间隔，分离趾长伸肌和踇长伸肌。在骨间膜中间部分切开一个小孔，然后沿着预计切取的腓骨部分向上和向下用手指进行钝性分离（图13.4）。

接下来，用骨膜剥离子掀起拟截骨区域的骨膜。然后将剥离子置于掀起骨膜区域的骨内侧以保护血管蒂。随后使用摆锯先做远端截骨，再做近端截骨。切断踇长屈肌，用血管夹夹闭远端血管蒂。在位于胫骨后肌深面、血管内侧的解剖隧道内进行手指钝性分离。这是一个疏松的蜂窝状无血管平面，所有病例均向上延伸至腓动脉起始处。位于解剖隧道内示指表面的胫骨后肌，可用Metzenbaum剪离断。此时，腓骨肌皮瓣仅通过腓动脉及其伴行静脉作为血管蒂相连，分离血管蒂至血管起始处（图13.5）。松开止血带，确认血运后结扎血管蒂。通常显微微血管吻合使用9-0尼龙线和静脉吻合器。根据血流情况选择吻合一条或两条静脉（图13.6）。

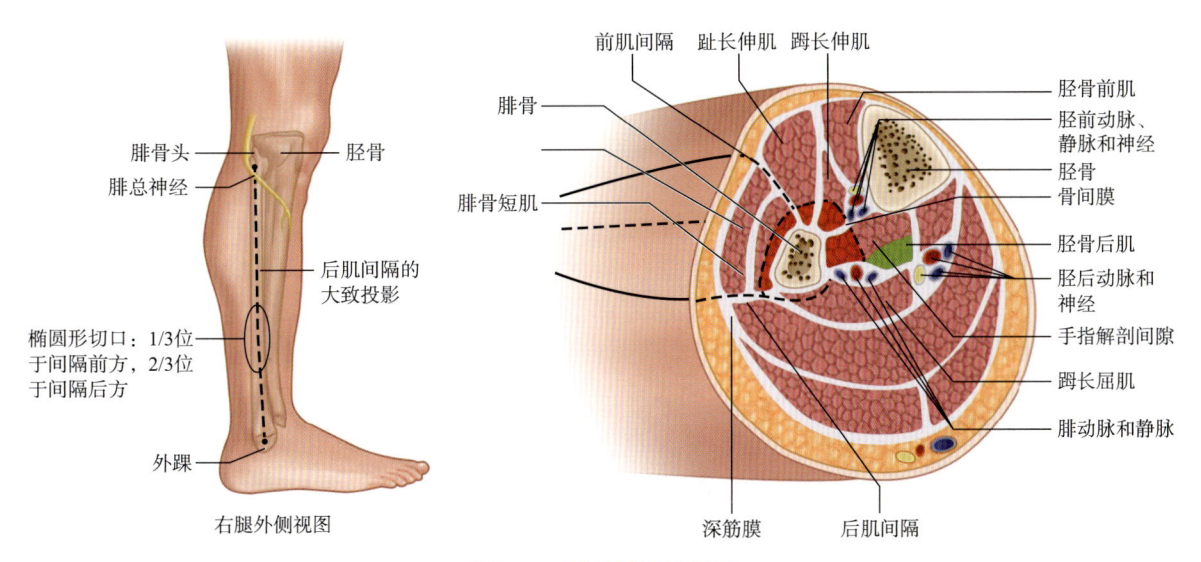

图13.3 腓骨解剖的分区

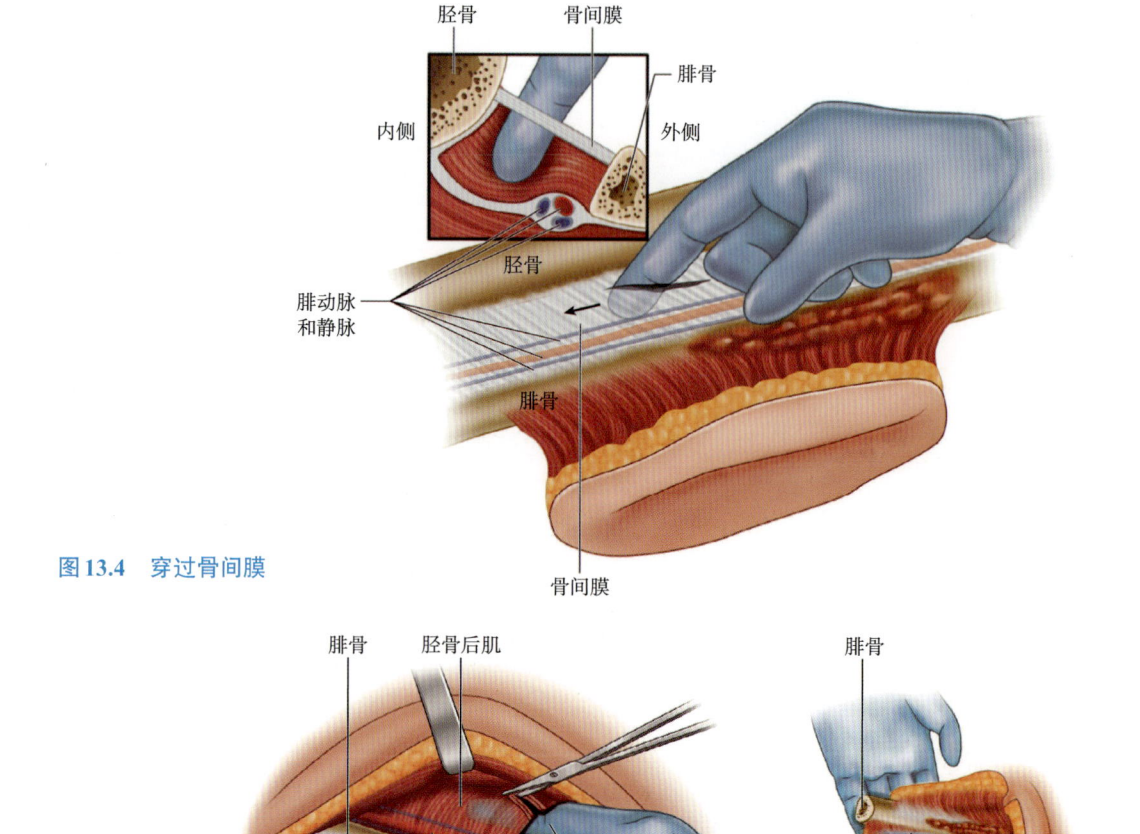

图 13.4　穿过骨间膜

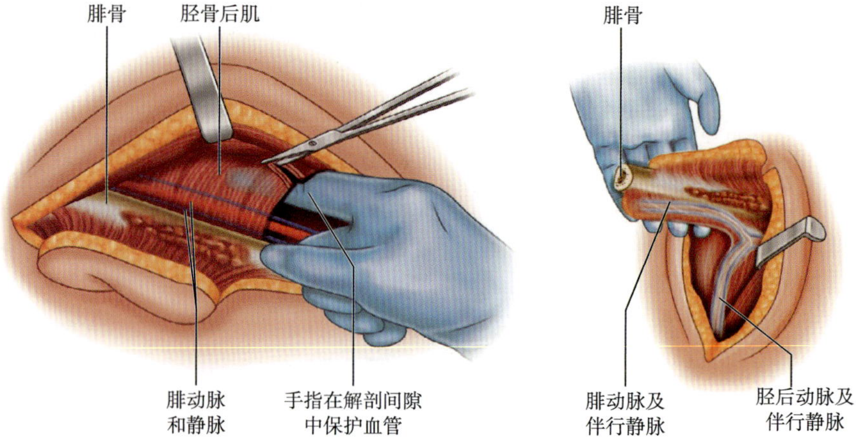

图 13.5　隧道法

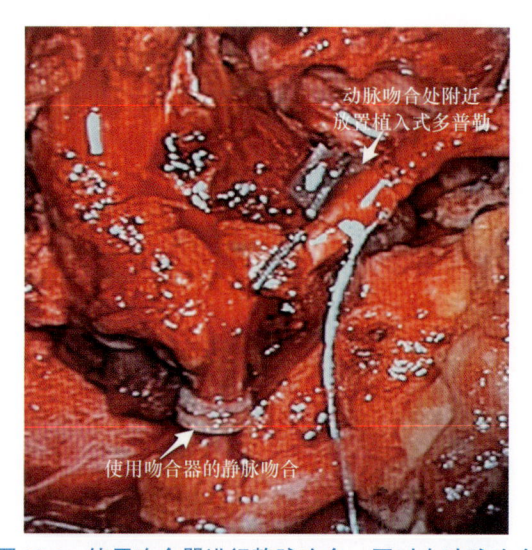

图 13.6　使用吻合器进行静脉吻合，同时在动脉吻合处附近放置植入式多普勒

供区闭合

最初认为在大多数情况下供区可一期闭合。然而，一期闭合有时会导致张力过大进而可能引发伤口裂开、坏死、感染和骨筋膜室综合征。现在建议无论皮瓣宽度如何大多数供区缺损都应采用皮片移植来闭合。一些研究主张使用加压包扎或负压伤口治疗，而另一些研究则称这些对供区愈合没有影响。一项系统评价和荟萃分析得出结论：与皮片移植相比供区皮瓣重建的短期并发症更少。然而，大多数研究表明无论采用何种闭合技术，总体并发症发生率都是相同的。

术后管理

游离腓骨瓣的主要缺点之一是难以监测其血运，因为该皮瓣通常埋置于下颌骨内。可以通过外置一个小皮岛、监测口内皮岛、选择性血管造影和锝-99m骨扫描等方法来解决这一问题。植入式多普勒也可用于监测动脉和（或）静脉血流。

建议在术后48小时内，每隔1~2小时用铅笔式多普勒检查腓动脉皮瓣的情况。一项研究表明，使用植入式多普勒装置可使皮瓣坏死率从56%降至21%。利用全景X线检查或CT扫描来监测骨愈合情况。无复发的患者可在重建术后6~12个月植入骨整合种植体。尽管放疗可能导致种植失败，但这一影响尚未被证实具有显著性。有学者主张在放疗6个月后再进行种植。在大多数情况下，与有牙下颌骨相比，无牙颌骨的骨吸收和萎缩率明显更高。

术后2天即可鼓励患者开始行走，但皮片移植和供区并发症可能会对患者行走产生不利影响，这种影响可持续长达3周。有学者主张使用夹板和负重靴维持6周，期间可负重行走。在Hidalgo最初的60例患者系列研究中，所有患者最终都能正常行走，仅有2例患者跑步受限。大多数患者能够维持经口进食，51%的患者饮食无限制，42%的患者能适应软食，只有7%的患者需要管饲。此外，39%的患者言语功能正常，32%的患者言语功能轻度受损，19%的患者言语难以理解，10%的患者言语无法听懂。

要点 / 注意事项

- 下颌重建首选腓骨瓣，其他选择包括肋骨、跖骨、髂骨、桡骨及肩胛骨。
- 在向近端掀起皮瓣时，应注意不要在血管蒂从内向外侧横过胫骨后肌肌间隔的起始部附近切断。
- 因动静脉并发症及埋藏皮瓣监测困难，高达13%的病例可能会出现皮瓣坏死。
- 受区常见并发症：伤口裂开、内固定物外露、固定不牢、瘘管形成、骨吸收、放射性骨坏死、手术部位感染。
- 30%的患者出现供区并发症。
  - 长期影响：持续性疼痛、水肿、麻木、怕冷、骨筋膜室综合征、踝关节力量及活动度下降。
  - 完整保留足屈肌与腓骨短肌可维持跖屈与足外翻功能。
  - 早期活动、减少卧床及围手术期康复训练至关重要。
- 对于高水平运动员，应该考虑采用其他重建方案，因其无法忍受任何程度的腓骨侧向活动功能障碍。
- 计算机辅助虚拟规划能够提高牙列修复成功率。

（冯 凌 何时知 孟令照 译）

第 *14* 章
头颈部重建的游离肩胛组织移植

Wesley mcilwain and Weitao Wang

历史

1978年，Saijo等通过对尸体进行染料注射解剖研究胸背部解剖结构是否适合皮瓣切取。他们预测：基于旋肩胛动脉的筋膜皮瓣能够为微血管重建提供面积达15cm×20cm的薄而柔韧的皮肤，其蒂部足以满足重建需求。肩胛皮瓣由dos Santos于1980年首次报道。1982年，Gilbert和Teot成功将肩胛皮瓣用于4例下肢重建。1981年，Teot等描述了使用肩胛外侧缘作为带蒂骨皮瓣的方法。1982年，Nassif等通过沿肩胛外侧缘设计皮瓣，利用旋肩胛动脉的降支，描述了肩胛旁皮瓣。1986年，Koshima和Soeda描述了使用嵌合皮瓣的可能性，该皮瓣结合了肩胛皮瓣和肩胛旁皮瓣，用于覆盖大面积的腿部缺损。1986年，Swartz等描述了他们使用肩胛骨皮瓣对26例患者进行上下颌骨重建的经验。该团队报告称，肩胛外侧缘可以切取长达14cm厚且直的皮质松质骨。

随后，有学者认为角动脉作为肩胛骨下角的主要供血血管，有助于获得更长的血管蒂。Coleman和Sultan描述了一种双蒂骨皮瓣，以角动脉切取肩胛骨下角，以旋肩胛动脉切取筋膜皮瓣，用于下颌骨和面中部重建。这项研究证明了由旋肩胛动脉供血的皮肤和由胸背动脉角支供血的骨骼之间有更长的旋转弧度。Baker和Sullivan报道了采用独立的血管蒂在同时修复面积达12cm×10cm的软组织缺损及长度达14.5cm的节段性骨缺损方面的优势。Moscoso等报道称，肩胛骨最厚的部分位于肩盂肱骨关节的远端，并且78%的尸体标本适合植入牙种植体。随着有助于开展两组团队协同手术的新型体位摆放技术的出现，这种皮瓣在修复复杂的头颈部缺损方面越来越受到欢迎。

肩胛皮瓣解剖学

血管系统

肩胛区系统功能复杂、血运丰富。Roswell等对100具尸体进行解剖以研究肩胛下动脉-胸背动脉系统。97%的解剖标本中肩胛下动脉起源于腋动脉，3%的解剖标本中肩胛下动脉缺失。肩胛下动脉分为旋肩胛动脉和胸背动脉。在3%的解剖标本中旋肩胛动脉可能直接起源于腋动脉。

旋肩胛动脉发出旋肩胛浅动脉、降支（支配肩胛外侧缘），以及分支至肩胛下肌、大圆肌、小圆肌和冈下肌。旋肩胛浅动脉通过由肱三头肌长头（外侧）、小圆肌（上方）、大圆肌（下方）围成的三角形间隙经由疏松结缔组织走向皮下组织。该动脉穿深筋膜，随后分为水平支（横向）、垂直支（降支）、升支和外侧支。水平支和垂直支分别为肩胛皮瓣和肩胛旁筋膜皮瓣供血。伴行静脉成对出现，其中一条通常比另一条粗，与旋肩胛动脉和肩胛下动脉伴行，汇入腋静脉。

94%的解剖标本中胸背动脉是肩胛下动脉的分支，但在5%的标本中是腋动脉的直接分支，在1%的标本中是胸外侧动脉的直接分支。胸背动脉平均长度为8.4cm，直径为3mm，至少发出一支分支至前锯肌，为肩胛骨下角供血的角动脉是胸背动脉的分支，59%的情况下该动脉走行于背阔肌深面的脂肪垫内，止于肩胛骨下角的背侧。在41%的标本中角动脉可能起源于前锯肌的独立蒂部，呈三叉状，分别与背阔肌和前锯肌的蒂部相连，或位于背阔肌与前锯肌血管蒂的近端。如果计划采用背阔肌-肩胛骨联合皮瓣，需要注意高达6%的标本中肩胛下动脉并不是两个组成部分的单一蒂部。

可用的血管蒂长度取决于切取的皮瓣类型，肩胛下动脉和旋肩胛动脉联合血管蒂的长度（从腋动脉到肩胛外侧缘）在4~9cm，从肩胛骨到上方水平皮瓣的血管蒂长度为2~3cm。肩胛旁下行皮瓣的长度为11~14cm。如果使用角动脉，在切取的肩胛骨和皮瓣之间可以获得额外的长度，从肩胛骨到腋动脉的血管长度可达15cm。

肌肉

在皮瓣掀起过程中涉及的肌肉包括冈下肌、小圆肌、大圆肌和背阔肌。冈下肌起于冈下窝内侧，小圆肌起于肩胛骨外侧缘。这两块肌肉都止于肱骨大结节，主要功能是使手臂外旋和内收。大圆肌起于肩胛骨下角和外侧缘，止于肱骨小结节。该肌肉的作用是伸展、内收和内旋肱骨。

背阔肌是躯干后部一块大的浅层肌肉，起于下胸椎棘突、髂嵴后部和胸腰筋膜。该肌肉止于肱骨结节间沟，其主要功能是内收手臂和内旋肩部。背阔肌由胸背神经（C_6~C_8）支配，该神经通常位于腋窝内肩胛下动脉起点内侧3cm处，与胸背动脉伴行，支配背阔肌深面，分为外侧支和内侧支，并与相应的血管伴行。可以在供区损伤极小的情况下将背阔肌与胸背神经一起切取。背阔肌可以作为肩胛下系统皮瓣的一部分进行切取，带或不带表面皮瓣，可以覆盖大面积缺损（25cm×40cm）。由于背阔肌有独立的胸背动脉血运，同时切取背阔肌可提供很大的灵活性。

前锯肌起于胸廓外侧的第1~8肋骨，沿肩胛骨的整个内侧缘附着，该肌肉位于肩胛下肌的深面，其功能是将肩胛骨向前拉向胸廓。前锯肌由胸长神经支配，胸长神经起源于颈C_5~C_7脊神经，穿过前斜角肌，在锁骨下方走行，并位于前锯肌浅面。胸长神经损伤会导致翼状肩胛（即肩胛骨翼状突起），翼状肩胛会限制抬臂和对抗阻力推压的能力，因此不建议切取该神经。

骨骼

与腓骨或髂嵴较为厚实的皮质不同，肩胛骨主要是骨松质，外缘有一层较薄的皮质。最厚的骨质大约位于肩胛骨下角和肩胛盂中间的位置。整个肩胛外侧缘和下角都可用于切取，男性可获取长达14cm的直骨段，女性为10cm。基于角动脉，还可以在肩胛骨下角切取额外3~4cm的骨质。

筋膜皮瓣

水平筋膜皮瓣最为常用。解剖范围通常包括肩胛冈、肩胛下角、腋后线和中线，能实现一期闭合的最大宽度约为12cm。肩胛旁筋膜皮瓣基于降支，可从肩胛冈延伸25~30cm。然而，超过肩胛下角的皮瓣远端血运可能存在问题。切取后能一期闭合的皮瓣宽度约为14cm。升支皮瓣也可基于升支血管使用。升支皮瓣的外侧缘是腋窝，上缘是颈根部，其宽度约为10cm，该皮瓣的远端部分可通过与颈横动脉和肩胛上动脉的穿支血管交通获得大量血运。

手术技术

术前评估

首先应分析缺损重建的主要目标，以确定最合适的皮瓣类型。此外，还应对每位患者的软组织进行评估，因为患者的体型和皮肤弹性各不相同，筋膜皮瓣的厚度也可能有很大差异。另外必须考虑血管蒂的长度，例如，如果需要较长的血管蒂从面中部缺损处延伸至颈部，皮瓣应设计在角动脉分支处。如果确定肩胛系统皮瓣适用于缺损重建，与其他皮瓣相比，其术前检查相对较少。这种皮瓣没有年龄限制，但患者必须身体状况良好，能够耐受长时间的全身麻醉。该皮瓣系统的血管管径为中等粗细，通常不会因糖尿病和动脉硬化而受损。因此，无须进行术前影像学检查来评估血管完整性。相对禁忌证包括既往有腋窝手术史或涉及肩关节的外伤史，因为这可能会影响血管蒂。可能的话，优先选择非优势侧手臂。中重度肥胖患者皮瓣厚度增加，可能难以用于口腔内塑形和嵌入。大多数供区皮肤缺损可直接拉拢缝合，供区损伤很小。Sullivan 等报道称，术后初期患者的肩部屈曲、外展和外旋功能受影响最大，但功能尚可接受。通常在术后 1～2 周，开展以肩部活动范围为重点的理疗方案。

体位摆放与标记

患者取侧卧位，由体位垫支撑，对侧手臂用腋垫保护，而同侧手臂完全消毒铺巾纳入手术区域。这样便于术中操作，以利于腋窝深部解剖。也有报道采用仰卧位，便于两组人员同时操作。摆好体位后，在肩胛骨外侧缘至肩胛下角约 2/5 的距离处的三角形区域内可找到旋肩胛动脉。多普勒探头可通过该三角形区域的动脉搏动进行定位。在肥胖患者中，这些解剖标志可能会变异，应使用多普勒探头标记主要的经皮穿支。对于肩胛筋膜皮瓣，在该点内侧、背阔肌上缘上方 5～6cm 处画一条平行线，皮瓣的近端位于腋后线，远端终点可延伸至对侧肩胛骨的内侧缘。当手臂内收时，肩胛旁筋膜皮瓣沿肩胛骨外侧缘走行。该皮瓣的近端起于腋窝皱襞，远端止于第 12 肋。一般来说，与肩胛旁皮瓣相比，肩胛皮瓣的皮下组织更厚。当切取包括背阔肌的嵌合皮瓣时，将背阔肌的前缘标记为腋中线和髂后上棘之间的一条线，皮瓣设计在该线后方。角动脉无须多普勒定位，在皮瓣切取过程中即可识别。同侧手臂外展 90° 并内旋以显露外侧缘。切取皮瓣时可能需要第三个人协助支撑手臂，或用蜘蛛臂托/梅奥支架来支撑。对于肩胛尖和背阔肌嵌合皮瓣，可采用上躯干外侧卧位（上半身 30° 旋转），以便两组人员快速切取。经验丰富的术者在切取外侧缘时，为便于进行截骨术，更倾向于采用完全侧卧位。

皮瓣切取

筋膜皮瓣沿着蒂的方向从远端向近端掀起，解剖深度在覆盖肌肉的深肌筋膜浅面。通过钝性分离将筋膜皮瓣从冈下肌和小圆肌处向近端进行解剖。在大圆肌附着于肩胛外侧缘的上方可找到旋肩胛动脉的皮支。一旦在外侧确定了皮支，就沿皮瓣周围进行解剖以使皮瓣能够移动。

接下来，在小圆肌和大圆肌的筋膜之间向近端追踪旋肩胛动脉。当小圆肌向内侧牵开时识别并保护通向骨骼的穿支血管，然后沿着与肩胛骨外侧缘下方平行的方向切开冈下肌和小圆肌，显露肩胛骨外侧缘，接着在穿支动脉上方垂直切断为截骨做准备，然后在大圆肌下方进行分离并牵开以显露角动脉。如果不打算使用胸背动脉系统则可切断该动脉，然后切断大圆肌以充分显露肩胛骨外侧缘。钝性分离肩胛骨外侧缘的深部，计划切取宽度约 3cm，长度 12cm 的骨瓣。如果有术前规划，此时可以放置切割导板，否则通常使用摆锯或往复锯在下方、内侧和上方进行截骨。截骨完成后，将骨瓣向外旋转，在其深面切开肩胛下肌。在向近端追踪血管蒂时，切断剩余的软组织连接。要完全游离血管蒂，需要切断支配大圆肌、肩胛下肌和冈下肌的几条肌支。如果不切取背阔肌，可以在胸背动脉起始处将其切断，然后将血管蒂解剖至腋动脉，这样血管蒂就包含肩胛下动脉。然而，利用肩胛下动脉获得的额外长度很有限，为了未来切取皮瓣时能保留背阔肌的血运，可以在旋肩胛动脉起始处将其切断。

每个患者的皮肤弹性和皮下组织组成都不同。不过，宽度小于10cm的皮瓣通常可以直接缝合。对于骨皮瓣，需要将小圆肌和大圆肌重新附着到剩余的肩胛骨上，并放置引流管。只要患者临床情况允许，应尽快开始进行肩部锻炼。

肩胛尖皮瓣

肩胛尖的大小和形状与上颌骨前壁和硬腭相似，已被广泛用于面中部重建。通过角动脉供血，便于切取更长的血管蒂以到达颈部进行吻合。解剖过程与上述详细描述类似，但要特别注意保留胸背动脉的角支。该角支在背阔肌深面的疏松组织内，与肩胛骨外侧缘平行。如前所述，切断大圆肌、小圆肌和冈下肌并保留一小部分肌袖以便显露肩胛尖。偶尔需要从肩胛骨内侧缘部分松解大菱形肌，标记并进行计划中的截骨术，然后追踪角动脉血管蒂，并切断通向背阔肌和前锯肌的分支。不过，这些肌肉都可以按照所述方法切取，这对于面中部重建中的无效腔填充可能有用。病例示例展示了使用嵌合的肩胛尖和背阔肌皮瓣，来修复因口腔鳞状细胞癌复发手术切除后，所造成的口底、下颌骨联合部、颏部及颈部皮肤的复合缺损（图14.1～图14.3）。

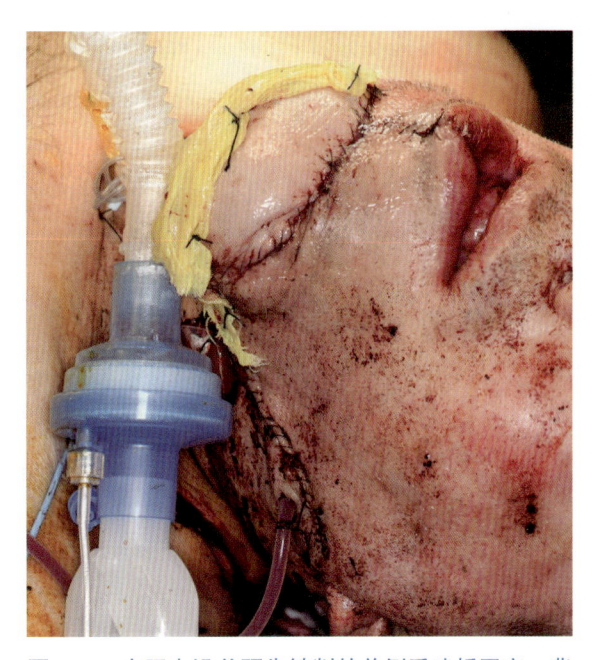

图14.2 肩胛尖沿着预先铣削的前侧重建板固定。背阔肌皮瓣去上皮化，用于口内和口外重建

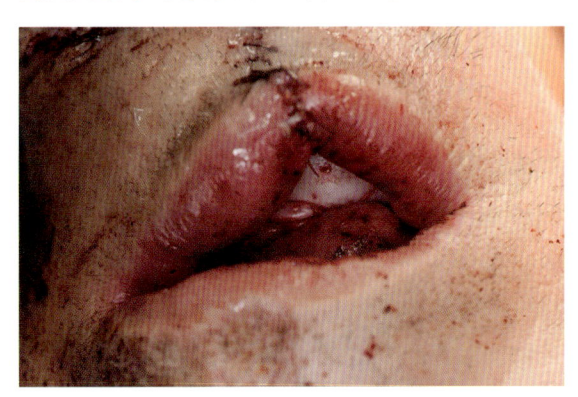

图14.3 口内皮瓣的嵌入

嵌合皮瓣

肩胛下血管系统具有显著的灵活性，可根据需要修复的缺损情况切取多种类型的皮瓣。较大的皮瓣可以与骨瓣完全分开操作，这使其成为修复复杂复合缺损的绝佳选择，因为腓骨游离骨皮瓣的皮肤和骨瓣的位置相对固定，处理起来更具挑战性。该皮瓣可以设计成包含多个带或不带肌肉的皮瓣，还可包含肩胛骨和肋骨。了解该系统的解剖结构，有助于基于单一血管蒂，使用多种组织类型进行复杂的三维重建。关于嵌合皮瓣设计的解剖学要点见图

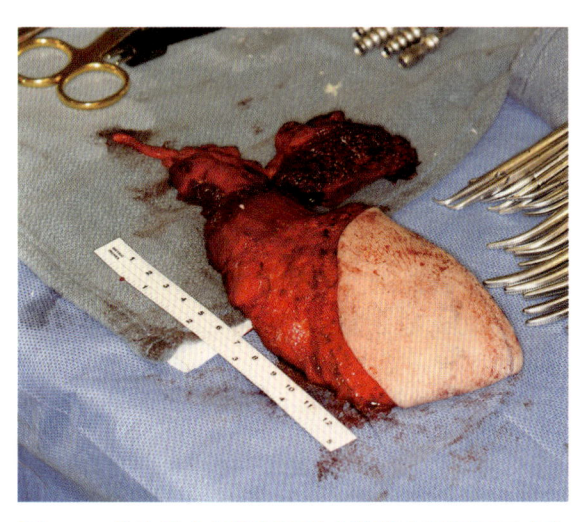

图14.1 带肩胛尖的背阔肌肌皮游离皮瓣用于口底和外部皮肤重建

14.4。嵌合皮瓣在修复口内和口外的复合缺损时非常有用。

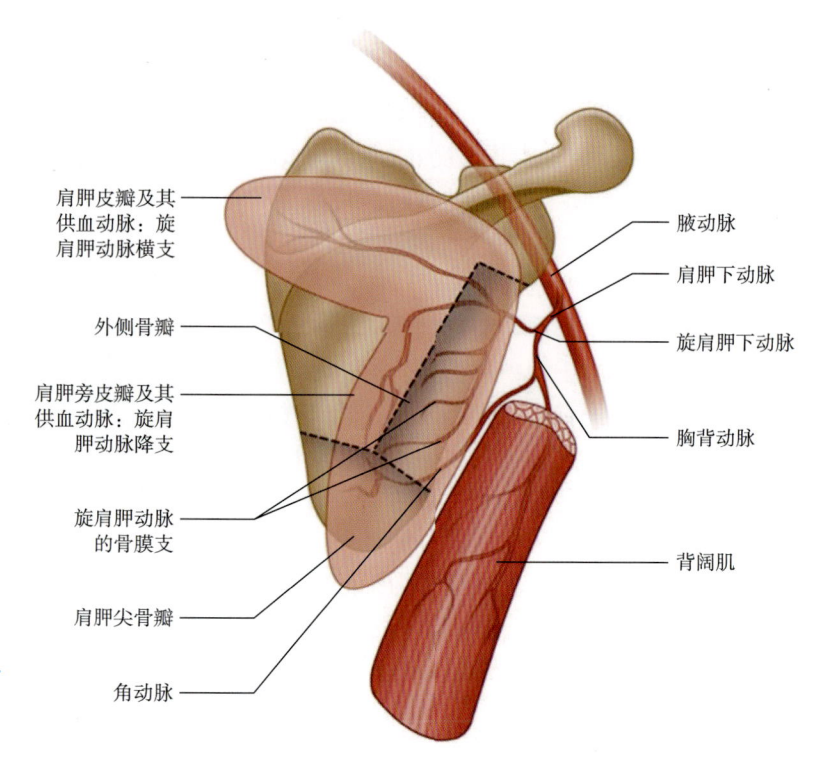

图14.4 肩胛系统皮瓣示意图、各骨性皮瓣选项及嵌合皮瓣设计的相关血运情况

标注：肩胛皮瓣及其供血动脉：旋肩胛动脉横支；外侧骨瓣；肩胛旁皮瓣及其供血动脉：旋肩胛动脉降支；旋肩胛动脉的骨膜支；肩胛尖骨瓣；角动脉；腋动脉；肩胛下动脉；旋肩胛下动脉；胸背动脉；背阔肌

筋膜瓣

前面提到的任何一种筋膜皮瓣，都可以在不包含其表面的表皮和真皮的情况下切取。这样可以获取更多的筋膜瓣组织，而无须担心供区缺损能否一期闭合。肩胛皮瓣和肩胛旁皮瓣的筋膜由源于旋肩胛动脉的血管供血，这些血管走行于筋膜浅面。切取这些筋膜瓣时，必须在皮下层面小心分离，在筋膜表面保留足够的组织以维持其血运。

虚拟手术规划

立体光刻技术可根据计算机断层扫描的数据生成高度精确的三维模型，以辅助复杂颅面缺损的术前规划。这项技术已经得到了改进，可缩短手术时间，效价比更高。虚拟手术规划的范围，从单独打印立体光刻模型以便在术前对病例进行分析到定制带有切割导板的三维模型及个性化植入物。徒手进行截骨术或使用二维切割导板需要丰富的经验，并且往往需要在术中进行调整，这延长了手术时间。借助虚拟手术规划，外科医师可以在虚拟环境中规划截骨术，随后生成术前模型和术中切割导板。此外，还可以设计个性化植入物，来辅助复杂的修复手术。整形外科医师在虚拟模型中确定切除边缘，并决定骨骼的分段数量。确定需要重建的部位后，软件会勾勒出游离骨瓣的切取边缘，确定截骨的路径，并最终完成切除和重建情况的模拟方案。Kass等根据他们最初使用虚拟手术规划和肩胛皮瓣的经验，建议使用一种杯状导板，这种导板能够适配肩胛尖处的各种纤维组织和肌肉以便将导板固定在肩胛骨上。手术导板和模型制作完成后会进行消毒以供术中使用。在肩胛骨手术中使用虚拟手术规划的主要优势在于，它能够在术前确定质量最佳的骨源。虚拟手术规划还能尽量减少皮瓣中多余的骨组织和软组织，便于植入并最大限度地增加骨接触面积以提高骨愈合的概率。显露肩胛骨外侧缘后，将标记清晰的截骨导板放置在精确的位置，然后快速进行截骨操作。使用根据患者个体定制的重建板和（或）植入物，有助于将皮瓣快速、准确地植入上颌或下颌进行重建。面中部重建尤其具有挑战性，而虚拟手术规划已被证明可以提高缺损重建的解剖准确性，以及肩胛骨骨段与原生骨的贴合度。

面中部重建

肩胛尖可在垂直方向上用于重建上颌前部和牙槽嵴，皮瓣的软组织可用于填充上颌窦并封闭口腔口鼻瘘。垂直方向的放置方式提高了牙体种植的可能性，不过通常还需要额外的骨移植和软组织手术。上颌下部的缺损可以利用肩胛尖在水平方向上进行重建，但必须使用接骨板将骨质固定在上颌骨前部和后部以防止骨质随时间推移而下移。

下颌骨重建

肩胛骨外侧缘和肩胛尖在重建下颌骨缺损方面取得了成功，并且已被证明能够实现牙齿种植。涉及口底、颏部皮肤及颈部皮肤的大范围下颌复合性口腔缺损非常适合使用嵌合皮瓣。肩胛骨外侧缘的长度足够，可以通过2～3段截骨来重建整个下颌骨。鉴于肩胛骨外侧缘骨质较薄，与游离腓骨皮瓣常需进行的楔形截骨术相比，肩胛骨外侧缘在这方面的要求相对宽松，因此整个外侧缘通常都可利用。在广泛的下颌骨重建中，肩胛骨皮瓣的局限性在于其蒂部较短，这通常会将供体与受体之间的血管限制为面动脉、面静脉或者是颈外静脉的一个分支。在补救性手术病例中，可能需要进行静脉移植或静脉移位术。如前文所述，肩胛尖皮瓣可以增加血管蒂的长度，但对于较大节段的下颌骨缺损通常需要的骨量超过了肩胛尖皮瓣所能提供的量。在进行截骨术时，保留角动脉和旋肩胛动脉的血运以确保每个骨段都有独立的血运，这是比较理想的情况。如果没有足够的骨量进行完整的下颌骨重建，应优先考虑

重建下颌联合部和体部，因为只要技术上合理地完成钢板重建，下颌角和下颌支处的骨间隙通常更容易耐受，接骨板外露的风险也较低。

牙种植体

1994年，Moscoso等发现，种植体只适用于男性，且仅限于肩胛骨外侧缘的近端和远端有限部分。然而，在较小的骨体积中，更短、更窄的种植体已成功应用，这否定了之前的观点。下颌骨重建后，患者的咀嚼力会下降，因此与正常人群相比，种植体承受的压力也会降低。Lanzer等证明，置入种植体后骨密度会增加，这表明种植体对男性和女性都适用。因此，肩胛骨适合进行骨整合种植体植入。肩胛尖皮瓣也被证明适合牙种植，但在种植体植入和修复之前，可能需要额外的骨移植和软组织手术。

局限性

这种皮瓣的局限性较少，如前所述其用途广泛且血运丰富。然而，在两组团队同时操作时，患者的体位摆放仍然是一个挑战。较大的皮瓣通常无法一期闭合，可能需要植皮。肥胖患者的皮肤较厚且柔韧性较差，因此对于这类患者可以考虑仅采用筋膜瓣。此外，这种皮瓣不具有感觉功能。

结论

肩胛下皮瓣系统在皮瓣组成方面有多种选择，可用于修复从简单到非常复杂的头颈部缺损。当腓骨或髂嵴瓣不适合时，肩胛骨可作为面中部重建的考虑对象，也可用于下颌骨重建。在肢体存在一或两条血管分支而禁忌切取腓骨的情况下，熟悉这种皮瓣的应用就至关重要。供区的并发症极少，且血运稳定。新的手术体位有助于同时切取皮瓣。

（杨　光　黑　虎　孟令照　译）

第15章
游离桡侧前臂骨皮瓣

Fatemeh Mirzamohammadi, Spenceer R. Anderson, Kaitlynne Pak, Sunishka M. Wimalawansa, and Sameep P. Kadakia

引言

由于切除范围的广泛性和解剖位置的复杂性,头颈部微血管重建手术通常具有较大的挑战性。当处理复杂的头颈部手术需要切除部分或全部受影响的组织或器官时,复合组织瓣可同时完成软组织和骨骼缺损的修复。所选皮瓣必须提供足够和可靠的软组织覆盖,匹配的组织厚度,并且在某些情况下能够提供足够的骨量。为了优化最终的重建效果,受区重建的需求必须与供区并发症的风险相平衡。

游离桡侧前臂皮瓣是一种众所周知且充分报道的皮瓣,广泛用于头颈部重建。游离桡侧前臂皮瓣可为口腔内和口腔外的重建提供薄而柔韧的软组织。由于有较长的血管蒂,游离桡侧前臂皮瓣在覆盖方面相当灵活,能够在放射区域之外进行血管吻合,必要时甚至可以延伸至对侧颈部。游离桡侧前臂皮瓣的前臂供区通常采用刃厚皮片移植和(或)局部软组织推进皮瓣进行修复。虽然供区的修复可能看起来不太美观,但其功能缺陷和并发症通常都比较轻微。

带血管蒂的游离桡侧前臂骨皮瓣兼具游离桡侧前臂皮瓣的所有优点,同时包含血管化的骨组织。它适用于头颈部重建,尤其在不需要或无法获得厚骨组织的情况下,例如面中部重建、无牙下颌骨重建,或者存在腓骨游离皮瓣禁忌证的情况,如下肢血管条件不佳(图15.1和图15.2)。

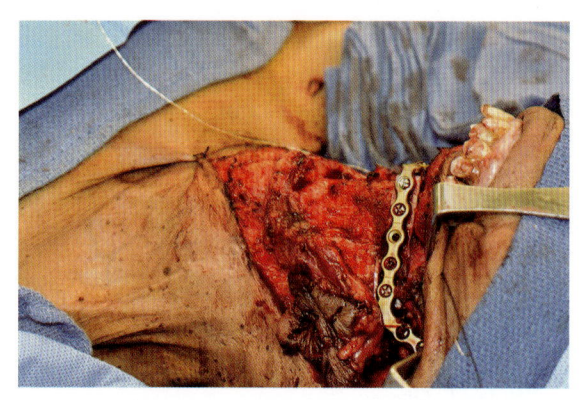

图15.1 结合预先设计好的钛质下颌骨板使用游离桡侧前臂皮瓣进行无牙下颌骨重建的术中照片

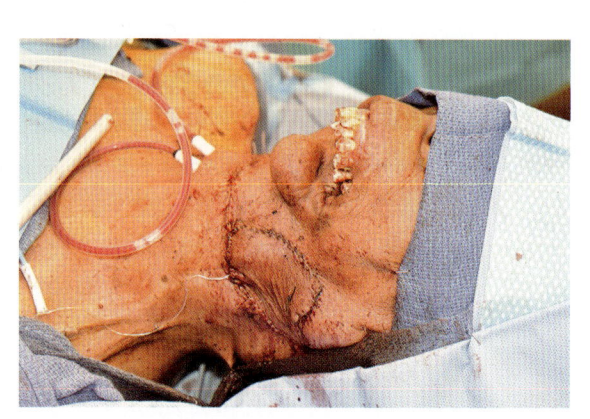

图15.2 与图15.1同一患者的术中照片,在置入外部皮瓣后,为增强外部皮肤的缝合效果和监测皮瓣血运,放置好多普勒导线

此前,由于桡骨供区病理性骨折的发生,带血管蒂的游离桡侧前臂骨皮瓣的应用已逐渐减少。然而,随着预防性桡骨供区钢板固定术的出现(旨在防止桡骨供区发生病理性骨折并发症),使得外科医师重新对该手术方式产生了兴趣。本节阐述了在头颈部缺损修复中应用带血管蒂的游离桡侧前臂骨皮瓣时需考虑的重

要因素，包括关键的局部解剖结构和解剖变异、术前规划、手术技术、术后管理及并发症处理等方面的内容。

历史背景

游离桡侧前臂皮瓣又称为"中国前臂皮瓣"，这一术语最早是在1978年由杨果凡、陈宝驹和高玉智在沈阳军区总医院提出的，当时他们利用这种皮瓣对颈部严重的烧伤挛缩进行了矫正。游离桡侧前臂皮瓣逐渐成为头颈部缺损修复的主要手段，尤其是对于那些无法采用局部带蒂皮瓣修复术的缺损部位。1982年，Biermer拓展了游离桡侧前臂皮瓣技术的应用，将一个带血管的桡骨段作为骨皮瓣用于拇指再造手术。与游离桡侧前臂皮瓣类似，带血管蒂的游离桡侧前臂骨皮瓣也受到了重建外科医师们的欢迎，并被采纳为一种重建手段。

然而，在20世纪90年代末期，带血管蒂的游离桡侧前臂骨皮瓣的受欢迎程度出现了暂时性的下降，当时多篇文章报道称，供骨导致桡骨发生骨折的比率很高。此后，来自腓骨、肩胛骨和髂骨的替代性骨瓣逐渐流行，带血管蒂的游离桡侧前臂骨皮瓣手术的必要性似乎被取代了。

随后，堪萨斯大学医学中心的骨科医师和耳鼻喉科医师描述了如何对供体桡骨取材部位的缺损即刻行预防性钢板固定的方法，这种方法显著降低了供体部位桡骨骨折的发生率。这种改进实质上使带血管蒂的游离桡侧前臂骨皮瓣重新成为一种适用于现代头颈部重建的通用且可靠的选择方案。

解剖学

带血管蒂的游离桡侧前臂骨皮瓣是一种出色的、用途广泛的用于复杂头颈部重建手术的皮瓣技术，原因在于其供区解剖结构一致、供区骨质高度隐蔽、血管蒂长且可靠性高，并且结合多个皮岛组织能够实现复杂的皮瓣设计。这种手术的标准方法是切取前臂桡侧的皮肤及覆盖桡动脉的皮下组织，必要时可向尺侧和近端延伸，包括一段掌侧桡骨和一小段拇长屈肌腱（图15.3）。如果重建时需要肌腱移植，也可将掌长肌腱纳入考虑范围。同时进行预防性的供体部位钢板固定，有助于安全获取多达50%桡骨周长的骨段。

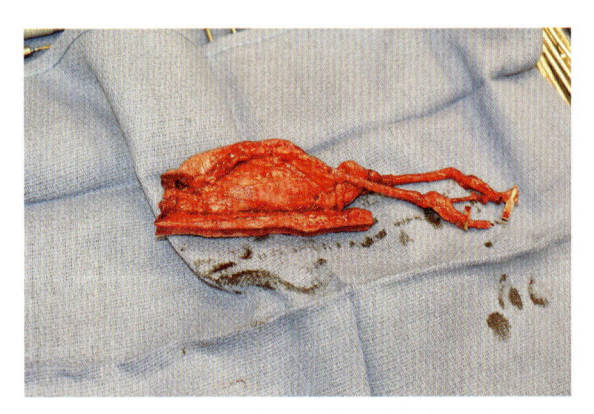

图15.3 图中展示了带血管蒂的游离桡骨前臂骨皮瓣，包括岛状皮瓣、掌侧桡骨骨块及带有双重引流系统的长蒂

带血管蒂的游离桡侧前臂骨皮瓣的滋养血管为桡动脉。其皮下筋膜穿支浅层穿过前臂筋膜，为皮瓣提供血液供应，而深层穿支则穿过桡侧隔膜，为桡骨供血（图15.4）。对于一般成年人，通过触诊在前臂远端很容易就能辨认出桡动脉，其直径约为3mm，长度为14~

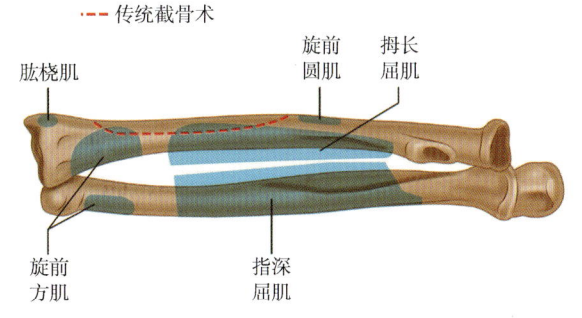

图15.4 传统桡骨截骨术规划示意图［引自Matthews et al. by Springer Nature. Matthews J，Ng W，Archibald S，Levis C. The use of the radial styloid in the extended osteocutaneous radial forearm free flap. Plast Surg（Oakv），2016，24（2）：89–95］

22cm。在肘窝处，肱动脉分出桡动脉和尺动脉。文献也报道了桡动脉的生理变异。最常见的变异类型是正中动脉的存在，在8%~10%的人群中，该动脉会与正中神经平行地存在于腕管内。

大多数桡动脉血管变异发生在前臂近端部位。因此，从远端向近端追踪桡动脉有助于明确其确切的解剖结构。通常情况下，肱动脉在肘窝前方约1cm处分出桡动脉和尺动脉；这种情况见于70%的患者。随后，桡动脉在前臂近端1/3处位于肱桡肌和旋前圆肌之间，并在前臂远端沿着肱桡肌与桡侧腕屈肌之间的外侧（桡侧）肌间隔下行。在120具尸体标本中，有9.2%的标本存在腋动脉或肱动脉的高位分叉现象，其中18.1%的分叉起源于腋窝，81.8%的分叉起源于肱二头肌沟。在远端，桡动脉变得更为浅表。在这个层面，它被深筋膜、浅筋膜及皮肤所覆盖。重建手术相关文献中报道的其他变异情况包括：桡动脉重复出现（最常见的位置是在优势桡动脉的外侧）、先天性桡动脉缺失，或者独特的解剖路径如位于旋前圆肌下方。

有关掌浅弓和掌深弓的几种解剖变异已有描述，这些变异可能是完整的，也可能是不完整的。据报道，完全型掌浅弓的发生率高达84.4%，其中最常见的类型是桡动脉掌浅支与尺动脉相通。不完全型变异可能会导致手部的一部分或者整个手部完全依赖于桡动脉或者尺动脉单独供血。

采集带血管蒂的游离桡侧前臂骨皮瓣的患者的尺动脉可通过掌弓血管充分供应整个手部的血运，包括拇指。临床上，这一情况可通过艾伦试验来评估。Dr. Edgar V Allen于1929年在研究3例血栓闭塞性脉管炎患者时首次提出了"艾伦试验"这一术语。艾伦试验需要检查人员指导患者握拳，同时闭塞桡动脉1分钟，随后释放桡动脉，观察手部是否恢复红色，同时患者进行主动的手指伸展和屈曲。该原始技术现已有所调整，现称为"改良艾伦试验"。

现在，让患者握拳30秒，同时对桡动脉和尺动脉施加压迫。随后，患者需将拳头张开，然后选择性地松开尺动脉。如果存在足够的侧支循环，3~12秒手部的颜色应恢复正常。如果皮肤颜色未恢复，提示可能存在掌弓血管连接不完全的情况，为改良艾伦试验结果阳性。由于改良艾伦试验具有主观性，可能会因观察者的偏见或解剖结构的差异而导致假阳性或假阴性结果。因此，在改良艾伦试验的基础上又增加了各种客观的非侵入性检查方法以提高其可靠性，包括容积描记法、多普勒超声、双功能超声检查及脉搏血氧饱和度检测。对于评估手部侧支循环的最佳检测方法尚未达成普遍共识，选择特定的无创检测方法还是仅依靠临床诊断，这取决于负责检查的外科医师的个人偏好。

将多普勒超声技术添加到改良艾伦试验中，可能会显著提高这种评估的客观性。使用8MHz的笔式多普勒探头确认手腕处桡动脉和尺动脉的完整脉冲。然后将探头置于掌侧缘大鱼际隆起处的掌弓上以确认掌弓血流情况。接着，同时对桡动脉和尺动脉直接施压，多普勒信号减弱证实远端血流缺失。此时，松开尺动脉，通过多普勒信号确认掌侧血流恢复情况。桡动脉受压时多普勒信号消失，提示手部桡侧缺乏尺动脉供血，被认为是阳性试验结果。

前臂的静脉回流主要通过桡动脉旁边成对的伴行静脉完成。深部的伴行静脉在肘关节处汇入肘正中静脉，在这一部位，浅静脉通过肘深静脉与深静脉系统相通。浅静脉回流是通过头静脉进行的，可以在游离皮瓣时纳入头静脉，也可以将其作为额外的回流选择。桡侧伴行静脉内腔直径一般为1.5mm，而头静脉直径通常为3mm或更大。头静脉切取操作简单，最常被用作单一的静脉回流系统。单一头静脉回流方式的缺点在于存在血管血栓形成的风险和带血管蒂的游离桡侧前臂骨皮瓣移植失败的可能。伴行静脉在注入肘正中静脉之前，在肱动脉分叉处汇合成一条较粗的静脉。这条汇合静脉的长度为 0.25～1.5cm。使用直径更大的汇合静脉，能够实现从血流动力学上更具优势的深静脉系统进行有效的静脉回流，同时也能提供适合显微吻合的管腔宽度。

一般而言，皮瓣静脉回流的设计有多种选择，包括单独采用深静脉系统、浅静脉系统，或是深浅静脉系统的双重组合配置。先前的研究表明，与使用单独的深静脉引流系统或深浅静脉双重组合引流系统相比，使用浅静脉引流系统也能获得类似的效果，最终的选择往往取决于整形外科医师的偏好和（或）过往经验。

术前规划

对于带血管蒂的游离桡侧前臂骨皮瓣手术而言，术前规划对于实现成功的重建效果既不可或缺又至关重要。这一评估过程包括详尽的患者病史采集和全面的临床检查，并根据需要辅以诊断性影像学检查。

既往史及社会史

患者病史应明确患者的利手情况及（如果适用的话）职业，因为这将有助于选择合适的供区手臂。确定患者上肢是否曾接受过任何可能危及皮瓣血运的手术也非常重要。

临床检查

在确定患者的惯用手或优势手之后，需要评估对侧肢体的皮肤质量、组织体积和连贯性，以及是否存在任何既往的瘢痕或手术干预情况。通过艾伦试验来评估掌弓的连续性。也可以进行改良艾伦试验，即利用多普勒超声评估桡侧掌弓，或在整个检查过程中使用脉搏血氧监测仪监测血氧饱和度。这种评估可以确定尺动脉是否足够强健，可以在桡动脉切除后通过掌弓向手部供血。

根据经验，笔者发现将艾伦试验与超声检查相结合的方法能够提高判断动脉血流优势的准确性，从而无须在术中处理因尺动脉供血不足而导致的手部缺血问题。此外，这种更为全面的术前检查工作，减少了术中在皮瓣切取前松开止血带的必要性（即在最终结扎供体桡动脉之前评估手部桡侧的血液灌注情况），进而最大程度地减少了手术区域的出血，并缩短了后续的手术时间。

影像学检查

在临床评估充分的情况下，基于影像学的检查并非术前检查的必要部分。然而，当临床检查结果不明确时，影像学检查可以作为临床检查的补充结果，并且能给出更清晰的解释。例如，如果在艾伦试验中手部的再灌注不迅速、不良好，动脉多普勒超声扫描就能够客观地阐释肢体血管的功能状况，并确认切取桡动脉是否安全。

器械设备 / 所需物品

定位 / 准备工作
- 分体式或通用型铺巾系统。
- 碘伏或氯己定消毒液。
- 仰卧位，手臂置于托手板上。

药品
- 根据主刀医师的偏好使用术前抗生素。
- 以 10ml 为一份的 "Tsai 溶液"（用于血管管腔冲洗）。
  - 250ml 乳酸林格液，加入 30ml 1% 利多卡因（不含肾上腺素）和 3000U 肝素。
- 0.5% 的丁哌卡因或罗哌卡因用于术后疼痛控制。
- 考虑在前臂放置镇痛导管。
- 肝素备用。
- 骨蜡备用。

器械设备
- 显微器械托盘。
  - 需备有两套：一套已打开可供使用，另一套作为紧急备用托盘。
- 头颈 / 整形器械托盘。

- 手外器械套件。
- 骨凿。
- 往复锯和摆锯。
- 取皮刀。
- 伤口真空辅助闭合装置。

缝线
- 4-0 单乔缝线。
- 3-0 和 4-0 薇乔缝线。
- 8-0 Ethilon 带针缝线（2815G）。
- 2-0 丝线，用于固定引流管。

引流管
- 10 号扁平型 JP 引流管，全槽型或布莱克圆形引流管。

要求
- 高清显微镜，250 倍物镜，最好带有显示屏以便工作人员能同步观察。
- 保持手术室温度在 70～75℉（21.1～23.9℃）。
- 两组手术团队，分别负责供区和受区的协助工作。
- 双侧下肢序贯加压装置（sequential compression devices，SCDs）。
- 压力点部位的衬垫。
- 放置导尿管。
- 根据麻醉评估结果放置动脉测压管。

设计/技术

患者体位

患者取仰卧位，头部略超出床头边缘。使用约束带和肢体带将患者固定在手术台上。在双侧下肢放置序贯加压装置，以预防深静脉血栓形成。在患者肩部下方垫上肩垫，头部下方垫上凝胶垫或泡沫垫，使颈部伸展。将拟获取带血管蒂的游离桡侧前臂骨皮瓣的上肢放置在手外科侧台或可伸展的臂板上，注意肩部的位置，避免肩部过度外展或伸展，因为这可能会导致臂丛神经牵拉伤。在开始获取皮瓣前，可采用改良方法，借助脉搏血氧监测仪重复进行艾伦试验；或者在分离桡动脉后结扎桡动脉前，进行术中艾伦试验。

术前准备及铺单

对整个供区肢体从腋窝到指尖进行术前准备。铺上一块肢体手术单，或者两块分体式手术单，一直铺到腋窝处，然后在肩部/上臂部放置一个衬垫良好的无菌止血带，使肘窝充分显露。

皮瓣设计与切取

使用一副备用的无菌手术手套、无菌手套包装纸或一块无菌的 Esmarch 弹性绷带，制作出一个与受区头颈缺损部位形状相符的模板。然后将模板放置在供区的桡动脉上方，同时确保能将头静脉纳入切取范围。在切开之前，需预先规划好供区的闭合方式，可采用植皮或邻近穿支皮瓣的方法，以便将前臂近端的切口引向肘前窝。局部皮瓣重建技术通常会在皮瓣设计中纳入近端皮瓣切取切口，一般需要在偏向前臂桡侧的位置做取皮切口，这样就能获取更多以尺动脉为蒂的组织用于供区的重建。如果选择植皮来修复供区缺损，那么要标记出一条从模板近端标记处延伸至肘前窝的弧形切口。

在肘部用手按压肱动脉，同时将肢体抬高约 60 秒，使肢体部分驱血。这样可借助重力让肢体部分驱血，同时在血管中保留足够的血液，以便在后续的解剖过程中能清晰地识别所有关键结构。也可以将止血带充气至 250mmHg 来进行驱血。

然后做皮瓣切口，向下切开皮肤和皮下组织，找到前臂肌肉的筋膜，操作时需格外小心，避免损伤头静脉和桡神经感觉支，这两者在前臂远端均走行于前臂筋膜浅层的皮下组织内。在腕部找到桡动脉，用精细的解剖操作和血管环将其游离出来。将远端的伴行静脉和其他小静脉夹闭并离断。将头静脉再向远端游离 1～2cm，然后夹闭并离断。在肱桡肌（桡侧）

和桡侧腕屈肌（尺侧）肌腱表面做轴向的筋膜切口，这样可以安全地将连接皮瓣与桡动脉及其伴行静脉的桡侧筋膜间隔整体掀起——筋膜切口不损伤桡侧筋膜间隔。必须小心保留桡动脉至桡骨的深层骨膜分支，这些是穿支血管，将为带血管蒂的游离桡侧前臂骨皮瓣的骨移植部分提供血运。头静脉也与皮瓣一起整体掀起，作为皮瓣的辅助或双重组合的第二套静脉回流系统。

在腕部，桡神经感觉支走行于靠近头静脉处，准确辨认桡神经感觉支的浅层分支极为重要。精心保留桡神经感觉支的分支，可避免日后出现痛性神经瘤和慢性疼痛综合征；值得注意的是，桡神经感觉支走行于皮下脂肪的较深层，其所在平面恰在头静脉的深面。相比之下，前臂外侧皮神经与头静脉走行于同一平面，紧密伴行于头静脉的走行路径。

然后做近端切口，切开皮肤和皮下组织，注意辨认并保留浅静脉系统及感觉神经。前臂外侧皮神经位于头静脉旁，前臂内侧皮神经则位于贵要静脉旁。浅静脉回流系统通常行走于肱桡肌浅面。将其游离并向近端追溯，通常可见其在肘窝附近与深静脉系统汇合。桡动脉及其伴行静脉在肱桡肌肌腹下方走行，通过牵开肱桡肌与桡侧腕屈肌之间的平面可显露该血管。

接下来，可以将皮瓣的皮岛从前臂肌肉上掀起。如果有需要，此时可以松开止血带，以评估手部的血运情况。要做到细致的止血。在桡动脉远端放置血管夹，然后观察手部的血运情况，以确认手部尺循环完好无损。桡动脉远端和头静脉的离断位置应在皮瓣边缘以外至少1cm处。在皮瓣带有血管蒂的情况下，将远端皮岛的桡侧和尺侧部分从肱桡肌和桡侧腕屈肌的肌腱上掀起，操作时需小心保持肌腱表面组织的完整性，以防止术后肌腱与植皮处发生粘连。或者，切取筋膜上的皮瓣可能会在肌腱与覆盖在上面的软组织或皮肤移植之间提供一个

额外的血管化筋膜软组织滑动屏障。

桡骨截骨

将肱桡肌牵开，小心保留肌腹的深层组织，该组织内含有桡动脉的筋膜骨穿支分支。还必须小心留意桡神经浅支的深层走行路径。然后沿着桡骨的尺侧缘松解指浅屈肌，并将其牵开，以便显露拇长屈肌。在旋前方肌附着于桡骨处将其横断。将骨膜和拇长屈肌沿桡骨纵向向下剥离。

显露桡骨后，下一步是规划截骨。在仔细评估和测量待重建的缺损部位后，确定要切取的骨块长度。桡骨通常在前臂中下段1/3处切取，即在旋前圆肌和肱桡肌肌腱止点之间（图15.5）。远端截骨部位必须在桡骨茎突近端至少2.5cm处，以便在进行预防性钢板固定时至少能拧入2枚螺钉。在近端，骨块甚至可以切取到旋前圆肌止点以外的部位。在这种情况下，旋前圆肌肌腱需要重新附着在剩余的桡骨上，或者直接缝合到钢板上。图15.6展示了游离皮瓣切取后的桡骨情况。

首先使用往复锯进行近端和远端的横向截骨切割，随后用摆锯将这些切口纵向连接起来。桡骨厚度的50%都可以被成功且安全地切取下来。最好从桡骨的近端开始切割，然后向远端推进。必须格外小心，避免损伤相邻的神

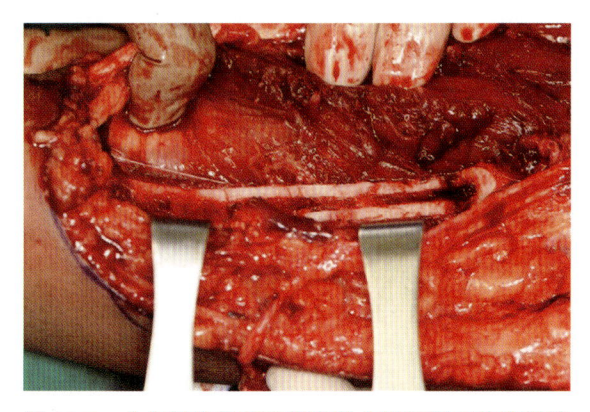

图15.5　术中照片显示了游离骨皮瓣切取后的桡骨情况。注意剩余骨的厚度及近端截骨部位的斜形切口，这是一种常用的截骨角度

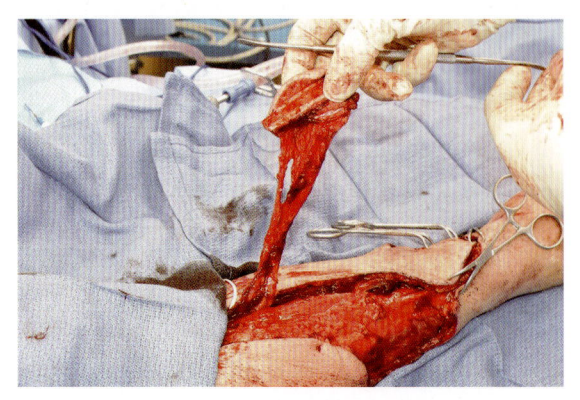

图15.6 术中照片显示在切取桡骨后已完成的近端血管蒂解剖情况。请注意采用了深、浅静脉回流的双重引流系统

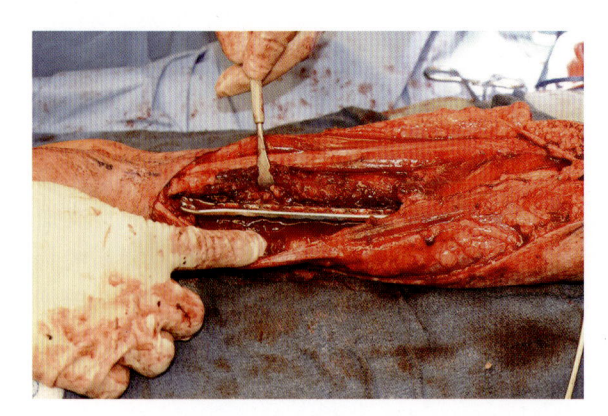

图15.7 术中照片显示游离桡侧前臂骨皮瓣切取后进行的桡骨预防性钢板固定情况

经血管和肌腱结构。这种从近端至远端的技术方法能够最大程度地降低因桡骨直径在解剖学上较小而导致取骨过厚的风险。对锯片进行冲洗可以防止骨瓣周边发生热坏死，这对于维持骨瓣内骨细胞的活性至关重要。在骨移植物表面保留骨膜，并在背侧切开骨膜，从而完成带血管蒂骨移植物的切取。操作必须格外小心，避免将骨移植物与血管蒂分离。

供区近端血管的准备

截骨完成后，从远端向近端掀起皮瓣。在结扎血管之前，需仔细评估并明确近端动静脉的解剖结构。深静脉系统和浅静脉系统常汇合成一条口径较大的静脉，非常适用于吻合。如果沿着这条大口径静脉向肘窝近端追溯，若需要构建双重引流皮瓣，它可能会分成两条较大的流出静脉。沿着桡动脉从远端向近端探查。最远端的分叉很可能出现在桡动脉与桡侧返动脉的交汇位置。在切取皮瓣前，对原位的血管蒂动静脉进行标记（建议对动脉和静脉使用不同尺寸的血管夹），这样可以简化后续对血管的识别及为吻合所做的准备工作（图15.7）。一旦皮瓣准备好进行转移，就结扎供区的静脉和动脉，将皮瓣转移至受区并嵌入，进行骨固定（从而确定血管蒂的方向和长度），然后进行微血管吻合。

桡骨的预防性钢板固定

在进行桡骨截骨取骨后，前臂骨折发病率高。在一些较早的研究中，采用传统方法且未对桡骨进行加固的情况下，桡骨截骨术后桡骨病理性骨折的发生率在20%~67%。对尸体桡骨进行的生物力学研究表明，即使是较小的截骨，达到桡骨直径的1/3，也可能导致皮质完整性和桡骨强度最高损失达24%。在一项基于动物骨骼的生物力学研究中，去除骨骼横截面面积的25%、33%和50%，分别会导致骨骼抗拉强度下降70%、80%和85%。

1999年首次有文献描述，在切取带血管蒂的游离桡侧前臂骨皮瓣组织瓣后，对桡骨采用预防性内固定来加固供区；其结果表明，这能够恢复完整桡骨75%的骨强度，并将总体骨折发生率降低至0.5%~2.6%。采用预防性钢板固定后，能够安全切取的骨量或许可增加至桡骨周径的50%。

已有多种钢板被用于桡骨的预防性内固定。一种3.5mm的直形不锈钢动力加压接骨板，以中性模式作为中和张力带使用，是文献中描述最多的、最常用的接骨板。这种特殊设计的接骨板横跨在截骨后的桡骨表面，采用双皮质螺钉固定，以便重新分配拉伸力和扭转力，避免这些力集中在因取骨截骨而形成的支点上。最近，已推出了低断面且符合解剖外形的钛质或不锈钢接骨板，并用单皮质锁定螺钉系统进行固定；这些接骨板可以是T形或直形的，厚度为2.4～3.5mm。一项应用于绵羊胫骨的各种预防性接骨板的生物力学研究发现，与单皮质锁定系统相比，采用双皮质螺钉固定的3.5mm直形不锈钢加压接骨板接骨板展现出了最高的既定应变标准。

根据作者经验，在通过前路切取骨皮瓣后，通常会使用3.5mm的不锈钢加压接骨板对桡骨进行内固定（图15.8）。将接骨板放置在桡骨骨缺损处的前表面，通过双皮质螺钉固定使其贴合到位，在截骨缺损的每一端至少拧入2枚螺钉。通常情况下，根据截骨缺损的长度，需要使用8～14孔的接骨板。接骨板的螺钉以中性模式（即非加压模式）拧入，起到中性张力带的作用，以提供桥接加固，并防止拉伸力集中在完整的桡骨皮质上（即防止在完整的桡骨皮质上形成铰合，否则可能会导致病理性骨折）。这种技术还将我们安全的取骨极限提高到了桡骨周径的50%。在远端操作时，必须格外小心，应确保拧入桡骨背侧皮质的螺钉尖端不会压迫伸肌腱，因为这可能导致肌腱断裂。这种前路手术方法简单有效。

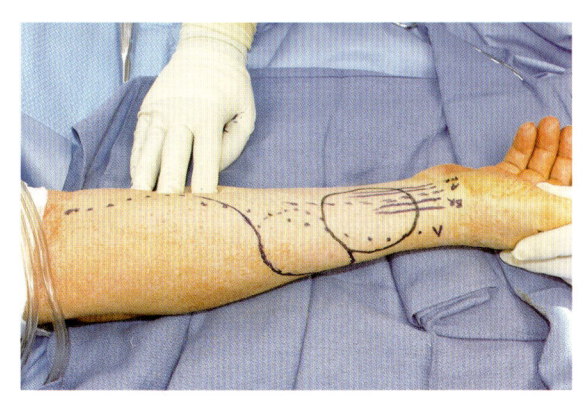

图15.8 术中照片显示了术前在前臂上所做的标记，这些标记规划了对皮瓣供区采用局部尺侧皮瓣进行闭合的方案

也可以采用后侧接骨板固定的方法，即牵开伸肌腱，以便在供区缺损相对的桡骨背侧进行接骨板固定。在远端，牵开桡侧腕伸肌，拧入2～3枚标准的双皮质螺钉。在近端，将旋后肌从骨膜下掀起，然后将接骨板放置在其下方。在这一步骤中必须小心保护穿过旋后肌的后骨间神经（PIN），因为后骨间神经损伤会导致手指和拇指的伸肌瘫痪。不要在缺损腔内拧入螺钉，因为有研究表明，这样做会增加螺钉部位的骨折发生率。后侧接骨板上方的软组织覆盖相对较薄，伸肌腱断裂的可能性也更高。

前路和后路这两种方法都已成功应用于临床许多病例，总体骨折发生率降低至2.6%。然而，与前路固定方法相比，后路接骨板固定的操作要求更高，并且会增加与伸肌腱相关的并发症风险。鉴于此，在我们的实际操作中，更倾向于采用前路固定方法。

供区的闭合

为了使前臂供区能更好地闭合，应将包括深部肌肉在内的带血管蒂软组织重新对合覆盖在接骨板上，以防止接骨板外露。将拇长屈肌缝合在接骨板上方，然后将指浅屈肌牵拉至桡侧腕屈肌肌腱上方，直至桡侧皮肤边缘。这样就在接骨板和骨供区上方形成了第二层肌肉层，并且如果需要植皮，也有助于植皮的成活。还可以将旋前方肌修复到肱桡肌肌腱的桡侧边缘，从而形成一个插入的带血管蒂肌肉层，将接骨板与屈肌腱分隔开，以降低肌腱断裂的风险。

已有多种不同的方法被用于闭合带血管蒂的游离桡侧前臂骨皮瓣的供区。在某些情况下，有可能直接闭合供区，但一般来说不常采用这种方式，因为通常切取的皮瓣面积较大，使得直接闭合难以实现。对带血管蒂的游离桡侧前臂骨皮瓣的供区进行预扩张是另一种有助于供区一期闭合的技术。然而，预扩张需要额外进行一次外科手术，这会延误那些需要立即接受手术和重建的肿瘤患者的治疗进程。此外，使用组织扩张器并非没有风险，存在植入物感染或外露的可能。

二期闭合带血管蒂的游离桡侧前臂骨皮瓣供区的技术主要分为两大类：基于非血管化的软组织闭合方法和基于血管化的软组织闭合方法。

非血管化供区重建技术

刃厚皮片移植是一种传统的用于闭合带血管蒂的游离桡侧前臂骨皮瓣供体部位的方法。这种方法在技术操作上较为简单，其相关并发症包括皮片部分坏死、因皮片受区准备不佳而导致的肌腱外露及美观效果欠佳等情况。

荷包缝合技术或交叉缝合技术已被提及并用于部分闭合供区，以减小供区缺损的面积，最终只需要较小的皮肤移植。必须注意避免对腕部褶皱施加过度的张力，因为这可能导致后续腕部活动功能丧失。

对于刃厚皮片而言，另一种替代方法或辅助手段是使用真皮替代物来覆盖供区。一些研究对单纯使用刃厚皮片移植和将真皮基质与刃厚皮片移植相结合的情况进行了比较，结果显示，真皮基质增强组在美观和功能方面都取得了更好的效果。

全厚皮片移植重建是刃厚皮片的另一种替代方案。与刃厚皮片移植相比，全厚皮片移植能提供更厚的创面覆盖，除了能获得更好的美观效果外，还降低了伤口裂开的发生率。全厚皮片可以从多个部位切取，包括腹部、腹股沟、上臂内侧或颈部。也有研究描述过从靠近带血管蒂的游离桡侧前臂骨皮瓣供区的部位切取全厚皮片，这样做是为了改善与二次供区相关的术后效果，并使皮肤颜色能更好地匹配。然而，这种技术所能覆盖的供区缺损面积是有限的。全厚皮片移植技术同样依赖于稳健且血管化良好的受区创面基底，这样才能支撑移植的皮片存活。

少数研究描述通过创新性地利用局部组织重新排布和植皮的方法来闭合前臂较大的供区缺损。在一项针对100例使用局部全厚皮片移植修复带血管蒂的游离桡侧前臂骨皮瓣供区的患者的研究中，Morino Sanchez等介绍了一种植皮技术，即在一种几何模型中使用2~4个三角形局部全厚皮片，用于修复面积达70cm^{2}的较大供区缺损。

血管化软组织供区重建技术

通过局部皮瓣对带血管蒂的游离桡侧前臂骨皮瓣供区进行重建，能够实现供区的一期闭合，且无须额外的肢体供区（如植皮），为前臂供区的闭合提供最为匹配的软组织（通常在美观方面效果更佳），并在显露的肌腱和下方的重建接骨板上形成最佳的软组织滑动屏障。这些局部皮瓣技术可以在单阶段完成，但也受限于闭合缺损所需的组织量与可用的组织量，并可能出现诸如创口裂开、皮瓣尖端部分坏死等复杂情况。

自1988年Elliot等使用尺动脉穿支皮瓣来闭合前臂桡侧供区缺损以来，基于这项技术已进行了多次改良，以优化游离桡侧前臂骨皮瓣的组织覆盖情况。尺动脉位于尺侧腕屈肌的桡侧。尺动脉的主要穿支大约在前臂远端1/3处发出。在豌豆骨近端8~10cm处，通常能观察到1~2条尺动脉穿支。通过保留尺动脉的这些穿支血管，可将前臂剩余的筋膜皮肤组织从深部肌肉上掀起，并向前推进，从而闭合前臂桡侧游离皮瓣的供区缺损。

如果选择V-Y推进皮瓣进行供区重建，前臂桡侧皮瓣在切取时，其长轴最好与腕横纹平行，而不是按照沿桡动脉的解剖设计来切取，这样更便于利用前臂近端的局部组织进行闭合。然而，这种方法可能会降低前臂桡侧皮瓣的存活能力。尺动脉穿支瓣闭合供区也并非毫无风险。由于推进闭合需要进行广泛的皮下剥离，可能导致感觉功能障碍或皮瓣边缘坏死。

目前已有多种基于尺动脉穿支筋膜皮瓣的不同局部组织重排方法被提出，这些方法既有利于按照解剖长轴切取前臂桡侧皮瓣，又能够覆盖更大面积的供区缺损。这些技术包括使用双叶皮瓣、双反相长菱形转位皮瓣及Z字成形术。"基石皮瓣"也是一种可行的用于闭合游离桡侧前臂皮瓣供区的替代技术，它能以较小的创口闭合供区，且具有无植皮相关继发供区病损的优势。

然而，不能仅因为可以避免出现第二个供区，就完全决定选择某种供区闭合方式。在对描述不同类型游离桡侧前臂皮瓣供区闭合方法的24项研究进行的系统回顾中，Shimbo等报告称，基于V-Y推进闭合的全厚皮片移植方法是一种有效的技术，能够适应大小不一的游离前臂桡侧皮瓣供区缺损，且短期并发症的发生率相对较低。他们的数据表明，穿支皮瓣可能会有更高的并发症发生率。

根据经验，作者可能会选择刃厚皮片移植或局部穿支皮瓣来闭合前臂桡侧供区，具体取决于缺损的大小及局部组织是否充足（图15.9）。如果采用植皮的方式，通常会在皮片上涂抹抗生素软膏，覆盖上不粘连的纱布，然后再放置一个负压敷料作为加压包扎物，约持续5天。如果用局部穿支皮瓣来闭合供区，伤口护理措施相对较少，仅在皮瓣周围用不粘连的纱布进行包扎，在皮瓣上方留出一个观察窗，以便在床边进行评估。

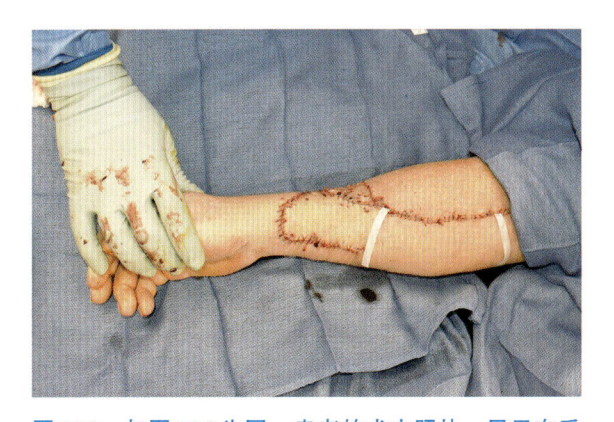

图15.9 与图15.8为同一患者的术中照片，显示在采用尺侧皮瓣对供区进行重建后，又在邻近部位辅以小块刃厚皮片移植来进一步修复

术后管理

有关详细信息，请查阅前臂桡侧游离皮瓣术后管理部分。

并发症

在采用预防性钢板固定之前，带血管蒂的游离桡侧前臂骨皮瓣术后最常见的并发症是供区桡骨骨折，据Satteson等报道，其发生率高达40%。出现这种情况时，需要进行手术切开复位，并使用钢板进行内固定，以复位和稳定骨折部位。尽管进行了预防性钢板固定，仍有0.5%～1%的病例发生桡骨骨折。在这种情况下，处理方法包括切开复位、对手术固定钢板进行翻修，可能需要更换不同类型的钢板，或者结合髂嵴骨移植。考虑到手术改变后的解剖结构和瘢痕形成及存在相邻的内固定器械（有时可能需要取出），用于固定新内固定器械的骨量有限且容错率更低，因此治疗假体周围骨折在技术上颇具挑战性。

术后也可能会遇到供区植皮破溃或失败的情况。在情况较轻时，简单的局部伤口护理或许就能促进伤口充分愈合和闭合。然而，在更严重的情况下，软组织覆盖的缺失可能会有导致肌腱和（或）内固定外露等严重并发症的风险。有报道显示，大面积植皮破溃，即植皮破溃面积超过植皮总面积的50%，会在4%～5%的手术病例中出现。在植皮覆盖后，多达16%的患者称供区前臂的功能受到了限制，而高达28%的患者（尤其是女性患者）抱怨美观效果不佳。

供区可能会出现内固定外露的情况，且可在短期内或长期表现出来。由于手术的性质（即掀起覆盖在上方的自体软组织皮瓣并切取下方的骨质），尽管在供区植皮前已尝试用下方的局部肌肉覆盖钢板，但钢板仍很容易外露。如果相邻的肌肉组织不足以持久地覆盖内固定器械，就应考虑进行局部筋膜皮瓣推进，以确保用额外的软组织稳固地覆盖内固定器械，防止其外露。即便已尽最大努力，组织仍可能会破溃，从而导致内固定器械外露。与肌腱外露不同的是，如果内固定器械外露，生物脱细胞基质并非是可行的治疗选择，因为将其直接放置在外露的内固定器械上并不能促进基质的融入。脱细胞基质需要有血运的创基，且不会在暴露的金属植入物上"存活"。因此，需要提供有血运的组织覆盖。内固定器械外露的程度及周围可用的软组织情况，将决定覆盖的治疗方案。对于中小面积的伤口，有多种局部筋膜皮瓣可供选择用于伤口重建。然而，如果没有可用的局部软组织或其数量不足，则可基于旋髂浅动脉系统进行分期腹股沟皮瓣手术。在第一阶段，掀起皮瓣并将其嵌入外露的内固定器械缺损处；第二阶段通常在2～3周后进行，需要断蒂并闭合供区和受区。或者，如果所有局部皮瓣或带蒂皮瓣的选择都不可行或已用尽，可考虑采用第二个游离皮瓣来覆盖外露的内固定器械。

据报道，肌腱外露的发生率高达28%。为预防肌腱外露，在皮瓣掀起过程及供区闭合过程中都需要加以注意。在掀起皮瓣时，目标是确保腱周组织不受损，并保留在下方的肌腱上。这不仅有利于肌腱的营养供应、保护及防止形成限制性的肌腱粘连，也有助于供区的处理，使植皮更易附着和成活。然而，尽管本意良好，但由于植皮附着不佳导致植皮效果差，或者患者自身存在愈合缺陷，又或是供区受到二次创伤等原因，供区仍可能出现肌腱外露的情况，导致腱周组织受损。在这些情况下，必须采取干预措施以确保肌腱不会因此受损。与处理内固定器械外露的情况类似，修复方案包括局部软组织推进、采用筋膜皮瓣或带蒂皮瓣。在更严重的情况下，若局部软组织无法即刻获取或数量不足（且假设不存在内固定器械外露的情况），可以选择分阶段进行处理，先应用脱细胞生物基质，再进行确定性的植皮覆盖。对于难以处理的病例，分期腹股沟皮瓣移植仍是一种备用方案。

供区肌腱断裂是一种严重的术后并发症，部分患者可能会出现。在这种情况下，肌腱断裂要么是由于术后肌腱外露并出现干燥和（或）感染继发所致；要么是由于内固定器械撞击了受影响的肌腱［即因与螺钉尖端、钢板和（或）螺钉头部直接接触而导致的磨损性肌腱断裂］。有断裂风险的肌腱位于前臂桡侧，包括肱桡肌、拇长屈肌、指深屈肌、拇长展肌、桡侧腕屈肌和拇长伸肌。最常发生断裂的屈肌腱是拇长屈肌和示指指深屈肌，因为它们是腕部水平最深的屈肌腱，所以最有可能与内固定器械发生摩擦。在手背侧，最常受伤的肌腱是拇长伸肌。

在这些情况下，患者很可能会主诉持续存在前兆疼痛，随后先前的手部功能突然丧失（即断裂肌腱的特定功能急性丧失）。理想情况下，如果患者出现持续的桡骨腕部疼痛和捻发音（腕部有一种"嘎吱嘎吱"的感觉）等早期前驱症状，同时伴有特定的肌腱滑动，担心肌腱即将断裂，那么就应该进行X线和（或）CT检查，以评估内固定器械是否发生移位。如果这些检查表明存在肌腱受到机械性撞击的情况，紧急翻修内固定器械并进行肌腱松解术或许能够预防随后的肌腱断裂。

然而，如果患者表现出明确的肌腱断裂情况，那么修复工作就会变得复杂得多。在这些病例中，诊断通常基于临床表现；不过，如有需要，也可以通过超声检查和（或）磁共振成像检查来辅助诊断。此外，断裂的肌腱极少能够进行简单的一期肌腱修复。由于内固定器械导致的肌腱病变或断裂的特性，肌腱损伤部位往往会出现磨损且形成瘢痕，残端失去活性，需要进行切除清创，这会造成明显的肌腱缺损。如果近端肌肉仍有活性且肌腱残端足够，采用肌腱移植修复术可以恢复肌腱的原有长度和功能。用于游离移植的主要供体肌腱包括掌长肌腱（如果存在的话）或跖肌肌腱；也还有其他的选择。

如果近端肌肉出现瘢痕化、挛缩或因其他原因失去活性，那么转移一条多余的肌腱来重新构建缺失的肌腱功能则是另一种选择。用于重建拇长屈肌功能的极佳肌腱转移供体选择包括肱桡肌、环指指浅屈肌和示指固有伸肌。用于重建示指和（或）中指指深屈肌功能的主要肌腱转移供体选择是将断裂的指深屈肌远端肌腱与完好且有功能的环指和小指指深屈肌肌腱进行侧侧缝合转移。指深屈肌的特殊解剖结构使得这种方式成为可能，因为四条指深屈肌肌腱共享一个肌腹；因此，四条指深屈肌肌腱可以协同作用，实现手部握力功能。

重建术后可能会出现感觉神经病变或肌无力的情况，根据初始损伤的不同，这可能会表现为短期或长期的并发症。在切取和解剖皮瓣的过程中，正中神经和桡神经浅支可能有受伤的风险。研究报告称，神经病变或肌无力/麻木的发生率在0～9%。预防神经损伤的关键在于全面了解局部解剖结构，并采用精细的解剖技术。在切取皮瓣过程中发生的神经损伤应立即进行修复。神经锐性切割伤可进行直接修复；然而，对于导致神经缺损的节段性损伤或其他复杂损伤，则需要进行神经移植或神经移位。如果桡神经感觉支或正中神经受损，前臂外侧皮神经显然可作为自体神经供体。此外，随着适应证的不断发展，尸体神经同种异体移植正逐渐成为另一种可供选择的移植来源。

手部缺血是最具破坏性的潜在并发症。在对患者进行初步临床评估及术中皮瓣解剖和掀起的整个过程中，都应设置多重保障措施，以预防这一并发症的发生。然而，如果出现了这一并发症，就必须立即采取措施。如果患者存在全身性灌注不足的情况，四肢末端可能都会出现血管收缩；在这种情况下，应对患者进行充分复苏治疗，并仔细观察其反应。此外，确认上游不存在任何血管阻塞（即止血带持续充气或绑得过紧）也至关重要；还应温暖患者的手部，并继续观察手部的血流情况或临床表现是否出现任何急性变化。如果手部缺血持续存在，就应对尺动脉和掌弓的通畅性及血流情况进行评估。多普勒检查或许能确定局部阻塞或血流不足的部位；然而，一旦存在任何不确定因素，就有必要进行手术探查。如果尺动脉无法维持对手部的整体供血，就必须进行血管重建。可供选择的方法包括使用自体静脉移植搭桥来修复桡动脉供区缺损（选择包括反转的大隐静脉移植，或者在原位瓣膜切开术后，利用前臂背侧的原位静脉进行搭桥），将桡动脉远端残端与尺动脉远端进行自体端侧静脉移植吻合，或者在掌弓内进行自体静脉移植搭桥。

结果

与基于腓骨、髂嵴或肩胛骨的皮瓣相比，带血管蒂的游离桡侧前臂骨皮瓣有着相当的功能效果，且成功率很高。一项研究显示，在218例带血管蒂的游离桡侧前臂骨皮瓣手术中，皮瓣成功存活，供区的病损极小，手术取得成功。另一项回顾性研究强调了带血管蒂的游离桡侧前臂骨皮瓣在非下颌部位的头颈部手术中的实用性，在142例患者中有25例选择了带血管蒂的游离桡侧前臂骨皮瓣，原因是其具有多功能性和可塑性。该研究指出，其他骨基皮瓣的骨成分对于复杂的受体部位来说可能过于庞大。正如大量文献所支持的那样，带血管蒂的游离桡侧前臂骨皮瓣的实用性已得到极大发展，其功能多样性已从最初预期的口颌重建，扩展到包括眼眶、鼻上颌、颌面、鼻窦、腭上颌、喉部、环气管及锁骨复合体的重建，且都取得了良好效果和较高的成功率。

结论

游离桡侧前臂骨皮瓣是一种极具优势的皮瓣，能够成功修复众多需要皮肤和骨骼的头颈部位缺损。事实证明，对桡骨进行预防性钢板固定显著改善了供区的预后效果，同时也重新唤起了医师对这一皮瓣选择的兴趣和偏好。现代的游离桡侧前臂骨皮瓣因其薄而柔韧的软组织及适量的骨量，展现出了供区并发症发生率低和多功能性强的特点。然而，与游离腓骨皮瓣相比，游离桡侧前臂骨皮瓣的骨量确实有限。游离桡侧前臂骨皮瓣的特定适应证对某些人群有益，比如少量骨量就足以成功修复的情况（如对面中部或无牙下颌骨的修复），或者无法使用腓骨皮瓣的情况。没有哪一种皮瓣绝对优于其他皮瓣，因为每种皮瓣都有其自身的优缺点及相关的合并症，在手术开始前必须对这些因素进行评估。游离桡侧前臂骨皮瓣已被证明是一种可行且可靠的皮瓣选择，应该成为整形重建外科医师的常用技术手段之一。

（武　振　黑　虎　孟令照　译）

第16章
非血管化自体骨的切取和移植

Aurora G. Vincent and Spenceer R. Anderson

引言

非血管化自体骨移植是重建各类骨缺损的常用技术，其适用范围包括颅颌面、上肢及下肢骨缺损重建。非血管化自体骨移植既可单独用于自体骨增量，亦可填补≤6cm的短骨缺损，或作为血管化骨瓣截骨部位的辅助加固手段。非血管化自体骨移植常用供区包含颅骨、髂嵴、胫骨、腓骨及桡骨。供区选择通常取决于多重因素，包括受区部位、术中患者体位及至关重要的移植骨量。相较于异体移植材料，NVABG因其固有的骨传导性、骨诱导性及骨生成性潜能，成为可靠的骨重建方法。此外，该术式通常不会造成显著的供区损伤。

筛选适宜接受非血管化自体骨移植的患者是保障移植物存活及疗效的关键环节。非血管化自体骨移植的成骨效能完全依赖受区软组织质量及血运条件，以支持局部营养供给，实现移植骨的成功整合与愈合。因此，非血管化自体骨移植在以下情况具有较高失败风险，应避免使用：曾接受放射治疗的受区或存在血管损伤的创面。此类病例需采用血管化组织进行修复。

髂嵴历来是需要大骨量移植材料时最常用的供区，因其具备取材便利性、可同时获取骨皮质和（或）骨松质的优势，以及具有充足的局部软组织以保障供区闭合，故被视为供区选择的金标准。本章将重点阐述髂嵴非血管化自体骨移植技术，详述其取材方法、术中操作要点及患者术后注意事项。

髂嵴非血管化骨的切取

术前评估

术前评估需重点考虑患者的职业类型及活动强度；取材部位的瘢痕在患者穿着特定款式的泳装时可能会显露，或在佩戴厚重腰带可能引发不适，亦可在步行时出现迁延性髋部疼痛。若取材可能显著影响术后日常活动及工作，则应考虑替代供区选择。髋部骨性标志即使在肥胖患者中仍可触及，故BMI通常不构成取材的禁忌因素。既往腹部手术史很少影响非血管化髂嵴的取材，但仍需仔细检查供区是否存在陈旧性瘢痕或损伤。

切取步骤

1. 定位髂前上棘顶点，沿髂嵴向内侧约5cm处标记作为参考点。
2. 在标记点下方约2cm处规划切口（图16.1）。
3. 将皮肤向头侧推移至切口线正对髂前上棘位置后，做切口。

皮肤推移需确保切口最终覆盖骨性标志，以便于术中分离。若在自然体位下直接于髂前上棘表面切开，可能加剧术后疼痛刺激。此外，髂前上棘区域切口在穿着泳装或低腰裤时更易显露，而下移切口隐蔽性更佳。

4. 使用单极电刀分离至骨面，沿髂骨内侧面向内沿骨膜下剥离，清除肌肉组织并显露内侧骨面。

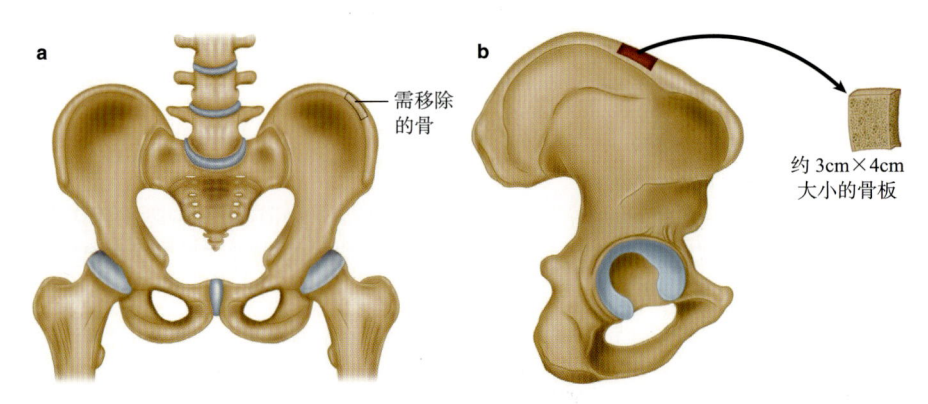

图 16.1　髂嵴深部整块实性骨的切取

5. 置入Taylor拉钩（图16.2），将其尖端向外侧卷曲以保护并牵开软组织，充分显露髂骨。

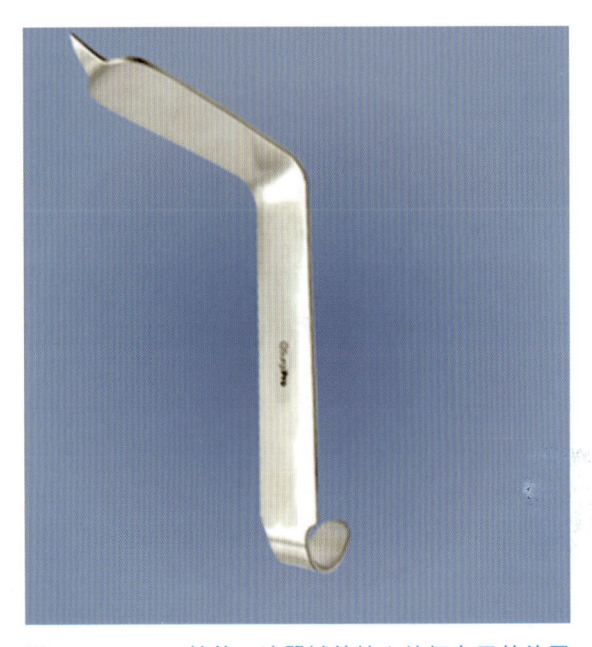

图 16.2　Taylor拉钩。该器械的核心特征在于其外展式尖端设计。术中可将尖端贴附于髂骨内侧，既能实现腹内容物的充分稳定牵开，又能为骨取材维持适宜的操作空间

6. 在持续冲洗下，用摆锯沿骨面作前后垂直截骨，截骨宽度根据取骨量确定（通常2～3cm），截骨深度应达5mm或与摆锯刀片宽度相当。

7. 用摆锯连接上方截骨线，完成骨块顶端截断。

8. 使用宽骨凿凿入截骨线深部，从上至下撬取骨块，通常可获取3cm×4cm的单层骨板。

伤口闭合

1. 使用大量生理盐水冲洗术腔。
2. 在取骨区覆盖明胶海绵片。
3. 可选用双极电凝止血，但骨创面覆盖明胶海绵后通常出血量极少。
4. 分层缝合皮肤及皮下组织。推荐：深层间断缝合使用3-0薇乔线，皮下连续缝合使用单乔线，最后可使用黏合剂关闭皮肤切口。

术后注意事项

1. 患者在无其他手术限制的情况下，可正常行走、淋浴及日常活动。
2. 术腔无须放置引流管，只需在骨创面应用明胶海绵后确认止血，供区术后显著出血风险极低。
3. 患者可能出现切口部位疼痛不适，但髂前上棘下方切口可有效减轻症状（且衣物摩擦刺激较少）。

技术要点

1. 手术通常可获取约3cm×4cm的骨板，必要时可二次裁切至特定尺寸或经碎骨机处理制备骨浆。
2. Taylor拉钩和薄型摆锯是安全获取完整骨板的关键工具。

3. 该技术不会遗留体表可触及的骨缺损，并仅在髂前上棘下方形成短小瘢痕（3～4cm）。

讨论

髂嵴被视为非血管化自体骨移植重建术的金标准供区。手术中其显著的解剖标志便于术野显露，且其解剖位置的特殊性常允许双手术团队同步操作。从解剖学角度来说，相较于桡骨或胫骨等替代供区，髂嵴可提供更大量的骨皮质和（或）骨松质复合移植物。而在外观层面，髂嵴供区瘢痕隐蔽于腰部水平，具有良好的美容效果。

髂嵴供区虽然优势显著且应用广泛，但仍存在手术风险及潜在并发症。文献报道的轻微并发症包括暂时性步态障碍、皮肤感觉过敏、手术部位感染，以及最常见的急性疼痛。严重并发症虽罕见，但可能包括供区骨折或腹壁疝。Katz等专门评估了老年群体髂嵴取骨术的预后，发现虽然取骨量与住院时间呈正相关，但该术式对年轻患者和老年患者均是安全的。

尽管髂嵴取骨术后骨折发生率极低，但生物力学分析仍对供区骨折发生的相关风险因素进行了探究。Schmitz等提出3项预防供区骨折的关键要素：首先，取骨位置低于髂嵴顶端可维持结构完整性，优化骨应力分布；其次，需要依据生物力学角度来平衡取骨时长度与深度的比例；最后，于髂前上棘后方约2cm处取骨可最大程度降低疲劳性骨折风险。

综上所述，髂嵴是修复骨缺损时进行非血管化自体骨移植手术可靠而有效的供区选择。该供区具有取材简便高效、并发症发生率低等优势，应成为重建外科医师常规术式的重要组成部分。

（杨　帆　黑　虎　孟令照　译）

5

第五部分
面部再运动

# 第17章
咬肌神经转移用于面部神经再支配

Marc H. Hohman and Aurora G. Vincent

引言

咬肌神经是下颌神经（三叉神经分支）的一个分支，它是一条解剖位置比较固定的运动神经，可用于替代或补充面神经的功能。虽然面神经和咬肌神经均控制面部肌肉运动，但两者之间存在重要的实际差异。首先，使用咬肌神经进行微笑功能重建时，要求患者咬牙以产生口角移动来达到微笑效果，通过术后物理治疗和练习，许多患者学会无须咬紧牙关就能微笑。一些患者尤其是儿童会通过咬肌神经自然地微笑，但大多数成年人缺乏这种神经可塑性。其次，两种神经的基础神经电信号放电率不同，面神经的基础放电率相对较高，而咬肌神经的相对较低。平时面神经具有较高的静息电位，保持面部肌肉张力，可防止面部在静止时下垂，而咬肌神经较低的静息张力有助于防止磨牙症。

咬肌神经通常用于面神经分支重建，尤其是用于微笑功能重建，但它也可用于替代面神经主干；但咬肌神经可能无法在静息时提供足够的面部肌张力。咬肌神经约含3000根轴突，不到面神经主干内7000根纤维数量的50%，但比受区颊支中的900根要多。当近端面神经无法用于移植时，例如对于有颅底病变的患者或未来可能发生颅底病变的2型神经纤维瘤病患者，咬肌神经可被转移并与面神经主干进行端端吻合。在这些情况下，对眉部、鼻基部、鼻唇沟和口角进行额外的静态悬吊，可能会补充静息时的面部张力。面-舌下神经端侧转移可能是提供静息时面部张力的更好选择，而咬肌神经则专门用于微笑功能重建。除了替代面神经，咬肌神经还可为功能性游离肌肉皮瓣提供神经支配，以及在慢性弛缓性或痉挛性面瘫的情况下，为颧大肌重新提供神经支配。当用于痉挛性面瘫患者的神经再支配时，同时对面部联带运动的面神经分支进行选择性神经切除术可能会改善治疗效果。

在弛缓性面瘫病例中定位咬肌神经在技术上并不难，因为附近面神经分支的完整性，在临床上解剖咬肌神经基本无须担忧；然而，面神经残留肌肉肌张力的患者术中可能损伤面神经额支、颧支和颊支。本章所述的咬肌神经定位和解剖是由耳屏软骨、颧弓和腮腺咬肌筋膜的测量来定位，根据笔者的经验，这是比较可靠的技术。一旦找到咬肌神经，并与面神经颊支进行吻合，就可以控制颧大肌，以恢复微笑功能。神经吻合受区的颊支通常在显露咬肌神经的过程中就可以找到，但必须通过体表标志和电刺激来确认吻合的颊支。

颊支识别

为确保术中神经刺激不全消失，在全身麻醉诱导期间不使用长效麻醉药，并且建议使用不含局部麻醉药的肾上腺素止血。将1ml 1∶1000（1mg/ml）的肾上腺素加入100ml的生理盐水袋中，制成浓度为1∶101 000的不含其他药物的止血水。在患者全身麻醉状态下，为了避免混淆，用"P"来标记面部麻痹一侧。

1. 做耳前Blair切口：从颞部发际线向下延伸至耳垂前方（图17.1），在SMAS下翻瓣，向前延伸至耳屏前方约6cm处。沿着咬肌筋膜延伸到腮腺的前边缘时可以清晰地看到面神经分支。

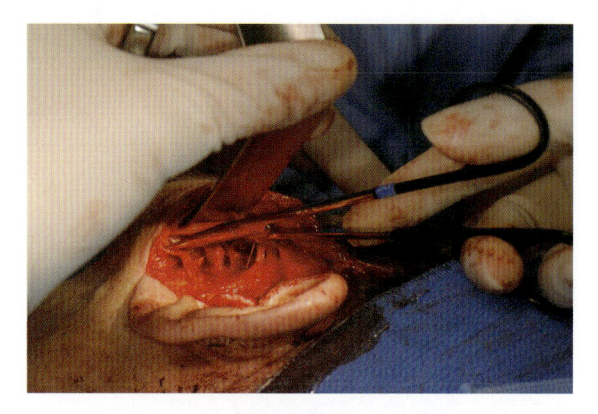

图17.1　缩短的耳前Blair切口

2. 在Zuker点（耳轮根与口角部连线的中点）找到主要控制颧大肌的颊支（图17.2）；通过电刺激来确认控制颧大肌的颊支。颧大肌的颊支位于横行的面横动静脉及腮腺导管的上方且与之处于同一平面，在这个平面可以找到1～2个较粗的颊支。定位并确定颊支后逆行向面神经主干进行解剖，解剖至面神经分叉处，然后沿其周围游离，为咬肌神经吻合做准备。

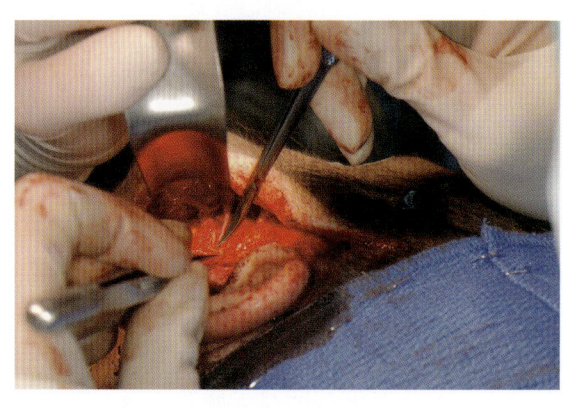

图17.2　面神经颊支

咬肌神经识别

1. 在耳屏软骨前缘前方3cm、颧弓下缘下方1cm处的腮腺咬肌筋膜上标记一个点（图17.3）。通常该点与先前识别出的颊支相距不超过1cm。垂直切开筋膜，在咬肌纤维间进行钝性分离。如果面部呈弛缓性瘫痪，为更好地显露视野可大胆切开肌肉；若患者面部有肌张力则解剖操作应更加谨慎，以免损伤该区域的面神经分支。

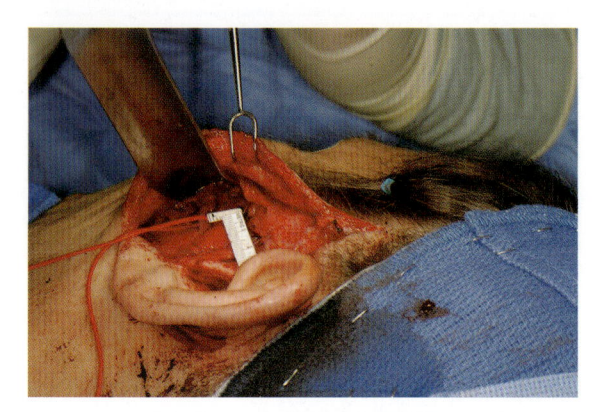

图17.3　定位咬肌神经位置

2. 咬肌神经（图17.4）大致与肌肉纤维平行走行，位于腱膜层下方，靠近下颌升支，在腮腺咬肌筋膜下方约1.5cm深处。有一条静脉紧密伴行于该神经。找到神经后，通过电刺激确认。

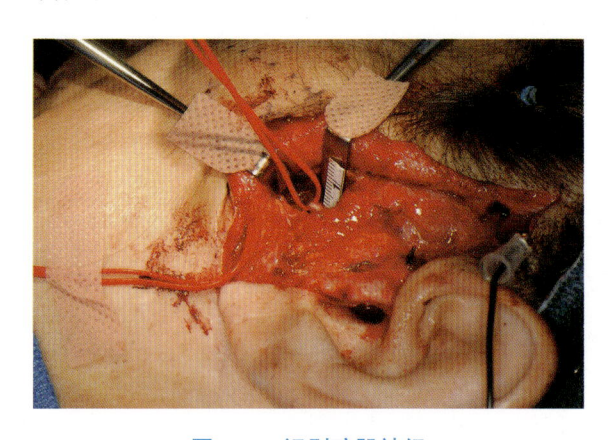

图17.4　识别咬肌神经

3. 向前和向后牵开咬肌肌纤维，向远端解剖神经，直至其分支处。然后，尽可能向近端解剖，即朝向下颌骨乙状切迹。使用McCabe解剖器或小型直角钳在神经周围进行游离（图17.5）。因为该神经直径仅1～2mm，使用手术显微镜辅助观察可能会有所帮助。

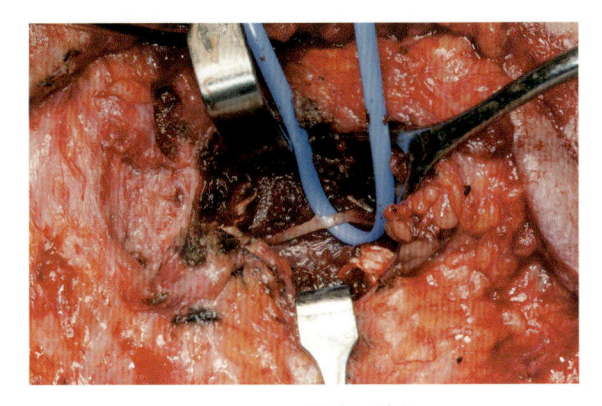

图 17.5　显露咬肌神经

神经转移

1. 尽可能在靠近近端处（面神经分出处）横断游离的颊神经（图 17.6），不包括面神经其他分支。

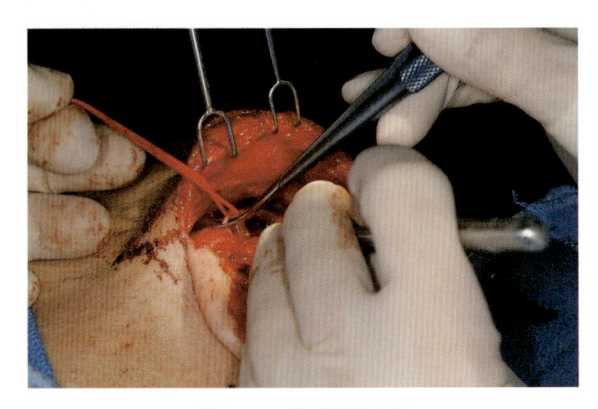

图 17.6　横断颊神经

2. 在咬肌神经远端（咬肌神经分叉前）横断咬肌神经，准备神经吻合（图 17.7）。

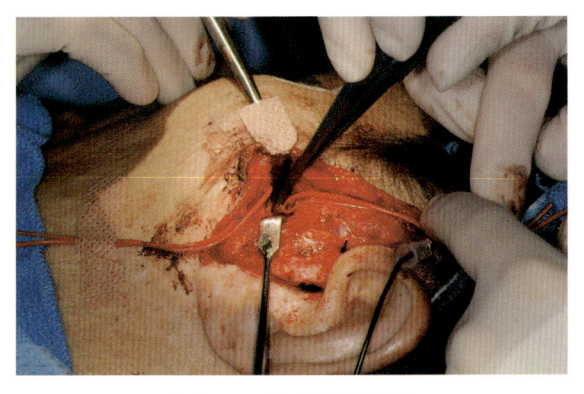

图 17.7　横断咬肌神经

3. 游离咬肌神经时，将咬肌神经从咬肌肌腹内尽可能向外牵出，它可能无法完全游离出术腔。把横断的颊神经远端残端重新调整方向，朝向咬肌神经，为神经缝合做准备（图 17.8）。

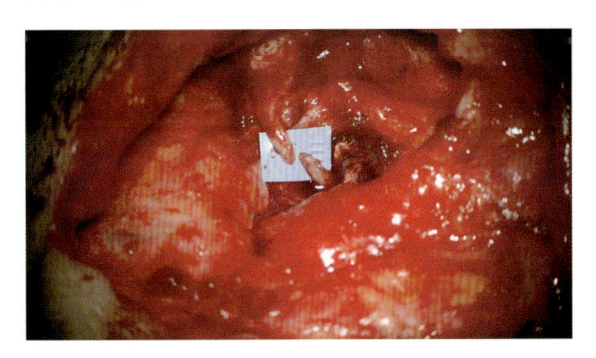

图 17.8　神经对位准备吻合

4. 使用 10-0 尼龙缝线，以端端吻合的方式连接神经（图 17.9）。通常只需在神经外膜上间断缝合 2～3 针。避免缝线过紧，防止神经束在神经缝合处受压或疝出。为了保护神经吻合处，可以涂抹纤维蛋白胶和（或）使用神经保护鞘。

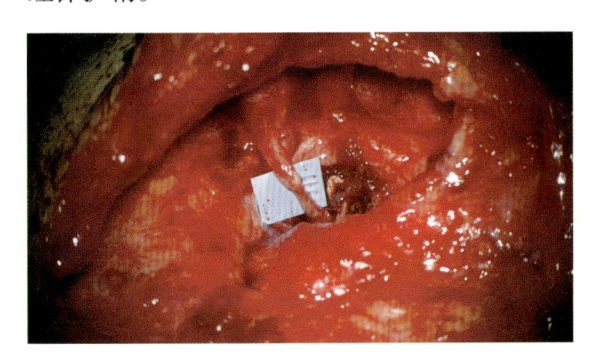

图 17.9　咬肌神经和颊支吻合再支配

要点

对于接受咬肌神经转移手术或面神经手术的患者，在插管过程中避免使用长效麻醉药，尤其是肌松剂。在这些手术中，如果没注意这一点，会使术中三叉神经和面神经分支神经刺激反射丧失，可能会增加医源性损伤的风险。

手术过程中避免使用局部麻醉剂，这些药物在不同患者体内的代谢速度差异极大，注射后相关神经分支的可刺激性可能会丧失数小时。

与弛缓性面瘫患者相比，联带运动患者显露咬肌神经的难度更大，因此当患者仍有残余表情功能时，在咬肌神经附近操作时必须格外小心以免损伤面神经分支。

咬肌神经转移后咬肌萎缩很常见，但通常会在几个月内缓解。由于颞肌和翼内肌具有代偿功能，一般不会影响咀嚼，但可能会导致明显的面部不对称；因此，术前访视时应向患者说明这一点。

尽可能在远端切断咬肌神经，以便最大程度地将断端从咬肌中牵出，这将有助于神经缝合。

（阿布都拉·阿布都克力木
黑　虎　孟令照　译）

第 18 章
门诊眼周重建术

Marc H. Hohman and Aurora G. Vincent

引言

绝大多数急性面瘫患者仅通过非手术治疗和口服药物即可得到有效治疗。贝尔氏面瘫占急性面瘫病例的80%以上，其中73%～93%的患者在一年内可恢复至或接近患病前面神经功能，仅极少数需要手术干预。最需要进行眼周手术的患者群体是那些预计面神经功能恢复缓慢、后期需行神经移植或面部动态修复术者，主要包括存在合并症或高龄且完全性半侧面瘫的患者（如贝尔氏面瘫、拉姆齐·亨特综合征、莱姆病等）、严重贝尔征或角膜感觉缺失及已知面神经离断的患者等。症状较轻但无法通过滴眼液、润滑剂、睑贴及眼睑牵拉维持眼表健康的患者也需行眼周手术。

目前已有多种改善眼睑闭合的眼周术式，包括上睑配重术、下睑紧缩术及数种同时施行这两种手术的方式。本章将重点阐述睑板前入路配重植入术及外侧睑板条眦成形术。虽然睑板前放置上睑配重术在多数患者中可获得更佳美学效果，但睑板前入路使配重位置更偏下方，能加强力学优势，从而使患者在夜间仰卧时更完全地闭合眼睑。植入物的选择取决于术者偏好和患者个体因素。铂金比黄金具有更低的组织反应率，因密度略高而在皮下轮廓更隐蔽；链式配重较实心配重更少引起有临床意义的散光，但长期来看更易发生脱出。理想情况下，术前应在患侧眼睑试贴不同质量的黏性配重以确定最佳植入规格，多数患者可从1.2g开始试戴。多数情况下难以找到既能实现完全闭睑又不会导致睑下垂的完美质量，因此需权衡二者关系选择适宜配重。

外侧睑板条眦成形术作为门诊常规术式，可有效改善多数轻度麻痹性睑外翻，尤其适合与上睑配重术同期在局部麻醉下实施。对于更严重的病例，特别是有慢性弛缓性面瘫的老年患者，可加行内眦韧带固定术和下睑悬吊术，但由于手术范围较大且需精细保护泪道系统，通常需要在全身麻醉下进行。

睑板前上睑配重植入术

1. 在患者直立状态时标记上睑皱襞切口（图18.1），切口长度与配重相当，中心点位于角膜内侧缘外侧或兔眼征（睑裂闭合不全）最显著处。多重睑患者在睑缘上方约8mm的皱襞处标记，皮下注射含肾上腺素的局麻药（避免形成血肿），内侧需足量注射以避免滑车下神经麻醉不全导致的术中不适感。皮肤消毒采用5%聚维酮碘溶液，注意勿破坏手术标记。下方内侧及外侧垂直标记线分别代表切口的预估内外侧边界，中央垂直线对应兔眼征最明显的区域。

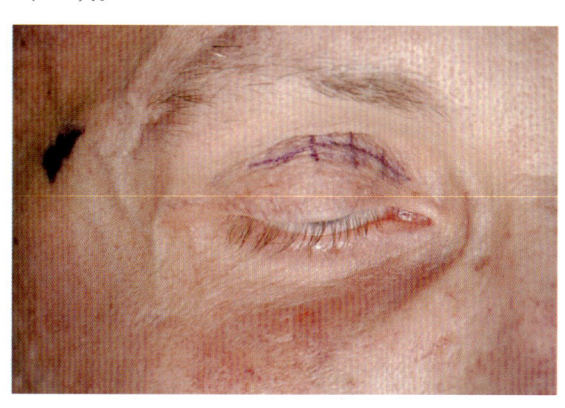

图18.1 眼睑标记

2. 用15号刀片切开皮肤（图18.2），止于眼轮匝肌表面。

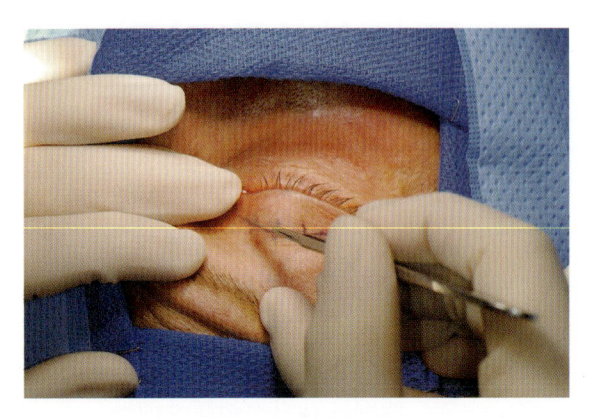

图18.2 眼睑切口

3. 用精细剪刀锐性分离眼轮匝肌（图18.3），分离方向朝睑板下缘倾斜，避免向睑板上方分离以免损伤上睑提肌腱膜。

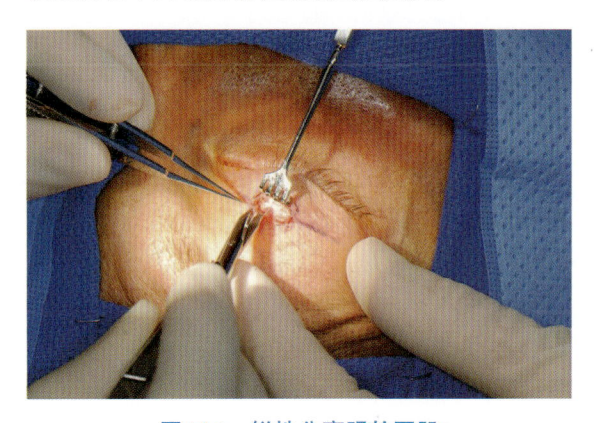

图18.3 锐性分离眼轮匝肌

4. 充分显露睑板（图18.4），根据需要分别向内外侧扩展分离范围，使配重可置于距睑缘约2mm上方且与之平行的位置。使用双极电凝止血（低功率设置，如10～12W）。

5. 确认囊袋大小足以容纳配重后，使用透明6-0不可吸收单丝缝线将配重固定于睑板（图18.5）。进针仅穿透部分睑板，以避免缝线术中或术后磨损角膜。嘱患者向下注视并牵拉眼睑使其脱离眼球后再行缝合。助手需在缝针仍位于睑板内时外翻眼睑，确认针尖未穿透结

膜（图18.6）。先固定配重下缘，再固定上缘。确保缝线结垂直跨过睑板边缘，可避免缝线松弛，以减少术后配重移位的风险。

6. 分两层缝合，以5-0可吸收缝线埋线缝合眼轮匝肌，6-0可吸收缝线间断缝合皮肤（图18.7）。术后涂敷眼科抗生素软膏并冷敷。

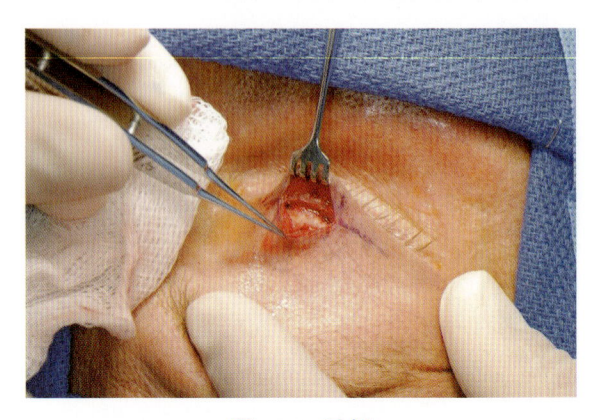

图18.4 睑板

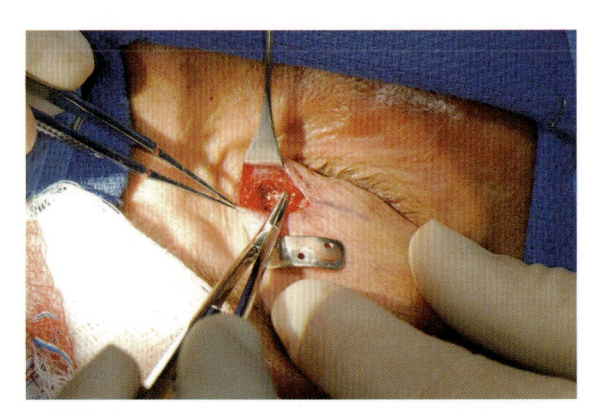

图18.5 通过部分厚度缝合睑板来固定植入物

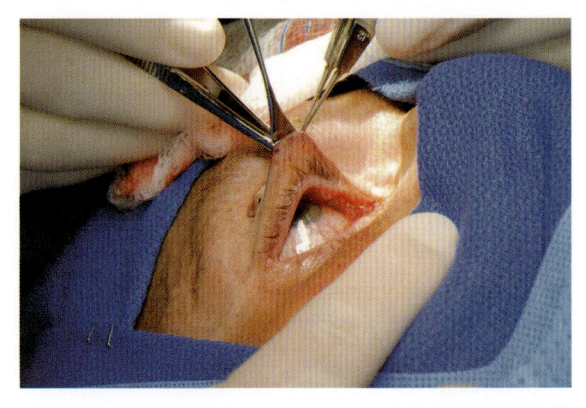

图18.6 在缝线穿过之前，检查并确保其未穿透结膜

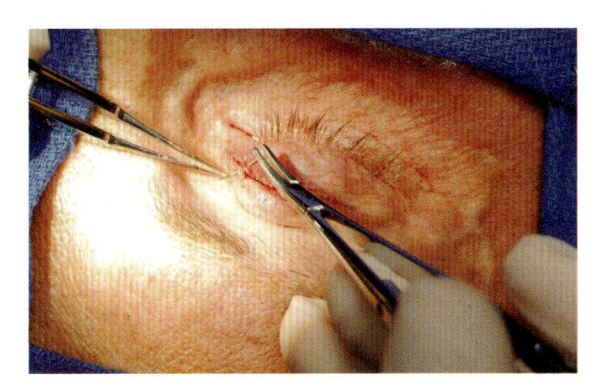

图 18.7　缝合创口

外侧睑板条眦成形术

1. 用精细剪刀沿外侧眶缘行外眦切开术（图 18.8），建议利用鱼尾纹走行设计切口。

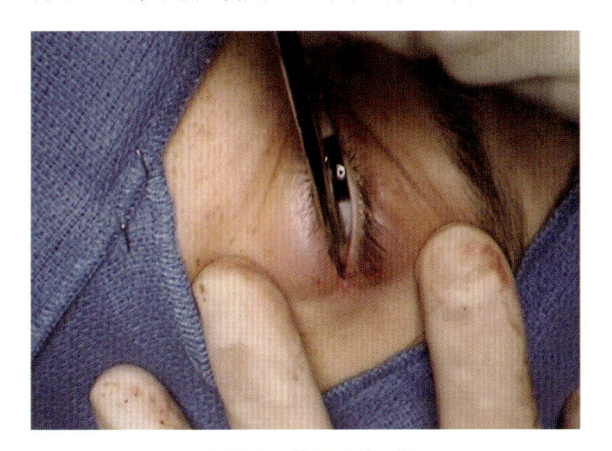

图 18.8　外眦切开术

2. 牵拉下睑外侧，完成下眦松解术（图 18.9），离断所有可触及的外眦韧带下纤维束。

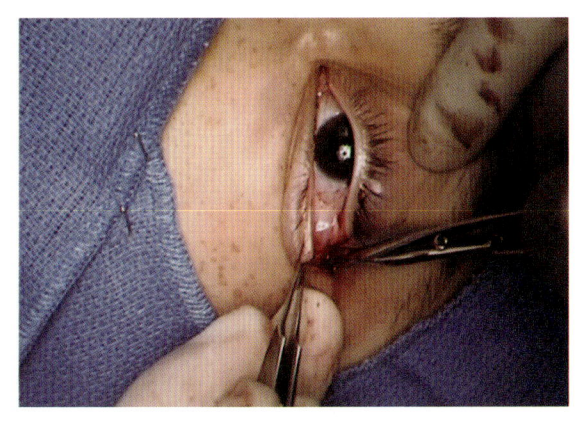

图 18.9　下眦韧带离断术

3. 在下睑板下缘下方距睫毛线约 4mm 处做长约 5mm 的反转切口（图 18.10）。

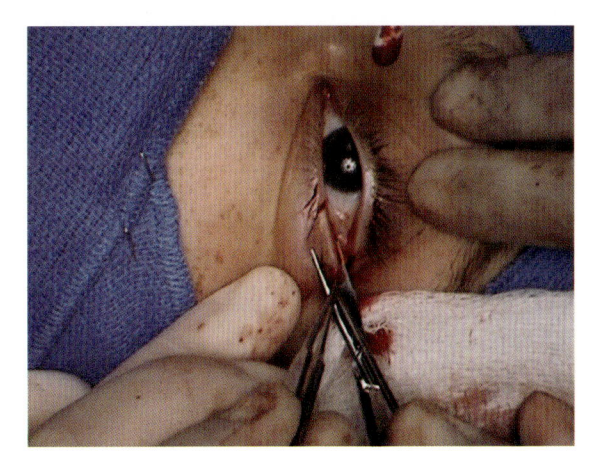

图 18.10　下睑回切

4. 平行于反转切口去除灰线处上皮（图 18.11）。

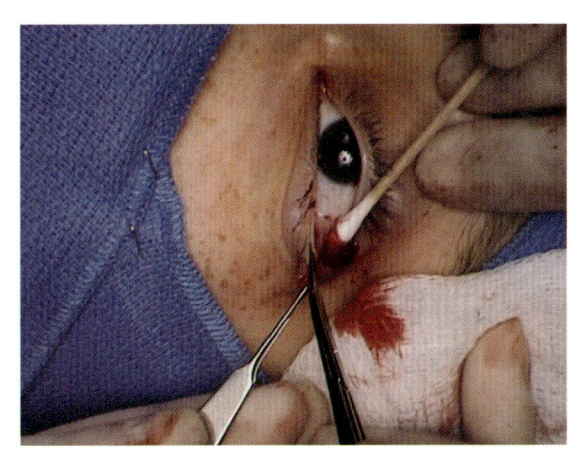

图 18.11　灰线去上皮

5. 将皮肤及眼轮匝肌自睑板条表面剥离（图 18.12）。

6. 用 15 号刀片刮除睑板条表面结膜组织（图 18.13）。

7. 以 5-0 可吸收缝线平行于灰线放置外眦复位缝线（图 18.14），线结朝外，随后用血管钳将缝线转向内侧。此缝线需在悬吊睑板条前置入以避免后续操作困难。

8. 使用双针 4-0 聚酯缝线（图 18.15），两针自深至浅穿过睑板条外侧部（上下排列）。

用手术刀柄或可塑性牵开器将眼球向内侧推移，将缝针自深至浅穿过眶骨膜（约高于内眦水平2mm），保持缝针平行。打结时需过度矫正10%～20%。

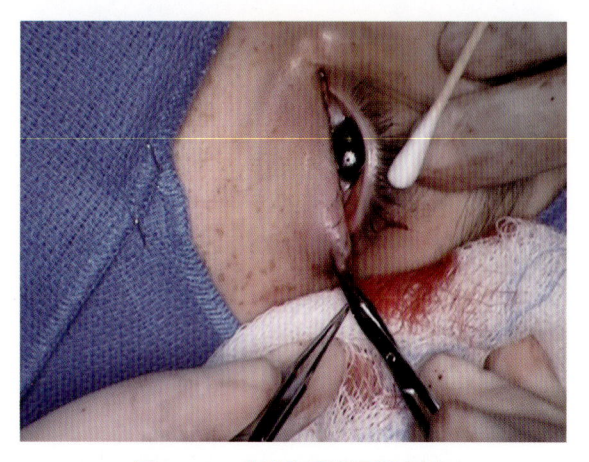

图18.12　皮肤和眼轮匝肌剥离

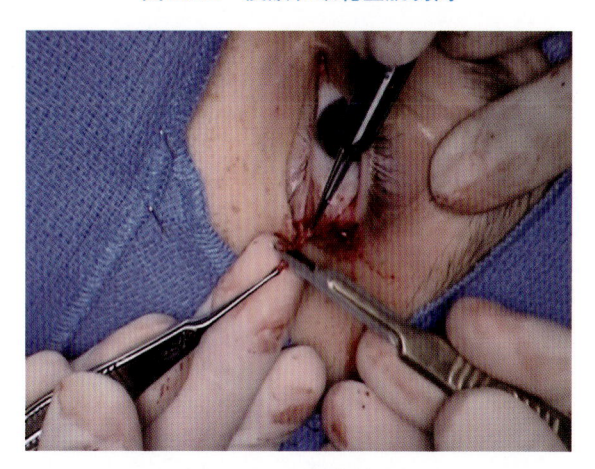

图18.13　结膜刮除

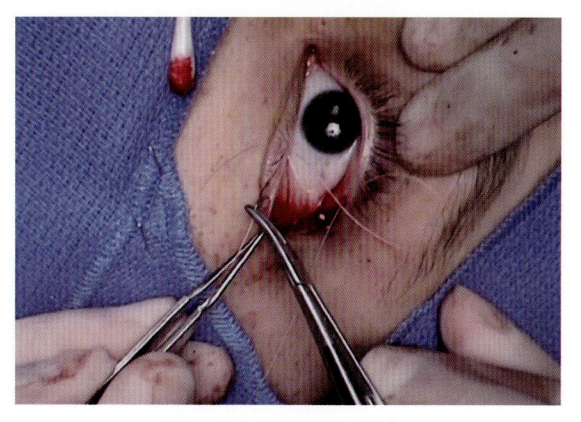

图18.14　外眦复位缝线

9. 收紧外眦复位缝线以形成锐利自然的外眦角（图18.16），分层缝合，利用残留眦部缝线闭合眼轮匝肌，以6-0可吸收缝线间断缝合皮肤。必要时修剪多余下睑皮肤。

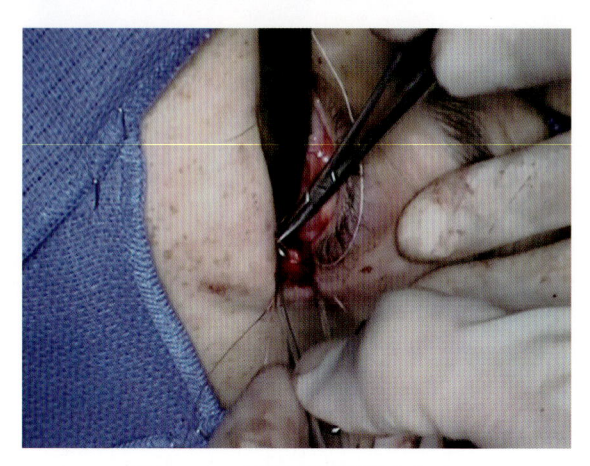

图18.15　外侧睑板条缝和固定

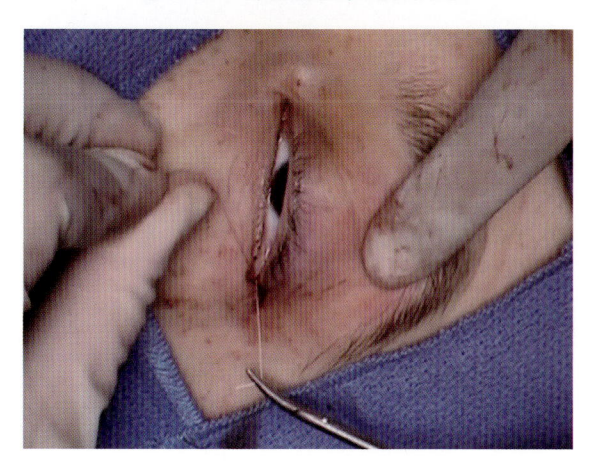

图18.16　结扎眦部缝线

要点

需告知患者不存在既能完全闭睑又不致睑下垂的理想配重。合适配重应能最大限度减少滴眼液和药膏的使用需求且不引发明显睑下垂，但患者仍可能在遇风或淋浴洗头时察觉闭睑不全。大多数病例可首选1.2g配重。

避免在睑板上方分离，以防损伤上睑提肌腱膜导致睑下垂。

固定配重的缝线仅穿透睑板部分厚度，以降低角膜擦伤风险。

悬吊睑板条前先置入外眦复位缝线可提高效率。

悬吊睑板条时尽量减少对眼球的压迫时间以降低因眼心反射引发心动过缓的风险。

即使局部麻醉手术也需安排患者术后乘车返家，因出院时术眼可能出现肿胀及视物模糊。

（张凤久　曲晓鹏　孟令照　译）

第 19 章
阔筋膜静态面部悬吊术

Marc H. Hohman, and Aurora G. Vincent

引言

面瘫会影响多种表情功能，包括微笑对称性、口角静息位置、鼻唇沟深度和走向及外鼻瓣区通畅性。虽然大多数面瘫会自行缓解或最终发展为肌张力过高，但肿瘤切除和神经离断通常会导致长期的迟缓性面瘫。此类患者治疗的金标准应为功能性肌肉的动态重建手术，但并非所有患者均适合接受耗时久的显微血管手术。当存在多种合并症、解剖学原因或患者偏好等因素而禁忌肌肉移植时，静态悬吊能作为一种可接受的替代方案。此外，静态悬吊也可用于增强功能性肌肉移植的效果。

用于面部悬吊的常见材料包括阔筋膜、膨体聚四氟乙烯和不可吸收缝线；这些材料均可用于面部多个部位，包括口角、鼻唇沟和鼻基底。对需要微创面部修复方案的患者来说，同时处理这3个目标部位可能是一个颇具吸引力的选择。对于接受动态重建的患者，如使用游离胸骨-肩胛舌骨肌移植修复微笑功能时，鼻基底和（或）鼻唇沟的悬吊可进一步改善面部静态对称性。

鼻基底、鼻唇沟和口角的悬吊方法多种多样；本节描述了一种小切口技术，包括短鼻翼沟切口、鼻唇沟经皮穿刺切口及缩短的Blair耳前切口。还详述了另一种采用全长鼻唇沟皮肤切口的方法。阔筋膜制备也有多种方法，本章介绍了能提供最佳术野显露的开放切口制备法，但也会介绍使用短横切口的改良方法。

阔筋膜切取

1. 切口标记 在大腿外侧标记一条走行于股四头肌和腘绳肌（股外侧肌和股二头肌）之间的沟，位置大致在大腿中段。如果切口位置过高，可能会显露阔筋膜张肌，而不是所需的阔筋膜。如果采用纵向切口，其长度应为8～10cm，以便获取12～14cm长的筋膜（图19.1）。如果为了限制切口长度而做横向切口（黑色虚线），这些横向切口之间的距离应保持在12～14cm，这样才能获取足够长度的组织（图19.1）。

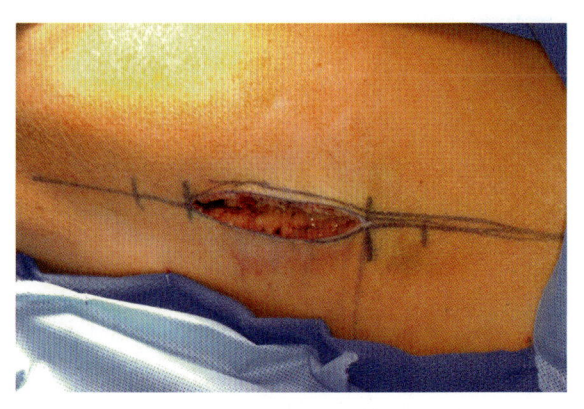

图19.1 切口标记，横向（黑色虚线）和纵向（标记）方法

2. 显露阔筋膜 切开脂肪层和浅层筋膜，显露阔筋膜（图19.2）。阔筋膜是白色纤维层，易于辨认。用纱布擦去其表面的脂肪，显露所需的筋膜量。大多数进行三级悬吊的患者，一片14cm长、8cm宽的阔筋膜就足够了；单独鼻基底悬吊需1.5cm宽的筋膜条，鼻唇沟悬吊需4cm宽，口角悬吊需2cm宽。

3. 切开筋膜 使用15号刀片平行阔筋膜纤维方向做穿刺切口，然后用钝头剪刀（避免损伤下方肌肉）完成切开（图19.3）。建议先切开后缘，否则股外侧肌可能经切口疝出并将筋膜推向后侧，阻碍后续操作。

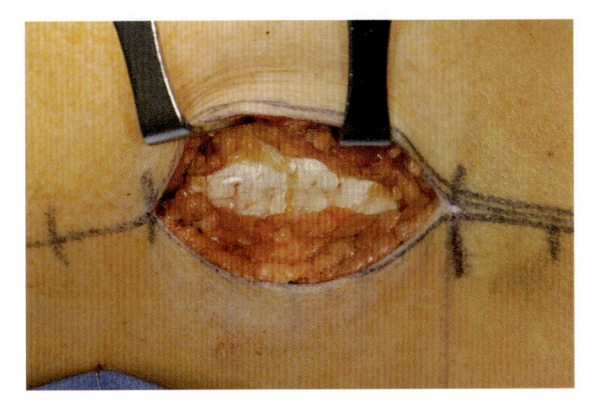

图 19.2 阔筋膜的显露

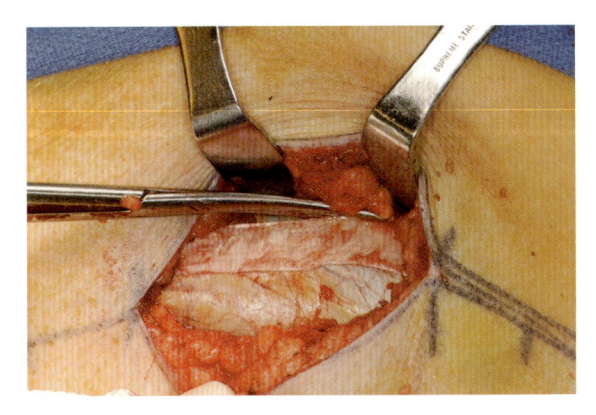

图 19.3 使用钝头剪刀完成阔筋膜切开

4. 游离筋膜　用手指松解阔筋膜的深面与下方肌肉（图19.4），使用直角剪刀（如Jorgensen剪刀）完成横向切开，有助于保证切口整齐。在进行最终切开时，需牵拉筋膜施加一定张力，防止回缩，以确保获取预定长度。

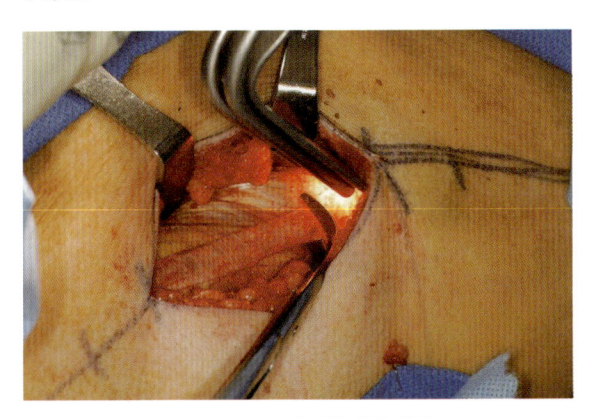

图 19.4 深层阔筋膜的游离

5. 关闭切口　止血后逐层缝合。若切取了窄条的阔筋膜，可以直接缝合筋膜以防止肌肉疝出。注意关闭死腔，必要时考虑放置负压引流。如果止血充分而且加压包扎良好，通常无需引流。将筋膜分割成适当宽度的条带：鼻基底悬吊用1.5cm宽，鼻唇沟悬吊用4cm宽，口角悬吊用2cm宽（图19.5）。

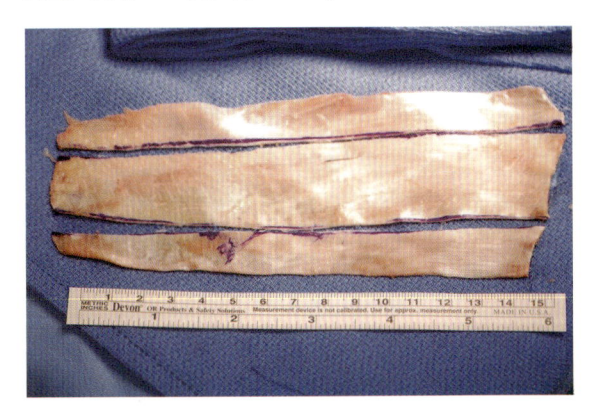

图 19.5 切取的阔筋膜被制备成合适的条带

静态面部悬吊术

1. 切口标记　在鼻翼-面部交界处外侧标记出鼻翼-面部切口（图19.6），延伸至鼻唇沟上缘以形成自然鼻面峡。鼻唇沟应在术前患者直立位时预先标记。在鼻唇沟前方约2mm处标记10~12个经皮穿刺小切口。在面瘫侧标记字母"P"，以避免在患者全身麻醉后混淆手术侧别。

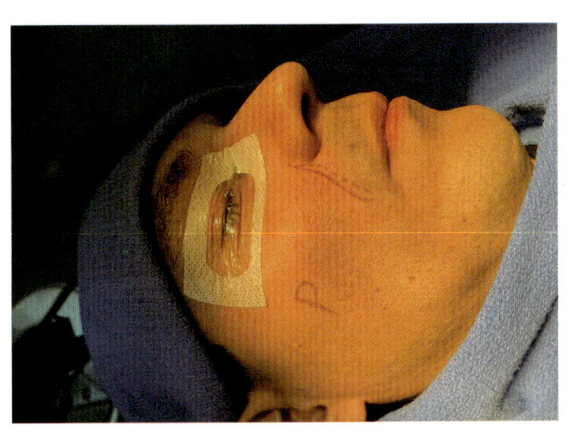

图 19.6 鼻翼-面部切口标记

2. **耳前切口** 做一个缩短的耳前Blair切口，从颞部发际内向下延伸至耳垂，并掀起一个SMAS下皮瓣（图19.7），分离至鼻唇沟和口角轴（颧大肌附着于口轮匝肌处）。

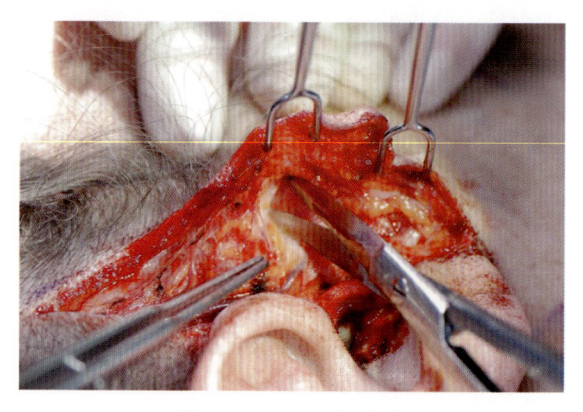

图19.7 SMAS下分离

3. **鼻唇沟悬吊** 使用11号刀片做鼻唇沟穿刺切口，将4cm宽的阔筋膜条前缘修剪为与鼻唇沟平行的弧形（图19.8）。将阔筋膜置于面部皮瓣下，使用带有双直针的3-0聚丙烯缝线以如下的方式固定：首针自穿刺切口穿入面部创腔，次针自同一穿刺切口穿入真皮层后从相邻穿刺切口穿出，重新夹持后穿入创腔（图19.9）。穿刺切口数量为n时，需n−1根缝线（10个切口需9根线，共18根针）。务必按顺序排列缝针，避免缠绕。将缝针尖端插入缝线夹中可辅助管理。所有缝线穿入后，将针头沿筋膜条前缘等距穿过，推进筋膜条至鼻唇沟真皮层下方，最后将缝线打结埋于筋膜深面。不要将线结打得太紧，否则皮肤会出现不自然的凹陷。鼻唇沟形态由筋膜张力而非线结张力形成。

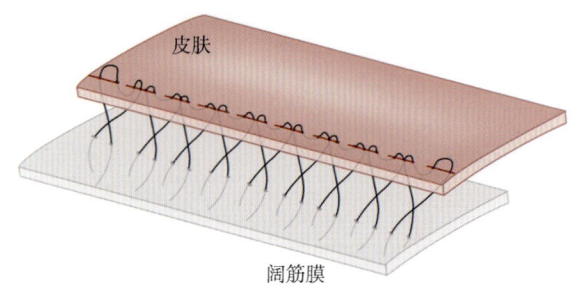

图19.9 缝合拓扑结构的示意图。通过小切口穿入缝线，使其埋入组织内，避免形成明显瘢痕。结扎点位于阔筋膜下方，防止其可被触及

4. **替代术式** 直接于鼻唇沟处做切口，将切口内下侧三角形真皮区去上皮化（图19.10），用3-0不可吸收缝线将阔筋膜固定于真皮蒂，然后将筋膜引入面部伤口（图19.11）。筋膜需缝合于真皮蒂深面，结扎点位于筋膜下方以避免触及。此法会遗留可见瘢痕，但技术难度低于上述微创技术。

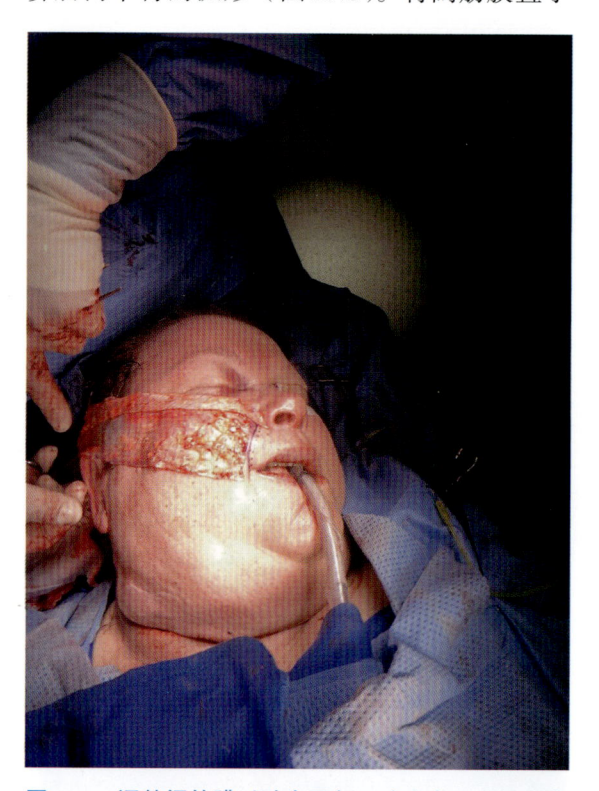

图19.8 调整阔筋膜以贴合面部。该患者正在接受鼻唇沟和鼻基底悬吊术，同时进行功能性游离胸骨-肩胛舌骨肌瓣移植

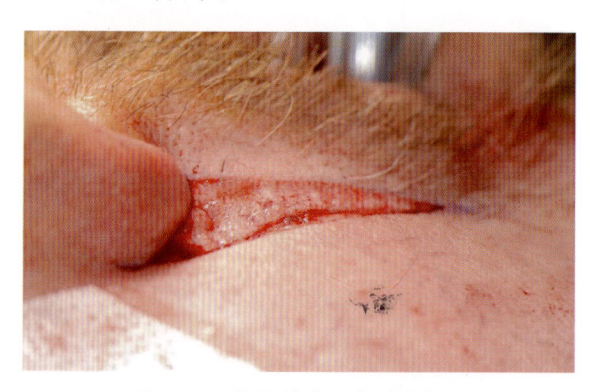

图19.10 替代的直接鼻唇沟切口

第19章 阔筋膜静态面部悬吊术 | 135

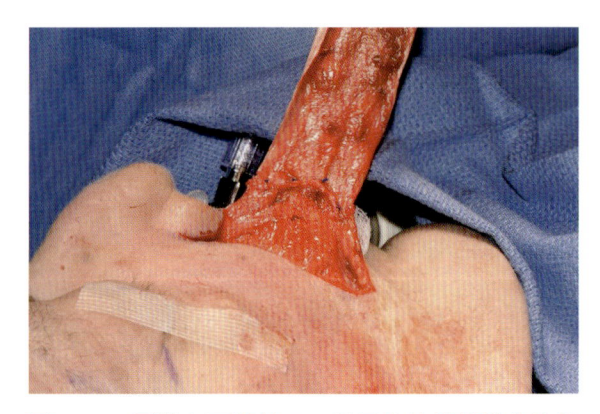

图19.11 要植入面部的已一端固定的阔筋膜移植物（照片由 Tessa A Hadlock，MD 提供）

5. **鼻基底悬吊** 做鼻翼-面部切口，并将宽1.5cm的筋膜条裁剪成与鼻翼-面部交界弧度一致的形状（图19.12）。用3-0不可吸收缝线将筋膜固定于鼻翼深层纤维组织及鼻翼籽状软骨。这样一旦筋膜穿入面部，线结就会被埋在深面。

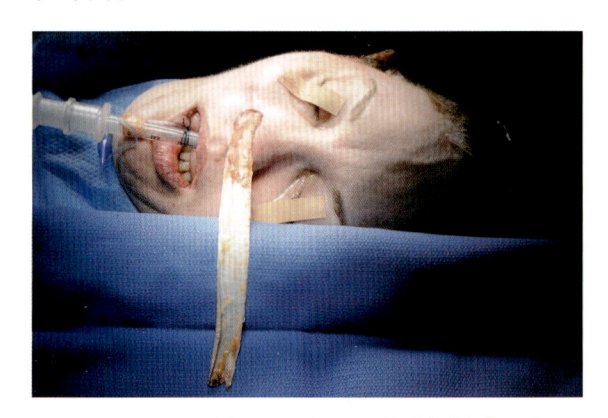

图19.12 通过鼻翼-面部切口估计阔筋膜位置

6. **口角悬吊** 使用3-0不可吸收缝线将宽2cm的筋膜条固定于口角轴，线结需深埋于筋膜深面。图19.13展示了经鼻唇沟切口置入3条阔筋膜条，图19.14显示了它们在面部的最终位置。若无鼻唇沟切口，口角与鼻唇沟筋膜条将位于面部皮瓣下。用长钳自面部切口向鼻翼-面部切口建立隧道，将鼻基底筋膜条经隧道穿回（避免扭转）。在施加筋膜张力前，用6-0可吸收缝线关闭鼻翼-面部切口，否则切口内陷将增加缝合难度。

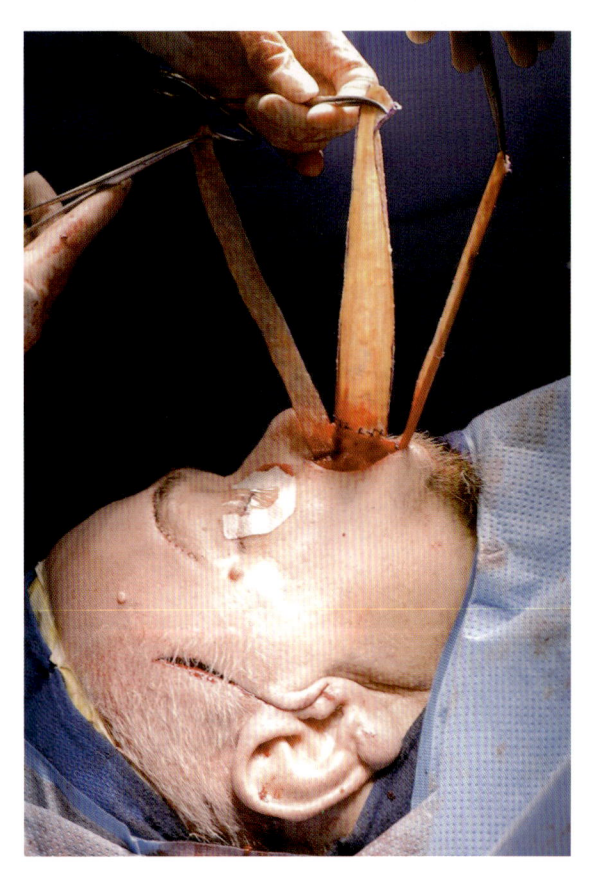

图19.13 通过鼻唇沟切口缝合所有3条阔筋膜条

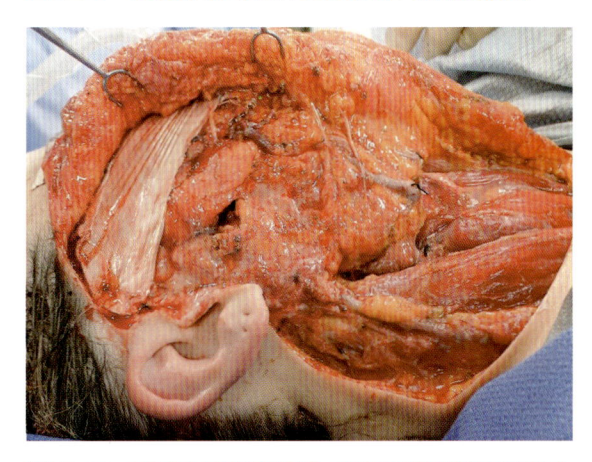

图19.14 图示为覆盖在胸骨-肩胛舌骨肌游离肌瓣上的阔筋膜

7. **固定筋膜** 维持张力，并用2-0不可吸收缝线将阔筋膜条固定到颞肌筋膜上（图19.15），顺序为：口角条（耳廓上方）、鼻唇沟条（更上方）及鼻基底条（最上方）。需过度矫正约20%以抵消术后早期悬吊松弛。除非进行新的微血管吻合，否则应在放置引流管后分层缝合，并进行加压包扎。

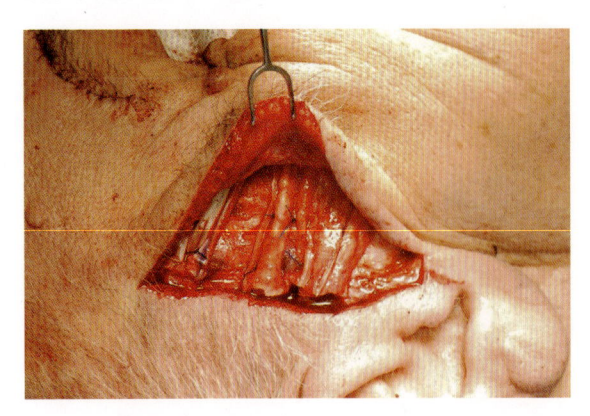

图19.15 阔筋膜与颞肌筋膜的固定

要点

在术前，患者坐位时参照健侧鼻唇沟标记患侧鼻唇沟。

切取阔筋膜时，先切开后缘，再进行前方切开，以防止股外侧肌疝出影响切取阔筋膜的视野。

将所有结扎线结埋入阔筋膜条带的深面，以免触及线结。

在对阔筋膜施加张力之前，先关闭鼻翼-面部切口，以节省时间和精力。

在进行微创鼻唇沟悬吊时，不要过度拉紧固定阔筋膜与皮肤的结扎线结，否则会导致皮肤凹陷。

面部悬吊术应过度矫正约20%，术前需告知患者，以防患者术后不满意。

如果在进行鼻基底悬吊术的同时进行眼周手术，由于筋膜条带阻断了淋巴引流，预计术后会出现持续较长时间的眶下水肿。

如果进行静态悬吊和肌肉移植，应将筋膜条带放置在移植肌肉的浅层，以便在皮肤下形成滑动面，防止肌肉与真皮粘连。

（韩　博　曲晓鹏　孟令照　译）

第20章
功能性胸骨-肩胛舌骨肌游离肌瓣移植用于面瘫修复

Marc H. Hohman and Aurora G. Vincent

引言

当病程超过1~2年的慢性面瘫患者要求进行动态功能重建治疗时，其表情肌通常已萎缩且无法接受神经再支配；对于这些患者及先天性面瘫（伴表情肌发育不全）患者，需同时替换肌肉及其运动神经。此外，严重联带运动的患者也可能适合进行功能性游离肌瓣移植，这种方法可绕过受损的面神经改善面部功能与外观。

供区肌肉的选择取决于患者个体需求和目标、解剖学方面的考量及术者的偏好，可选方案众多。背阔肌可提供充足的肌肉体积及覆盖皮瓣（必要时）。胸小肌肌体纤薄且应用广泛，但其静脉回流模式存在显著个体差异。股薄肌（1976年首次作为面瘫修复选项报道）因解剖结构恒定且可与面部手术同期开展，现为北美地区功能性游离组织移植的首选供区肌肉。

尽管股薄肌具有可靠性，但它仍缺乏天然面肌的两大关键特性：体积小与快速收缩能力。作为大体积姿势肌，其移植至面部时需进行大量减容以避免皮下组织过度充盈。大量减容将破坏肌筋膜层并增加真皮粘连的潜在风险；更重要的是，减容操作可能导致肌体失神经支配并损害其收缩功能。然而，收缩速度是面肌的核心特征——组织学显示：面肌由低线粒体含量的Ⅱ型快缩肌纤维组成，而股薄肌则由高线粒体含量的慢缩肌纤维构成。与面肌相似，颈前带状肌亦以Ⅱ型纤维为主，且具备纤薄、无须减容的相对优势。

带状肌的另一个优势在于，基于同一神经和血管蒂可以获取不止一个肌腹。联合移植胸骨舌骨肌与肩胛舌骨肌可同步置换颧大肌及上唇提肌，相较于仅置换颧大肌（如颞肌或传统股薄肌移植术），能实现更自然且可显露齿列的笑容。近年虽可通过分割股薄肌为多个功能肌束实现多向面部运动，但存在失神经风险且需大量肌肉。类似地，前锯肌天然具有多肌束结构（对应不同肋骨），但其体积远超正常面肌。胸骨-肩胛舌骨肌瓣有利用纤薄快缩肌实现双矢量笑容重建的显著优势。该肌瓣的神经支配来自颈袢（长度充足且含两大分支）：两个分支可同时吻合至咬肌神经以最大程度确保肌瓣可靠性，或将颈袢一端吻合至咬肌神经、另一端接跨面神经移植，可提升笑容的自发性与对称性。目前无文献报道单侧颈袢联合双带状肌切除会导致术后言语或吞咽功能障碍。

尽管看似理想，颈前带状肌瓣仍存在两个显著缺陷：其一，因需在面瘫同侧切取肌瓣，导致供区取材与受区准备难以同期进行；其二，血管解剖存在变异（虽然甲状腺上动脉位置通常恒定，但静脉回流模式变异显著，与胸小肌皮瓣情况类似）。静脉回流通常通过甲状腺上动脉伴行静脉：甲状腺上静脉、甲状腺中静脉或舌下静脉完成。本章将详述胸骨-肩胛舌骨肌的切取与植入技术、腓肠神经切取及跨面神经移植技术。为带状肌皮瓣提供神经支配的咬肌神经解剖方法参见第17章。

受区准备

确保全身麻醉诱导时不使用长效肌松剂，面部注射纯肾上腺素（不含局麻药）止血，避免使用任何局部麻醉剂，以防神经刺激丧失。将1ml 1：1000（1mg/ml）肾上腺素加入100ml生理盐水配成1：101 000浓度。面瘫侧标记字母"P"以避免全身麻醉下混淆。

1. 切口制作 做改良Blair切口（自颞部发际线内向下延伸至耳垂，再沿颈外侧下行，在锁骨上方约2cm处与横向皮肤褶皱汇合并达中线）。掀起SMAS下层皮瓣（图20.1）至口角及上唇周围，显露口轮匝肌；在颈阔肌下层面继续掀起皮瓣，超过颈部中线2～3cm。

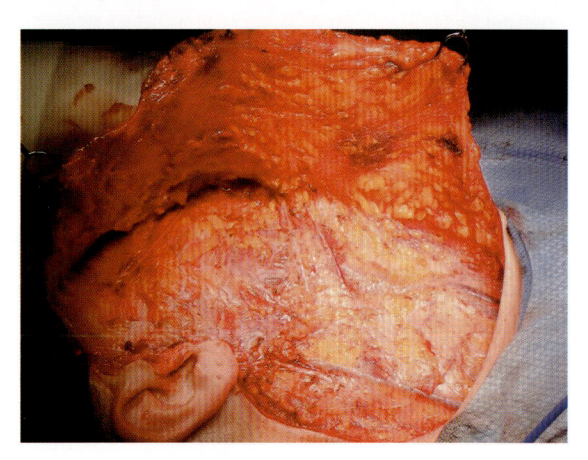

图20.1 皮瓣分离

2. 受区血管分离 首选下颌缘上方的面动脉与面静脉远端。颞浅血管和（或）颈外静脉可作为替代选项（图20.2）。

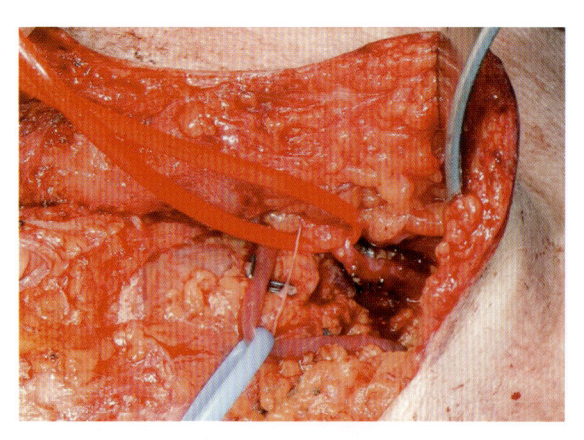

图20.2 受区血管游离

3. 钛板置入 经结膜前隔入路于眶下缘置入6孔微型钛板。

（1）距睑板下缘2～3mm切开结膜（自泪阜至外眦），切开囊睑筋膜（图20.3）。

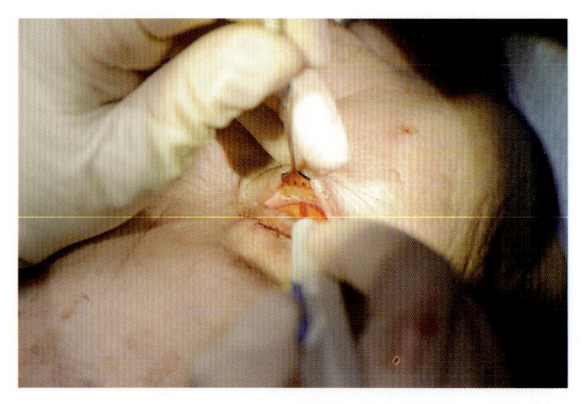

图20.3 结膜与囊睑筋膜切口

（2）将张力缝线置入囊睑筋膜，用止血钳将其牵拉覆盖角膜，随后继续分离操作，将眼轮匝肌与眶隔分离，直至到达眶下缘（图20.4）。

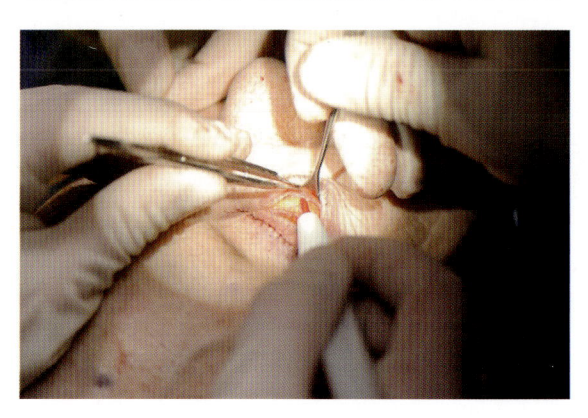

图20.4 眼轮匝肌与眶隔间分离达眶缘

（3）显露上颌骨，将钛板置于眶下缘稍下方（图20.5），螺钉不要完全拧紧以便后续缝线穿过。

4. 缝线定位 采用2-0可吸收缝线，分别于口角轴处、其下方及其上方缝三针，于上唇口轮匝肌更内侧缝两针。将外侧三针向耳轮上缘方向施加朝向上外侧的张力，内侧两针朝眶下钛板方向施加张力；调整缝线位置直至笑容自然（无皮肤不自然的凹陷或唇外翻）（图20.6）。

5. 咬肌神经分离 方法详见第17章（图20.7）。

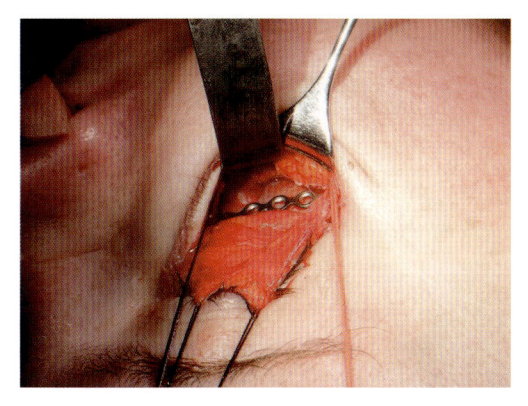

图 20.5　钛板置入术

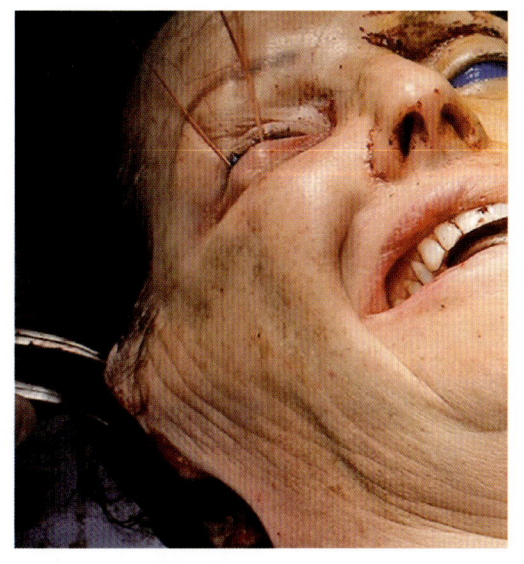

图 20.6　缝线置入调整直至呈现适宜笑容（调整标准为既无皮肤不自然凹陷，亦无唇外翻）

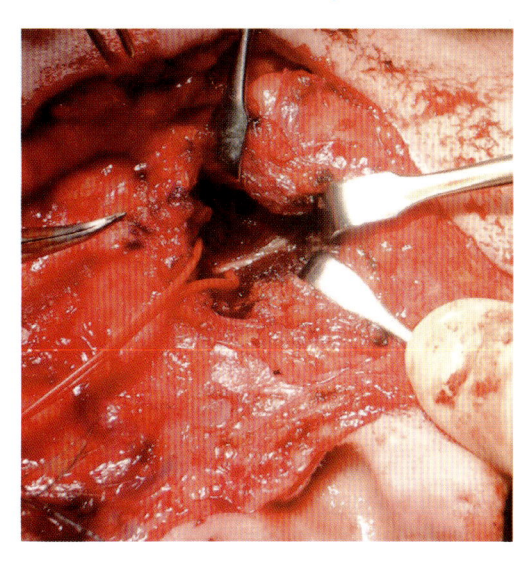

图 20.7　咬肌神经识别

可选步骤：腓肠神经切取联合跨面神经移植实现肌瓣双重神经支配

腓肠神经切取

1. 于踝关节外踝上1cm、后1cm处做横向切口，显露创口内的小隐静脉。牵开静脉后分离其深面的腓肠神经（图20.8）。

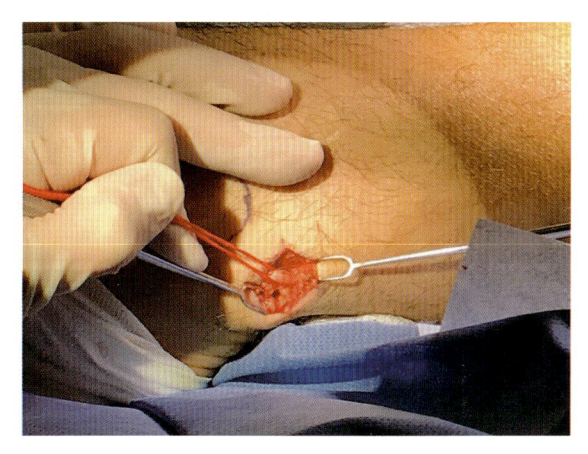

图 20.8　腓肠神经分离

2. 在尽可能远端（但需高于神经分支点）横断腓肠神经，将神经穿过肌腱剥离器（图20.9），保持神经张力，缓慢推进剥离器并轻柔来回旋转，当剥离器遇阻（提示神经分支跨越腓肠肌）时停止。一旦剥离器在腿部推进约30cm，就可以急剧扭转剥离器来离断神经，也可以在剥离器末端做穿刺切口后横断神经。

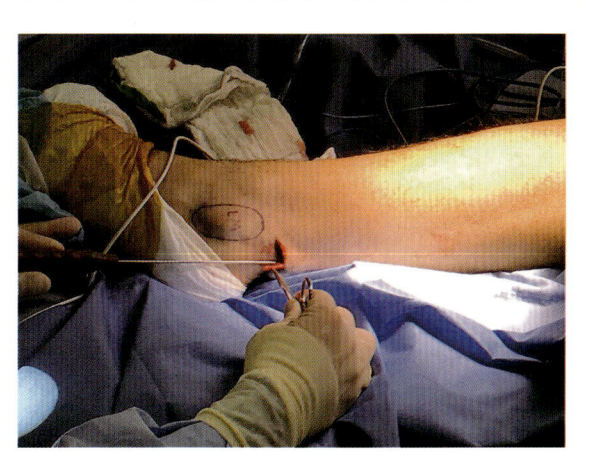

图 20.9　肌腱剥离器辅助腓肠神经切取

3. 取出剥离器，用止血钳夹持神经远端（下端）（图20.10）。

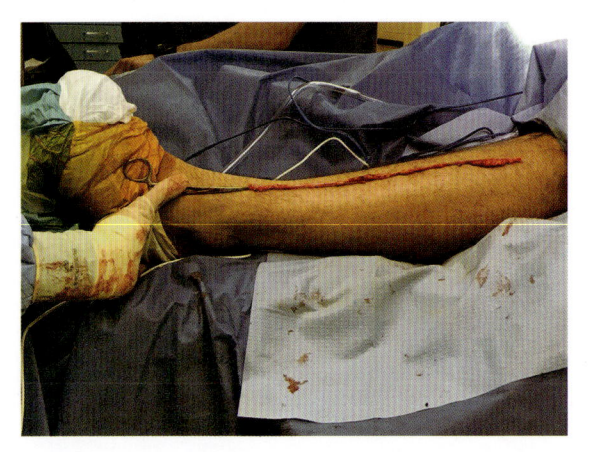

图20.10　已切取腓肠神经（远端以止血钳标记）

跨面神经移植

1. 按第17章"颊支识别"的说明，在非面瘫侧分离出至颧大肌的主要分支（图20.11）。

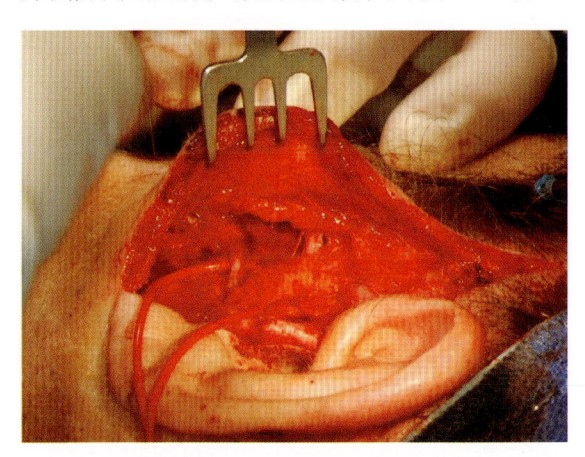

图20.11　颊支分离

2. 在上龈唇沟、犬齿上方的位置做一刺入式切口，将Wright筋膜穿引针经此切口推进至面部未面瘫侧的创口内，随后将腓肠神经移植物的近端缝合至针尖，并通过回撤针体将神经末端经刺入式切口引出（图20.12）。

3. 同法在对侧犬齿处做刺入式切口引出神经（图20.13）。

4. 再次穿针自患侧术区至龈唇沟刺口，引出神经近端（图20.14）。

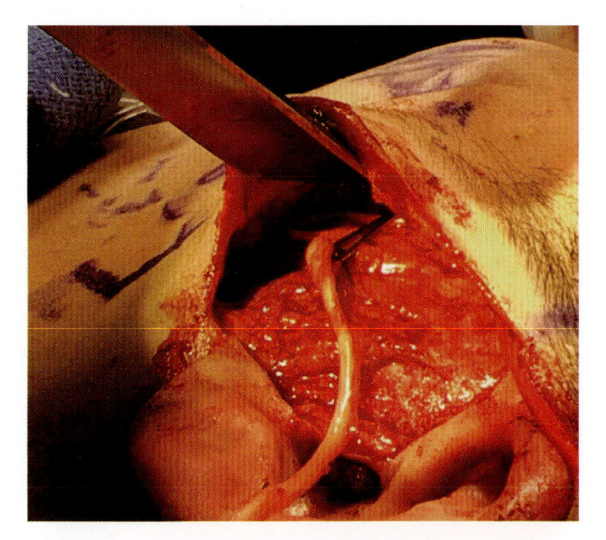

图20.12　腓肠神经面部穿引

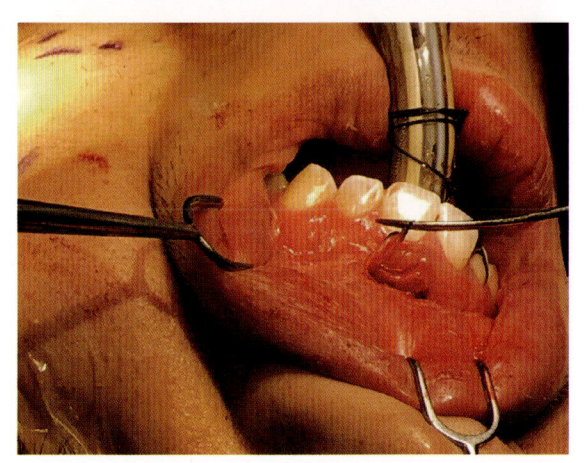

图20.13　腓肠神经牙龈穿引

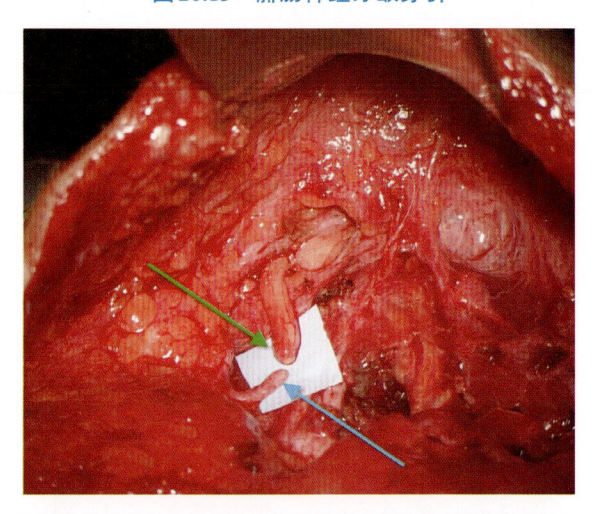

图20.14　腓肠神经移植至对侧面部完成示意图。将腓肠神经移植物的远端（绿色箭头标示）留置在健侧主颊支的近端（蓝色箭头标示）附近，为神经缝合术做准备

胸骨-肩胛舌骨肌瓣切取

1. 向外侧牵开胸锁乳突肌以显露颈内静脉，随后对颈内静脉进行轮廓化处理以显露颈袢（图20.15）。颈袢顶点应位于肩胛舌骨肌深面。尽可能充分轮廓化颈袢，沿其前支追踪至舌下神经，沿后支追踪至颈神经根。识别从颈袢顶点向肩胛舌骨肌和胸骨舌骨肌发出的下部分支；经电刺激确认后，离断颈袢其余分支以完成松解。

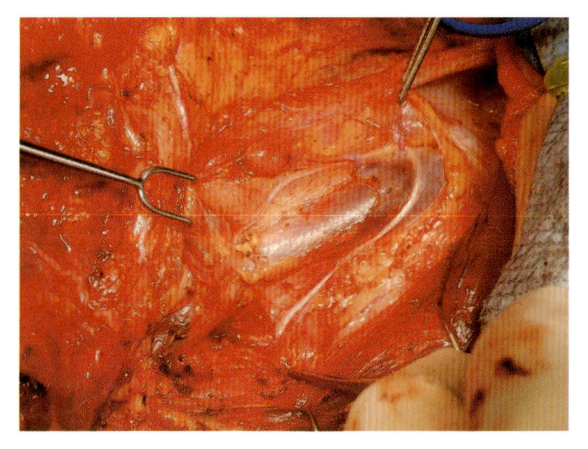

图20.15　颈袢与颈内静脉的解剖关系

2. 于颈袢下部分支远端约2cm处，在肩胛舌骨肌与外侧肌腹连接的肌腱处，向下离断肩胛舌骨肌。沿肩胛舌骨肌浅面追踪至胸骨舌骨肌，并于锁骨水平将其离断（图20.16）。沿胸骨舌骨肌内侧缘向头侧分离至舌骨。若条件允许，可在肌瓣内保留颈前静脉作为回流静脉。将胸骨舌骨肌和肩胛舌骨肌的上端从舌骨分离。

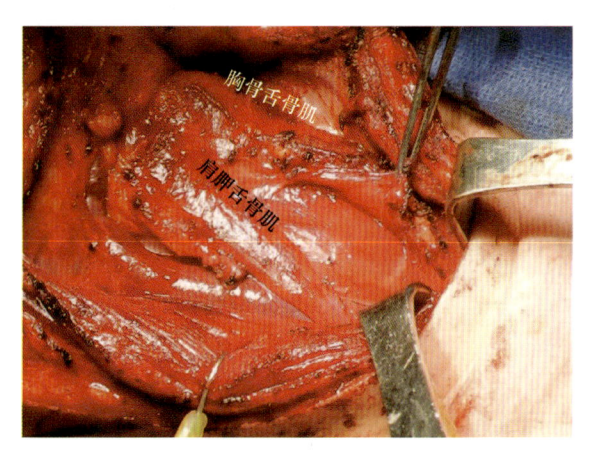

图20.16　颈部胸骨舌骨肌与肩胛舌骨肌辨识定位

3. 尽可能在高位离断颈袢并完全松解，注意避免损伤任何静脉或甲状腺上动脉分支。沿深部带状肌浅面掀起胸骨-肩胛舌骨肌瓣，以维持筋膜内血运。识别并保护喉上神经。离断供应甲状腺及喉部的甲状腺上动脉和静脉分支。沿肌瓣内侧解剖甲状腺上动脉，注意保持其伴行静脉完整。切取时需包含甲状腺上动脉伴行静脉或甲状腺上静脉，同时纳入任何相关的舌下静脉。在甲状腺上动脉自颈外动脉发出处结扎，完成肌瓣切取（图20.17）。

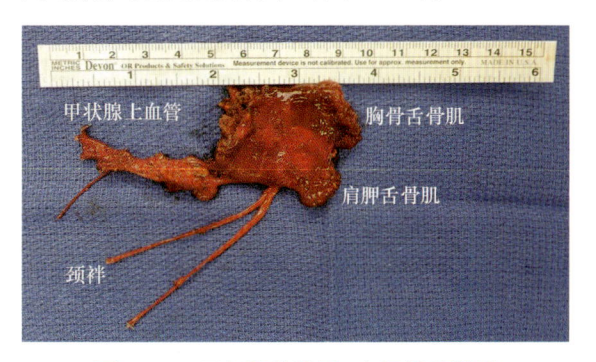

图20.17　已切取的胸骨-肩胛舌骨肌瓣

胸骨-肩胛舌骨肌瓣植入

1. 沿胸骨舌骨肌切割缘使用2-0可吸收缝线锁边缝合。这些缝线将形成"新肌腱"，用于固定植入缝线并防止施加张力时缝线撕裂肌肉。将两针上唇植入缝线穿过肩胛舌骨肌下缘肌腱，三针口角植入缝线穿过胸骨舌骨肌下切缘（位于新肌腱后方），并在肌肉深面打结（图20.18）。

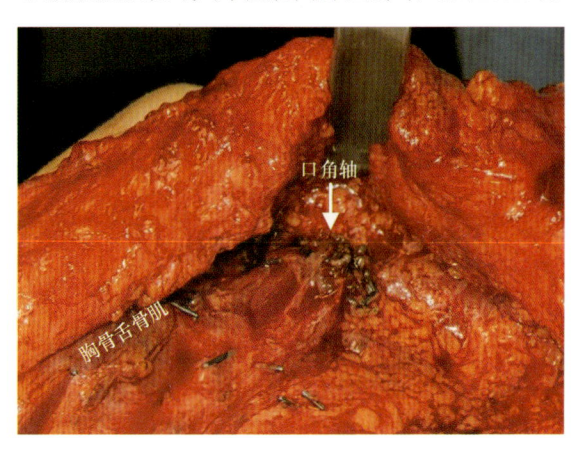

图20.18　皮瓣新肌腱在面部口角轴的放置

2. 优先进行甲状腺上动脉与面动脉的显微血管吻合。观察肌瓣静脉回流情况，选择最适合的静脉与面静脉进行吻合。建议将第二条回流静脉与颈外静脉进行吻合（图 20.19）。术后即刻使用植入式多普勒探头进行肌瓣监测。

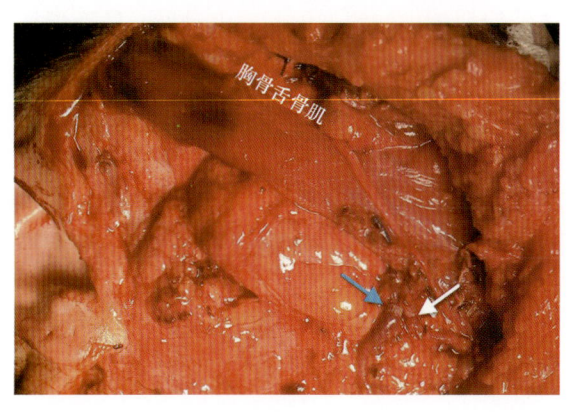

图 20.19　面部微血管吻合术。蓝色箭头标示使用吻合器完成的静脉吻合，白色箭头标示采用 9-0 尼龙线缝合的动脉吻合

3. 修剪颈袢和咬肌神经断端，实施显微神经缝合术（图 20.20）。使用 10-0 尼龙缝线（切割针）进行端端神经吻合，每个位点通常仅需 2~3 针间断缝合。避免过度收紧导致的神经束疝出。若进行跨面神经移植，需在修整腓肠神经和颊支断端后进行第二次、第三次神经吻合。如无跨面移植计划，应将颈袢两端与咬肌神经对接，可使用胶原神经套管辅助修复。

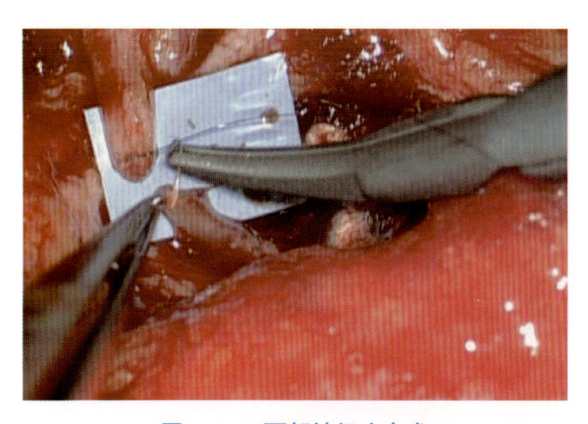

图 20.20　面部神经吻合术

4. 将肩胛舌骨肌近眶侧的 40% 折叠埋入肌肉下方以缩短长度并增强收缩力。使用两根 2-0 可吸收缝线穿过折叠处固定于眶下微型钛板上，完全旋紧螺钉。拉伸胸骨舌骨肌，用 2-0 不可吸收缝线将其游离端固定于颞肌筋膜，矢量方向指向耳轮顶点稍上方（图 20.21）。

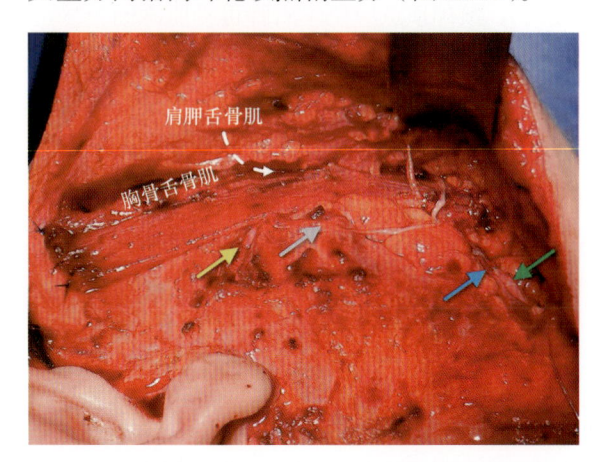

图 20.21　胸骨舌骨肌已植入；肩胛舌骨肌埋置于皮瓣下，位于面部内侧及眶下。黄色箭头示咬肌神经，灰色箭头示跨面神经移植，蓝色箭头示静脉回流，绿色箭头示动脉灌注

5. 可选择在此阶段放置任何额外的静态悬吊带，注意避免过度牵拉影响肌瓣灌注（图 20.22）。阔筋膜条应置于胸骨-肩胛舌骨肌瓣浅层，防止皮肤与肌肉粘连，并为肌肉收缩提供滑动平面。

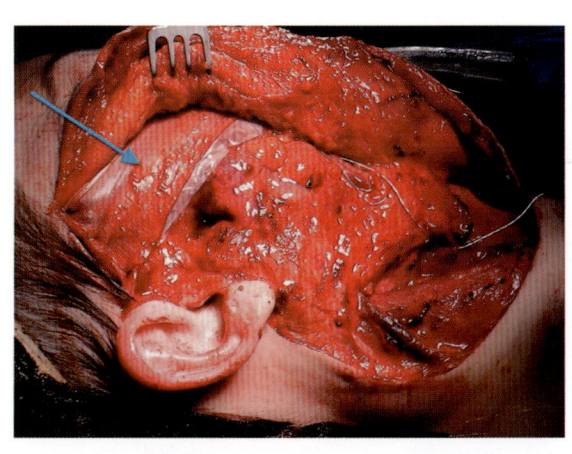

图 20.22　阔筋膜带（蓝色箭头）用于悬吊鼻唇沟

6. 分层缝合切口。健侧面部创口若止血充分且无腮腺损伤可不放置引流管，但患侧需放置 1~2 个负压引流（因新鲜血管吻合处不宜

加压包扎）。图20.23显示肌瓣在面部浅层结构下的最终位置。

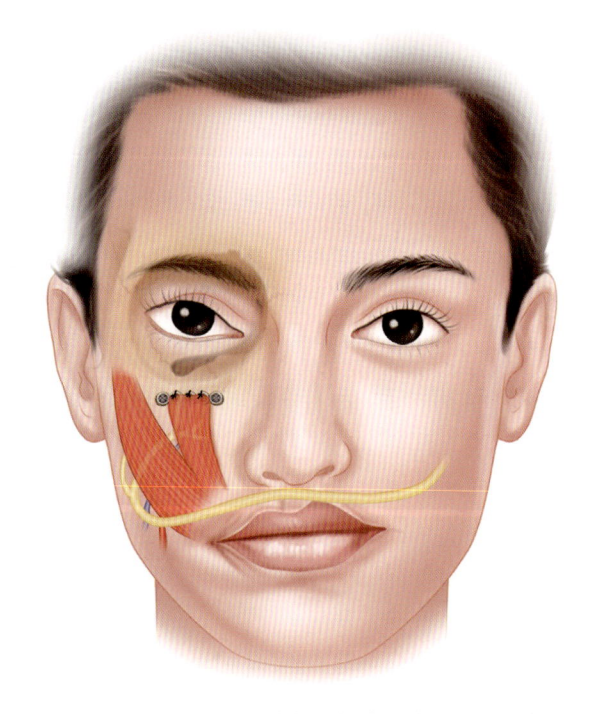

图 20.23　肌瓣在面部的最终位置

要点

在实施胸骨-肩胛舌骨肌功能性游离肌瓣移植术或任何面神经手术的气管插管过程中，必须坚持不使用长效肌松剂。若术中三叉神经及面神经分支的神经电刺激反应性丧失，将显著增加医源性损伤风险。

本手术应避免使用局部麻醉剂。因患者代谢率差异显著，注射后相关神经分支的电刺激反应性可能持续消失数小时。

为进行跨面神经移植而牺牲健侧颧大肌主运动神经分支，通常不会导致笑容形态显著改变；虽然可能轻微弱化笑容，但有助于改善整体面部对称性。

跨面神经移植可作为神经转移术的替代方案，但由于其轴突数量较低（300～900根纤维），更适用于区域性面神经再支配而非半侧面部再支配。年轻患者因轴突密度较高，可获得更优疗效。

如前所述，反转腓肠神经移植物的方向可防止轴突通过微小分支生长出移植物，有助于减少轴突损失。

切取肌瓣时需注意，支配胸骨舌骨肌和肩胛舌骨肌的分支均发自颈袢最下端，故该区域解剖需格外谨慎以避免肌瓣失神经支配。

尽可能在肌瓣内保留2～3条静脉，待动脉吻合完成后可通过观察静脉回流活跃度选择最佳回流静脉。

所述肌瓣植入为理想状态，实际手术方案可能需根据血管条件进行调整。若血管蒂过短或需使用颞浅动脉，则需重新规划肌瓣方向。具体肌肉与张力方向对应关系无严格要求。

因肌瓣为埋置式，需通过触诊及多普勒信号进行监测。术后最初数日内面部及肌瓣将出现肿胀，但如果肌瓣存活，它应该保持柔韧。术后第1天可行多普勒超声以确认肌瓣灌注及静脉回流状况。

（王　茹　曲晓鹏　孟令照　译）

第六部分
先天性缺损的修复重建

第21章
单侧唇裂修复

Arya Namin and Ryan F. Brown

引言

唇裂畸形是因胚胎发育第6～7周时成对的内侧鼻突与上颌突未能融合形成上唇所致。产前超声的常规应用使唇裂畸形在妊娠期最早18周时便可确诊。唇裂在男性中更为常见，男女发病比例为2∶1。亚洲人和美洲原住民发病率最高（每500个新生儿中有1例），非洲人发病率最低（每2500个新生儿中有1例）。唇裂畸形自古便有记载，但因过去人们对胚胎学的认知不足和迷信，患者常遭受不公平对待。16世纪，唇裂的胚胎学病因被提出，此后人们对这一畸形的认知不断深入。最早的文献记载的唇裂修复手术发生在大约公元400年的中国，当时一位医师缝合了缺损边缘，并要求患者术后严格忌口、禁声100天。15～16世纪，又出现了唇裂修复的相关尝试，当时主要是切除唇裂边缘后直接缝合，这种方法易造成垂直瘢痕和嘴唇缩短。该技术一直沿用至19世纪中叶，之后出现了多种利用皮瓣的技术以提升唇裂手术效果。

20世纪40～50年代，多种侧方组织瓣技术出现并得到广泛应用。1955年，Millard医师提出旋转推进法修复唇裂畸形，该技术保留了正常唇弓3/4的形态、一侧人中嵴及唇裂内侧的人中凹。此后，Millard技术经其本人及众多外科医师改良，至今仍是最常用的修复方法。Mohler描述了其对旋转推进皮瓣的改良，将反向切口延伸至鼻小柱基部，旨在重建非唇裂侧人中嵴的对称形态。解剖亚单位近似技术与Mohler目的相似，同样致力于保留非唇裂侧人中嵴并重建出与之对称的解剖结构。

解剖学

嘴唇发育于胚胎第4～8周。如前文所述，唇裂畸形由胚胎第6～7周时相关结构未融合导致。妊娠6周时，成对的内侧鼻突融合形成原发腭，进而发育为前颌骨。单侧唇裂严重程度不一，从完全性唇裂到较隐匿的不完全性唇裂均有。不完全性唇裂的内侧和外侧唇段皮肤相连，这类较轻程度的唇裂又可细分为3个亚组：轻度唇裂，裂隙在正常唇弓峰上方延伸3mm及以上；微小唇裂，唇红缘有切迹，唇弓峰比正常侧抬高不足3mm；极小唇裂，唇红不连续，唇弓峰无抬高且黏膜游离缘发育不良。双侧唇裂同样严重程度各异，其中双侧完全性唇裂约占54%。对称性不完全性唇裂患者占22%，不对称性唇裂患者占23%。在双侧完全性唇裂中，前颌骨独立于两侧上颌骨生长，常明显突出。同时，鼻小柱显著缩短，鼻尖宽阔扁平，鼻翼基底部过宽。前颌骨突出时，术前需进行牙颌面正畸治疗以确保一期修复手术效果最佳。

在单侧唇裂患者中，前颌骨前部向外旋转并突出，上颌骨外侧段向后、向内移位。鼻部也存在特征性畸形，鼻中隔尾端和鼻棘向非唇裂侧鼻孔移位，鼻小柱单侧缩短。下外侧软骨的外侧脚扁平，鼻翼基底部向外侧、下方和后方移位，前庭内衬不足。外侧唇的口轮匝肌插入鼻翼，唇裂内侧（中线与裂隙间）的肌肉发育不良。正常上唇曲线形似丘比特弓，其皮肤与唇红交界处（唇白缘）在组织学上与口轮匝肌边缘部分相关，人中嵴则与交叉的口轮匝肌纤维及其肌皮附着有关。唇裂患者口轮匝肌边缘部分发育不良，故唇裂周围无唇白缘。

适应证

唇裂治疗需手术修复，通常需多学科团队协作，可能还涉及术前正畸治疗。手术时机及是否同期处理鼻畸形存在争议，受外科医师偏好和具体病例因素影响。关于手术时机，有"10法则"，即患者体重达10lb（1lb ≈ 0.45kg）、血红蛋白10mg/dl、白细胞计数低于10 000/mm³ 且年龄满10周。全球范围内，66%的外科医师会在患儿3～6个月大时修复唇裂，33%的医师会在患者小于1个月时进行手术。3～6个月时进行手术的优势在于可开展术前正畸治疗，且利于患者进一步生长发育。有学者认为此时的麻醉风险更低，也有学者认为3个月大的婴儿与健康足月新生儿的麻醉风险并无差异。多个研究团队报告，健康足月婴儿出生后首月内进行唇裂修复，美学效果良好，还能改善喂养，减轻家庭心理负担。

20世纪上半叶，因担心影响生长发育，唇裂鼻畸形修复被推迟。但近几十年，唇裂修复术中同期进行一期鼻整形术的安全性和有效性已有诸多报道。随着鼻牙槽塑形和术后鼻部支撑技术的发展，长期美学效果显著提升，这是单纯一期鼻整形术难以实现的。一项回顾性研究对比了一期鼻整形术、鼻牙槽塑形，及二者联合应用术后5年的鼻孔高度和宽度比例，发现接受联合治疗且鼻孔高度过度矫正的患者效果更佳。双侧唇裂鼻畸形的处理颇具挑战，术前正畸治疗在这类患者中的作用也有相关研究论述。

术前规划

唇裂患者应由多学科团队负责护理，成员包括儿科医师、营养师、喂养/言语专家、正畸医师和社会工作者。术前需密切监测患者体重增长情况，患有综合征或其他合并疾病的患者，应由相应的儿科专科医师进行诊疗。

长期以来，人们尝试在术前减轻唇裂畸形，以便手术修复并改善远期效果。研究发现，唇裂鼻畸形主要由下外侧软骨和鼻基底部畸形导致，且新生儿耳部畸形可通过非手术方式矫治。随后，鼻部塑形用于术前部分矫正鼻畸形，也有使用唇部胶带粘贴和唇黏附术缩小宽唇裂的尝试。唇黏附术虽能缩小唇裂宽度，但因其需全身麻醉，且可能形成瘢痕影响最终修复效果，目前使用频率较低。唇部胶带粘贴无需麻醉，但对鼻形和牙槽畸形无改善作用，常与鼻牙槽塑形联合使用。为改善鼻部、唇部和牙槽畸形，鼻牙槽塑形技术应运而生并得到广泛应用。

术前正畸治疗，尤其是鼻牙槽塑形，是术前规划的重要环节。该技术由Grayson在20世纪90年代末提出。研究表明，塑形技术可在术前改善鼻畸形，进而可能提升远期效果。鼻牙槽塑形时，会制作正畸装置贴合牙槽段以缩小间隙，还有鼻部组件通过金属丝从牙槽装置延伸，塑造下外侧软骨和鼻基底部形状。Grayson技术和Figueroa技术是最常用的鼻牙槽塑形方法，对比研究显示二者术后长期效果无显著差异。多数研究证实，鼻牙槽塑形可改善唇裂修复效果，且在畸形严重的病例中效果更明显。双侧完全性唇裂患者鼻唇畸形的处理难度大，术前接受鼻牙槽塑形的患者，鼻小柱长度改善明显，二次鼻部手术需求显著减少。

器械/设备

- 双极电凝。
- 皮肤拉钩。
- 镊子（Adson、0.5mm镊子、Bishop-Harmon等）。
- 精细解剖剪（肌腱切断剪、康弗斯剪、弯虹膜剪等）。

- Frazier吸引器头。
- 卡尺。
- 持针器。
- 剥离子（Cottle，Freer）。
- 可吸收缝线。

手术技术

标记

手术开始时使用卡尺标记解剖标志。可选择亚甲蓝，但作者更倾向于用25号或27号针头刺入蓝色标记笔笔尖，这种方式比直接使用亚甲蓝更不易晕染。随后用该针头标记唇部标志，并在真皮层做标记，若针头刺入真皮，术前准备操作就不会擦掉标记。

具体标记内容（图21.1）如下：

1. 标记唇弓深度（1）。
2. 测量非唇裂侧唇弓高度（2）。
3. 量取非唇裂侧唇弓深度到顶点的距离，在唇裂侧从唇弓顶点起标记相同距离（3）。

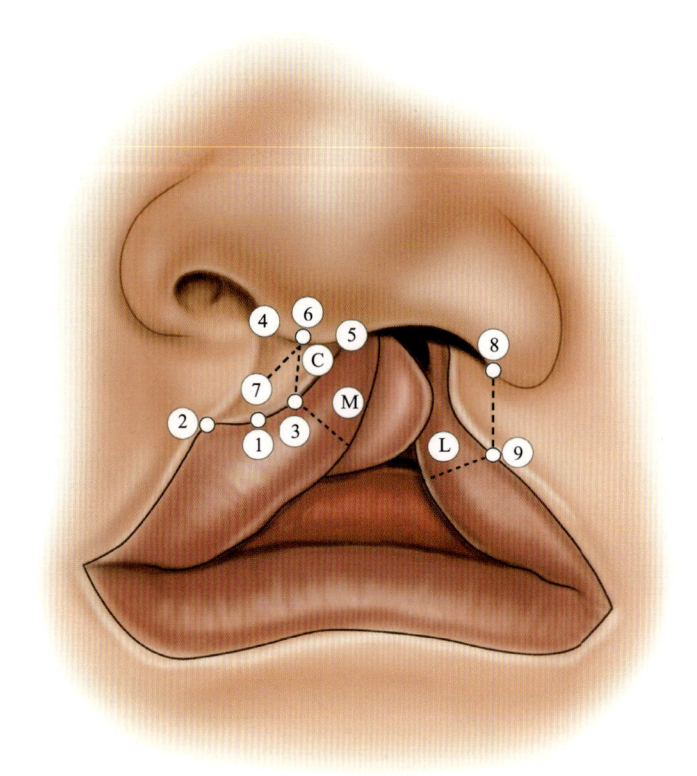

图21.1 单侧唇裂修复的标记

4. 分别测量非唇裂侧（4至2）和唇裂侧（5至3）人中嵴高度，二者差值即为C瓣的长度/宽度。

5. 在鼻小柱距离唇裂侧3/5的位置向上1mm处标记（切线从3至6）。

6. 从鼻中隔标记点做90°的反向切口标记（点7），切口长度等于步骤4中测量的C瓣长度。若存在严重不对称且需要较长C瓣，反向切口不应穿过人中嵴，到达人中嵴后应沿其向下延伸。

7. 测量非唇裂侧人中嵴（4至2）长度，用卡尺在唇裂侧鼻翼基底部和唇红内侧找到对应点标记，并在唇裂侧唇红标记等长点（8至9）。

8. 测量唇裂侧和非唇裂侧红唇预计切开处的可见唇部长度，尽量使其一致。

9. 标记手术皮瓣。笔者更推荐用上述标记点做点状标记，这样更整洁、不易模糊。标记完上述点后也可画出皮瓣。C瓣仅含皮肤，位于 3-6 人中嵴切口外侧，不包括唇黏膜，基底部位于唇裂侧鼻内侧脚后方。M 瓣是位于非唇裂侧 C 瓣皮肤下方的唇黏膜和唇红，为蒂在上的皮瓣，可用于修复宽唇裂鼻底，但在确定不需要前应保留所有组织。L 瓣（外侧瓣）是唇裂侧计划人中嵴切口内侧的唇红和唇黏膜（8 至 9），也是蒂在上的皮瓣，用于在鼻孔边缘下方增加组织，使唇裂侧鼻翼弯曲，还可用于修复鼻底缺损。

完成标记后，在唇部注射含肾上腺素的局部麻醉剂以减少出血，笔者常用 1% 利多卡因（含 1∶100 000 肾上腺素）和 0.25% 丁哌卡因的混合液。接着对面部进行常规术前准备，并为患者铺无菌巾（图 21.2）。

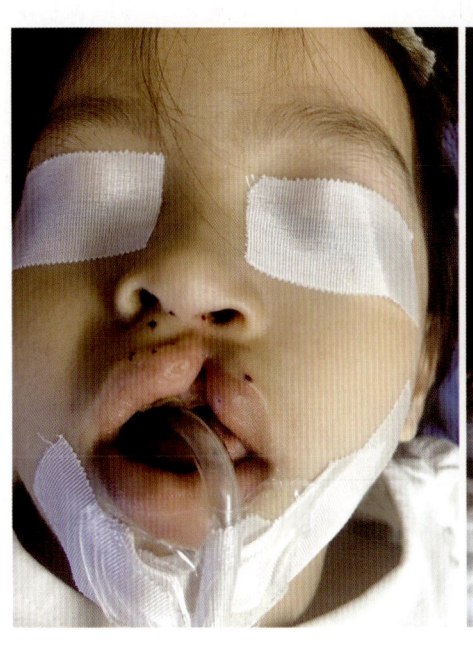

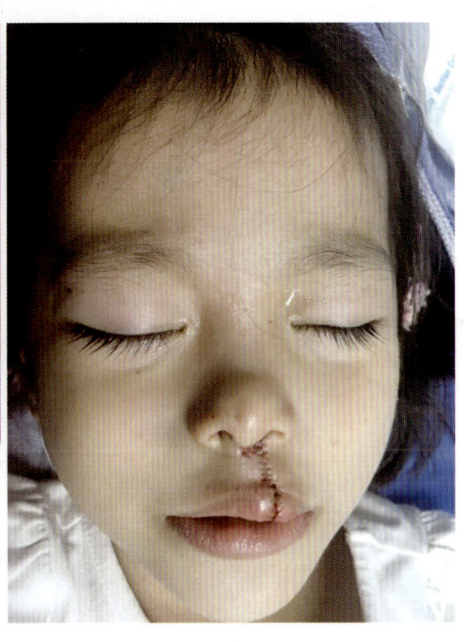

图 21.2 术前标记和术后效果

手术步骤 / 切口

1. 从唇裂侧唇弓高度处切开至鼻小柱标记点，再按测量长度切开反向切口（3 至 6）。作者常用 11 号刀片，以便沿计划切口线做出整齐直线切口。

2. 从 3-6 切口处沿唇红外侧切开（不包含其他组织），掀起 C 瓣，注意保持 C 瓣厚度，确保血运良好，掀起范围延伸至唇裂侧鼻孔内侧脚足板后方。

3. 掀起 M 瓣。若为完全性唇裂，M 瓣可向后延伸至鼻腔并达鼻中隔，用于闭合宽鼻底缺损。掀起鼻中隔瓣时，最好使用尾侧剥离子或 freer 剥离子，紧贴软骨表面操作。

4. 沿唇裂侧 8-9 线切开，切至唇红时保留 V 形多余唇红，用于丰满中央唇部。

5. 沿唇裂侧上颌牙龈颊沟切开，掀起覆盖上颌骨的软组织，唇裂宽度决定掀起力度。操作时手指放在眼睛处（婴儿面部距离近），注意避免损伤眶下神经，笔者倾向于骨膜上剥离。

6. 掀起 L 瓣（黏膜瓣），上切口切至下鼻甲头部上外侧边缘，基部位于下鼻甲。切口向下延伸至梨状孔，软组织从骨膜上与上颌骨分离，并与上颌牙龈颊沟切口掀起的组织相连，松解唇裂侧唇部，使其能无张力向前推进（图 21.3）。

7. 用精细剪刀（弯虹膜剪或康弗斯剪）插入内侧脚之间进行分离，转动剪刀越过穹窿和下外侧软骨，分离覆盖软骨的皮肤，便于下外侧软骨重新对称定位。唇裂侧较长且扁平的下外侧软骨，可通过梨状孔和上颌牙龈颊沟切口

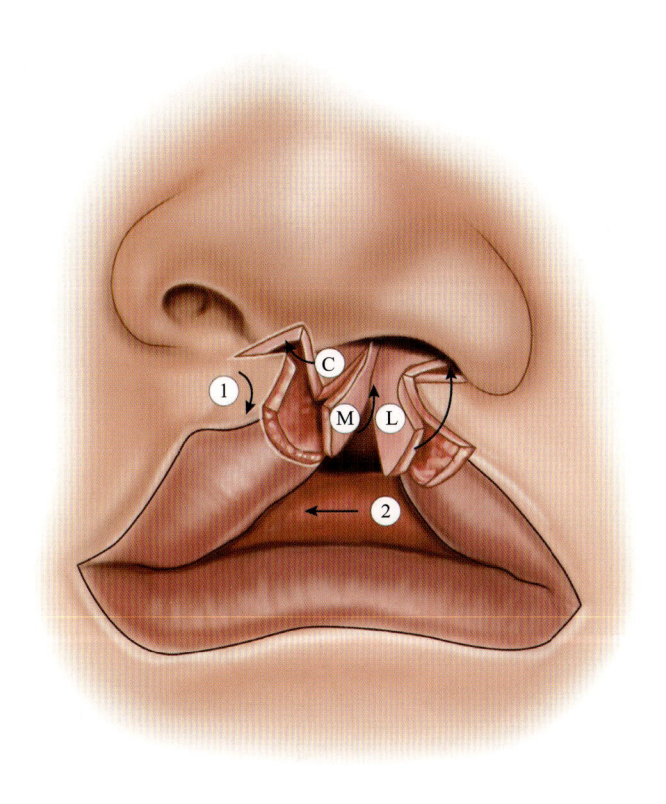

图21.3 初次手术切口后唇部外观。（1）唇部非裂隙侧向下旋转。（2）唇部裂隙侧向前推进。这就是为什么它被称为旋转推进手术。请注意，鼻小柱底部的矩形缺损将由"C瓣"填充。"M瓣"和"L瓣"将用于闭合鼻底缺损

进一步分离，完全与覆盖皮肤分开。沿唇裂侧下外侧软骨和鼻翼形成分离通道，切断异常附着，重新定位软骨，去除唇裂侧鼻翼基底部所有肌肉附着。

8. 分离唇两侧的口轮匝肌束，但不超过人中嵴。

关闭/缝合

1. 将L瓣插入梨状孔切口，增加组织使鼻翼弯曲。若鼻底有缺损，L瓣插入梨状孔切口后，在中点弯折并与非唇裂侧的M瓣/鼻中隔瓣相连。修复鼻底缺损需用M瓣/鼻中隔瓣和L瓣，多余组织修剪掉。此步骤可使用铬制缝线或薇乔缝线。修复鼻底缺损很关键，因为后续腭裂修复手术中该区域难以触及，而鼻底缺损易导致前部瘘管形成。

2. 用3-0或4-0薇乔缝线抓住外侧牙龈颊部组织，向内侧推进并固定在牙龈骨膜上，减轻修复部位张力。

3. 缝合口轮匝肌，旋转推进唇部，找准两侧肌肉对齐位置。若有需要，可用褥式缝线使肌肉外翻，辅助形成人中嵴。可选用薇乔缝线或单乔缝线。肌肉对合正确时，唇裂侧鼻翼基本能对齐。

4. 放置一层深层可吸收缝线，如薇乔缝线或单乔缝线。

5. 插入C瓣。非唇裂侧向下旋转时，90°反向切口张开形成矩形缺损，将C瓣插入并修剪多余尖端。

6. 缝合皮肤。皮肤缝线不承担主要缝合张力，深层缝线确保缝合处无张力，皮肤缝线仅用于对齐皮肤，保证修复部位两侧皮肤平整。可选用不可吸收缝线或可吸收的快吸收肠线。不可吸收缝线拆除时可能需再次短暂麻醉（图21.4~图21.6）。

此外，可用4-0单乔缝线或聚对二氧环己酮缝线（PDS）拉直内侧脚并使其重新附着。缝针从非唇裂侧内侧较高处穿入，经唇裂侧内侧较低处穿出，再从唇裂侧内侧较高处穿出，最后从非唇裂侧内侧较高处穿出打结。若手术

图 21.4　缝合结束时的外观。注意，"C瓣"填补了鼻小柱缺损。这将切口隐藏在鼻小柱基部内，避免了传统 Millard 修复术的非解剖性弯曲切口。注意，在唇裂侧的鼻翼上没有做切口，因为这可能会产生明显的瘢痕。从外面看不到"M 瓣"和"L瓣"，但它们正在重建鼻前底，这将防止在腭裂修复期间出现前瘘，而前瘘可能非常难以修复

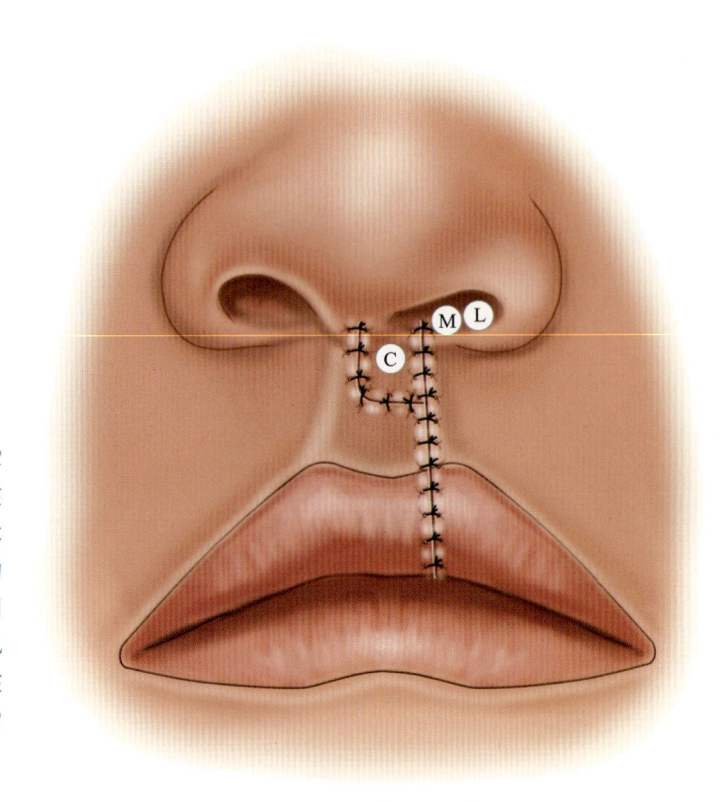

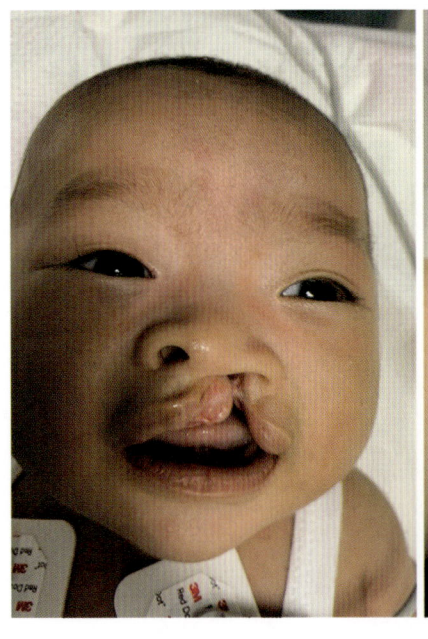

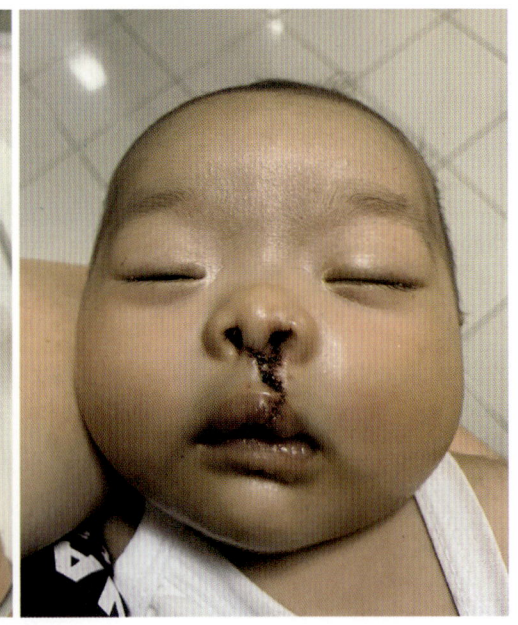

图 21.5　左侧单侧唇裂术前术后照片

结束时唇裂侧鼻翼需抬高，可放置穿窿抬高缝线。用单乔缝线或 PDS 缝线穿在长弯针上，从非唇裂侧下外侧软骨下方进针，穿过鼻尖、唇裂侧下外侧软骨进入唇裂侧鼻孔，再从唇裂侧下外侧软骨下方进针，越过穿窿，穿过唇裂侧上方的下外侧软骨进入非唇裂侧鼻孔后打结，帮助抬高扁平鼻翼，可按需重复操作。虽然在鼻尖上方盲目转折进针难度较大，但为改善鼻孔对称性，这一操作值得学习。

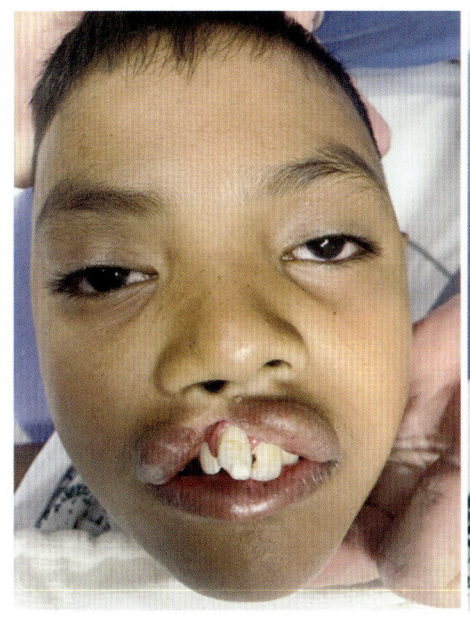

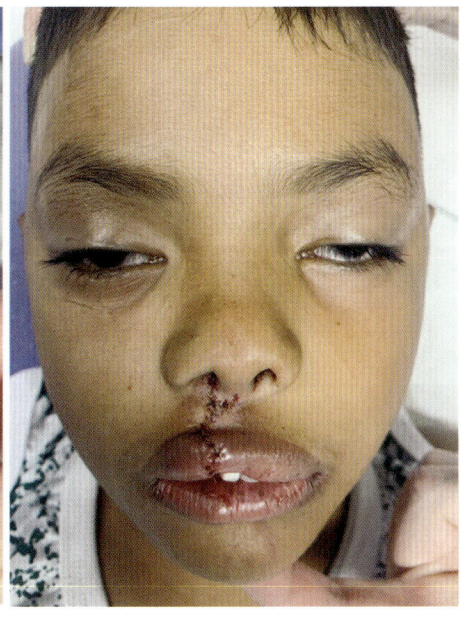

图 21.6　右侧单侧唇裂术前术后照片

术后管理

术后护理涵盖常规切口护理，需每 2～6 小时用生理盐水轻柔清洁切口，随后涂抹抗生素软膏保持切口湿润。向家长详细示范如何轻柔清洁切口，避免损伤修复部位至关重要。婴儿有进食需求时即可开始喂养，若为婴儿，可采用母乳喂养、注射器喂养或使用软头奶瓶喂养，只能提供母乳或配方奶，禁止使用安抚奶嘴。较大儿童应给予质地柔软的食物或泥状食物，避免使用叉子、吸管等餐具。

家长务必在年幼患者术后 2～3 周为其使用手臂夹板或约束带，防止触碰唇部修复部位造成损伤。婴儿睡觉时应保持仰卧位，防止睡眠过程中切口与其他物体摩擦。

婴儿通常在术后第 1 天出院，年龄较大的儿童依据其健康状况和具体情况，有可能在门诊完成手术。

术后 3～4 周可使用维生素 E 油或其他产品辅助改善瘢痕。

术后鼻部塑形可在术后持续应用 1 年以优化下外侧软骨形态。长期随访至青春期意义重大，有助于评估手术的美学和功能效果，同时了解患者对改善美学效果的二次手术需求。

（孟令照　曲晓鹏　房居高　译）

第22章
腭裂修复

Adrian A. Ong, Ryan F. Brown, and Fiyin Sokoya

引言

唇裂和（或）腭裂是头颈部常见的先天性畸形；单纯性腭裂的发病率约为1∶2500。这些口面部裂隙大多情况下是一种孤立的症状，但在30%～50%的病例中可能与综合征或其他并存疾病相关。如果不进行治疗，这些患者可能会出现耳部疾病、言语问题、经口喂养困难、腭咽功能障碍及社会心理问题等。为了处理各种类型的腭裂，学者们已经开发并改进了许多外科手术技术，并且会根据每位患者的具体情况调整手术方式。归根结底，腭裂修复术的目标是恢复鼻腔和口腔之间的分隔以便能够进行经口喂养并改善言语交流。因此，在确定适合接受修复手术的患者及为恢复正常的喂养、言语和咽鼓管功能而进行修复手术的时机时，需权衡手术干预措施对上颌骨生长的影响。

解剖学

了解腭部的正常解剖结构对于腭裂的修复至关重要，这有助于分隔口腔和鼻腔（图22.1）。切牙孔是一个重要的解剖标志，它将前方由前颌骨构成的原发腭与后方由硬腭其余部分和软腭构成的继发腭分隔开来。

软腭在言语和吞咽功能中起着关键作用，腭帆提肌是软腭内最重要的结构，它是一对肌肉，从颞骨底部开始延伸至中线，形成一个吊带状结构。它与其对侧的肌肉共同作用，将软腭提升至咽后壁。此外，腭咽肌有助于软腭的

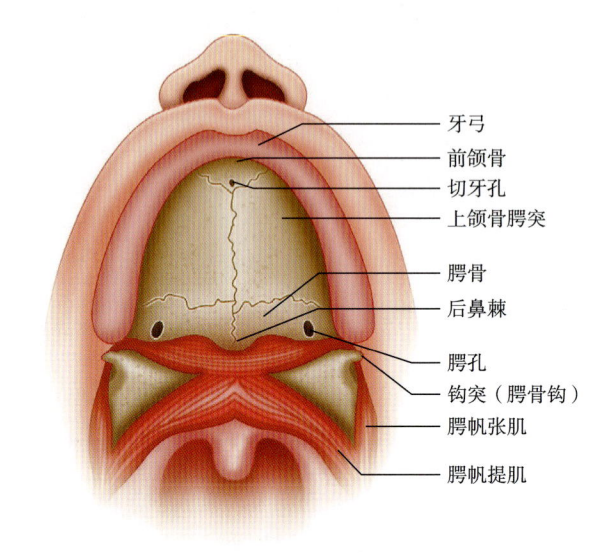

图22.1 腭部的正常解剖结构

提升和向后移动。腭帆张肌起于翼内肌，止于腭腱膜。它协助腭帆提肌提升腭部，并有助于维持咽鼓管的正常功能。最后，悬雍垂肌是一块小肌肉，起于腭腱膜，止于悬雍垂的黏膜。它可使悬雍垂缩短；不过，它似乎在言语功能中并不起重要作用。

腭部的血液供应来源于腭大动脉和腭小动脉，它们是上颌动脉的末梢分支。腭大动脉尤为重要，因为在腭裂修复手术中所使用皮瓣的主要血液供应就来自腭大动脉。

腭裂可能同时存在骨骼和软组织的异常。继发性腭裂通常位于中线处，而原发性腭裂则是不对称的。在继发性腭裂中，腭部的肌肉组织会受到影响，腭帆提肌呈纵向排列，并且异常地附着在骨性裂隙边缘。

最常用的腭裂分类系统是Veau分类法（图22.2），该分类法将腭裂分为4型：Ⅰ型，

仅为软腭缺损；Ⅱ型，缺损累及硬腭和软腭；Ⅲ型，缺损累及硬腭、软腭及牙槽突；Ⅳ型，双侧完全性腭裂。这种分类方法能够为选择合适的修复类型提供一个框架。

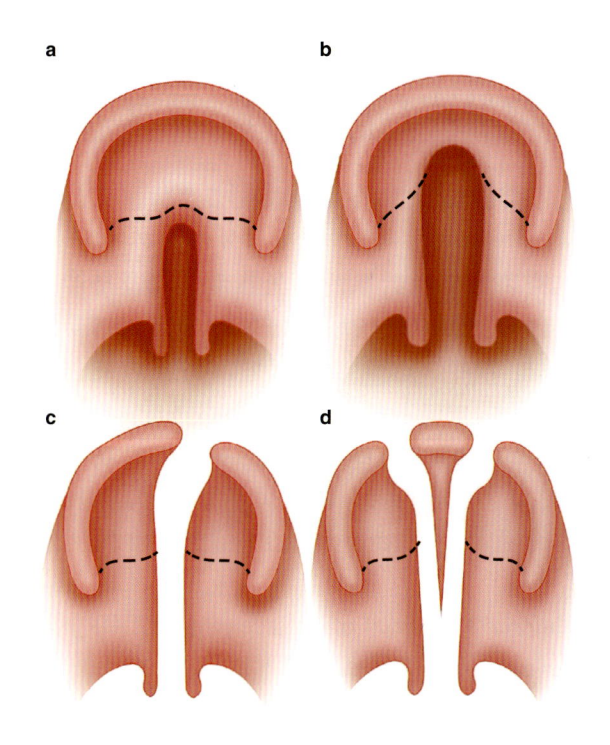

图 22.2　Veau 分类法。（a）仅累及软腭的不完全性腭裂；（b）累及硬腭和软腭的腭裂；（c）累及唇部和腭部的单侧完全性腭裂；（d）双侧完全性腭裂

适应证 / 禁忌证

几乎所有腭裂患者都能从腭裂修复手术中获益，问题不在于是否要进行修复，而在于何时进行修复。腭裂修复手术可能会对颅面骨骼的生长产生影响，但这需要与正常言语和语言能力的发展进行权衡。美国腭裂-颅面协会目前建议在 18 个月大时完成腭裂修复，且最好在可能的情况下更早进行。在大多数医疗机构中，腭裂修复手术通常在患儿 10～12 个月大时进行。

由于许多患者可能伴有综合征和（或）并存疾病，腭裂修复的禁忌证与这些状况有关，而并非与腭裂本身相关。危及生命的并存疾病，例如复杂的先天性心脏病，可能需要儿童心脏病学和儿童麻醉学方面的专科医师共同评估以确定全身麻醉的安全性。此外，对于存在严重神经发育迟缓且无法言语、依靠胃造瘘管进食的患者，在决定是否手术时需权衡各种预后因素，这些因素会预示其神经发育迟缓状况是改善还是恶化。在临近手术的前期，那些近期患过上呼吸道疾病或曾住院的患者推迟手术可能会更好，因为这样可以降低围手术期的风险。

术前规划

如前所述，腭裂患者可能伴有严重的合并疾病，因此在进行手术干预前无论是否有心脏病专科医师参与，由初级保健医师进行术前评估都是重要的一环。需确认患者近期是否有过任何上呼吸道疾病或住院情况，因为这些可能会影响手术的时机。

接受腭裂修复手术的患者需经口气管插管，而对于存在颅面畸形的患者来说，这可能颇具挑战性。腭裂手术医师应在实施麻醉诱导前与麻醉医师进行沟通并讨论体格检查中发现的任何重要情况或纤维喉镜检查结果以最大程度提高插管的成功率。一种预制成弯曲形状的经口 RAE 气管导管可用于将呼吸回路引离手术区域。

根据患者的合并疾病情况，如果术后需要密切监测，可能会安排患者入住重症监护病房。

在术前访视期间就应开展对护理人员的培训以避免术后出现任何问题。术后饮食的护理尤为重要，可选择的喂食方式包括带软管的挤压瓶、传统杯子、带软管的注射器或用勺子喂食，其目的是在术后喂食期间尽量减少口腔内的负压。

器械 / 设备套件

使用头部衬垫（环形或马蹄形均可）来固

定患者的头部，并在整个手术过程中尽量减少头部的移动。如果没有进一步伸展颈部的禁忌证，还可以放置一个肩垫。将头颈部伸展，更便于观察硬腭前部，从而有助于腭裂修复手术的进行。Dingman 口腔拉钩常用于腭裂修复手术。在手术过程中，可根据需要显露的腭部区域来调整牙齿挂钩，而侧面颊部拉钩则能提供更好的视野。使用手术头灯和放大镜对改善术中视野十分重要。

使用 Joseph 剥离子或 9 号骨膜剥离子有助于对腭瓣进行骨膜剥离。如果需要更长的蒂部长度，可以小心地对腭大动脉进行截骨解剖。作者发现，如果需要让腭瓣有更大的活动度，使用弧形或 90° 的 Beaver 刀片有助于去除血管蒂周围的筋膜。需要使用一个弧形剥离子，比如 Woodson 剥离子，来分离硬腭下方的鼻黏膜。作者发现，使用尖端精细的解剖剪，比如较长的肌腱切断剪，在将肌肉从硬腭上分离下来及分离软腭各层组织时很有帮助。在缝合过程中，使用带有不同类型缝针的缝线可能有助于改善口腔内的缝合位置，具体则取决于外科医师的个人偏好。一般来说，圆头锥形针对于缝合精细且不同的腭瓣很有帮助。单极电凝或双极电凝均可用于止血，但需注意不要过度电凝组织瓣，也不要损伤血管蒂。

皮瓣设计／手术技术／要点

腭裂修复术的类型取决于多种因素，包括硬腭和软腭裂隙的宽度、牙槽突裂的宽度、软腭裂隙与咽后壁的接近程度，以及是否存在合并症。理想的腭裂修复术原则包括分隔鼻腔和口腔、进行无张力的多层缝合、建立腭帆提肌的正确解剖走向，以及将软腭后移以实现恰当的腭咽闭合。主要的腭裂修复技术包括：①von Langenbeck 腭裂修复术；②两瓣法腭裂修复术（Bardach 法）；③Furlow 反向双 Z 字成形腭裂修复术；④费城儿童医院（the Children's Hospital of Philadelphia，CHOP）对 Furlow 腭裂修复术的改良术式（图 22.3）。

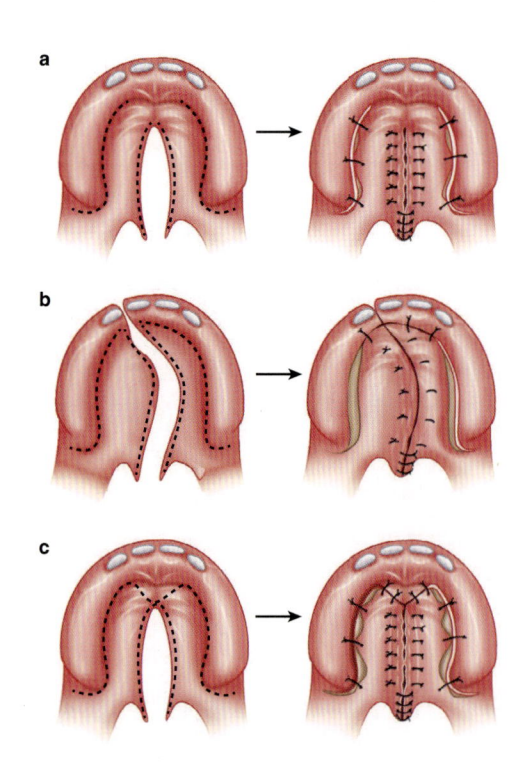

图22.3 腭裂修复术的类型。(a)von Langenbeck腭裂修复术；(b)两瓣法腭裂修复术（Bardach法）；(c)Furlow反向双Z字成形腭裂修复术；(d)CHOP对Furlow腭裂修复术的改良术式；(e)两瓣法腭裂修复术联合软腭处的Furlow反向双Z字成形腭裂修复术

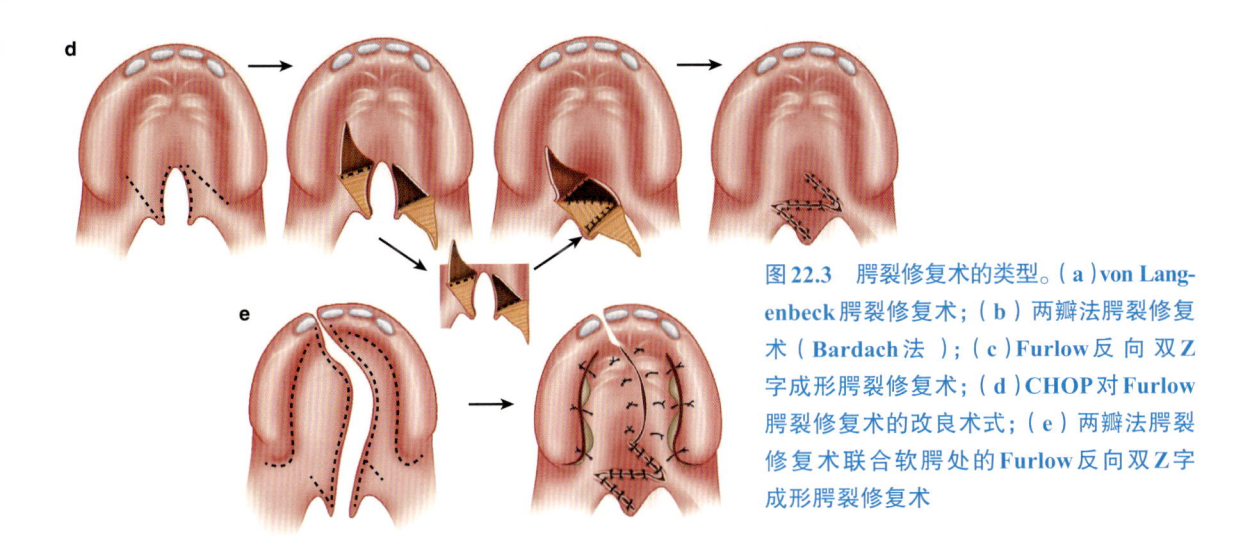

对于所有腭裂修复的手术操作，若不存在禁忌证，需让患者仰卧于手术台上，并使颈部伸展。经口气管插管后，放置口腔牵开器以显露腭部。将局部麻醉剂浸润至腭部，这有助于在硬腭区域进行水分离。在切开之前，留出几分钟时间让局部麻醉剂中的肾上腺素发挥作用至关重要，这样可以尽量减少出血。在这个过程中的每一个环节都要小心操作以免损伤神经血管束。最后，建议进行腭帆内整复术。该手术会将异常附着在硬腭后缘的腭帆提肌重新定位以重建腭部肌肉吊带。有研究表明这能改善接受腭裂修复术患者的语音效果。

von Langenbeck腭裂修复术

沿着牙槽嵴和裂隙边缘的内侧对腭部进行标记。首先在牙槽嵴附近做外侧松弛切口，以形成蒂在前部和后部的组织瓣。如果需要进一步游离组织，这个切口可以沿着牙槽突的后部向外侧延伸。接下来，在口腔与鼻腔黏膜交界处沿裂隙内侧边缘做切口，一直切至悬雍垂的顶端。切开犁骨表面的黏膜能够提供额外的黏膜瓣，从而实现无张力缝合。

一旦完成所有切口，就从外侧松弛切口向裂隙内侧边缘进行骨膜下剥离。小心地钝性分离至腭部后缘，并辨认出腭大神经血管束。对腭大神经血管束进行环形松解，并且可以通过在骨性管道内实施截骨术来松解其蒂部，从而获得更多的游离长度。

将鼻腔黏膜瓣掀起，根据需要可一直掀至鼻腔外侧壁以实现无张力缝合。一旦所有的黏膜瓣都被掀起，就将注意力转向腭帆肌肉组织以开始进行腭帆内整复术。将腭帆提肌从其异常附着于硬腭后缘的位置松解下来。腭帆提肌可以在腭大神经血管束后方被提起从而为黏膜层和肌肉层提供更多的长度。

鼻腔的缝合采用黏膜对黏膜下层的缝合方式，使得线结位于鼻腔黏膜表面。犁骨黏膜瓣可在前部加以利用，以实现无张力缝合。接下来，完成腭帆内整复术。采用间断缝合或水平褥式缝合来重新调整腭帆提肌的位置，并重建腭帆提肌吊带。最后，采用从后向前的方式，用间断缝合或连续缝合来关闭口腔黏膜。可以在外侧松弛切口处缝合以起到固定作用，但这通常并非必要操作。

两瓣法腭裂修复术（Bardach法）

两瓣法腭裂修复术通常用于软腭长度足够的完全性腭裂病例。与von Langenbeck腭裂修复术类似，需标记出外侧松弛切口；然而，在切开时，切口要延伸至裂隙内侧边缘。这样就

将前部的内侧切口和牙槽切口连接起来，在腭大神经血管束的基础上形成了一个蒂部在后方的黏膜瓣。在进行骨膜下剥离时，口腔硬腭黏膜可向后翻起，以便辨认腭大神经血管束并使其显露。制作犁骨黏膜瓣和鼻腔黏膜瓣。如果患者是双侧腭裂，那么可以使用双侧犁骨黏膜瓣来帮助闭合前鼻底。多层缝合和腭帆内整复术的操作方式与 von Langenbeck 腭裂修复术相似。外侧牙槽嵴和前部牙槽嵴之间常会出现一些间隙。放置定位缝线以将缝线固定在合适的位置十分重要，然后在显露的骨面上进行手术操作。裂隙会被缝合所覆盖，这些新显露的骨面会在数天至数周的时间内重新形成黏膜覆盖。

Furlow 双向 Z 字腭成形术及费城儿童医院改良术式

双向 Z 字腭成形术的目的是将腭帆提肌重新调整到水平吊带的位置，并延长软腭。鼻腔和口腔的切口互不重叠，从理论上讲，这降低了腭瘘形成的风险。硬腭的闭合方式为：鼻腔面使用犁骨黏膜瓣和鼻腔黏膜瓣，口腔面则使用口腔黏骨膜瓣。

在 CHOP 的改良术式中，双向 Z 字腭成形术被用于处理软腭和硬腭，同时会做外侧松弛切口或双蒂黏膜瓣（von Langenbeck 法）来修复硬腭缺损。Z 字腭成形术的切口被缩短，使其不会与外侧松弛切口相交。

在传统的 Furlow 修复手术中，硬腭黏骨膜瓣在不做外侧松弛切口的情况下从内侧向外侧掀起。找到腭大神经血管束，将其进行环形松解并予以保留。接下来，对软腭进行解剖分离。

在左侧，沿着裂隙内侧边缘和预先设计的 Z 字成形术切口切开黏膜，以形成一个蒂部位于后方的肌黏膜瓣。将腭帆提肌的异常纤维从硬腭后缘松解下来，并包含在该肌黏膜瓣内。将此肌黏膜瓣从鼻腔黏膜的下表面剥离。在左侧肌黏膜瓣的顶端放置一根缝线，以便牵拉该瓣并为游离鼻腔黏膜瓣提供操作空间。在右侧，将一个蒂部在前的口腔黏膜瓣朝腭钩方向掀起，当到达腭外侧骨板时，在黏膜下骨膜层面进行剥离。

在右侧，随后通过在口腔黏膜瓣的基部切开来制作一个鼻腔肌黏膜瓣，并以从前向后的方向将其分离至腭钩处。在左侧，制作一个鼻腔黏膜瓣，从后方开始朝着腭钩向前外侧掀起该瓣。

一旦所有的皮瓣都制备完成，将右侧蒂部位于后方的鼻腔肌黏膜瓣放置到向后移位的位置，以此来闭合鼻腔面。最初在皮瓣基部放置缝线，以便使皮瓣能够更好地推进，并在缝合时减少张力。左侧蒂部在前的鼻腔黏膜瓣也以类似的方式嵌入。然后，将左侧蒂部在后方的口腔肌黏膜瓣覆盖在与其对应的鼻腔瓣上，并进行缝合，以重建腭帆提肌吊带。此时，硬腭鼻腔面的闭合方式与其他类型的腭成形术类似。在鼻腔面闭合且腭帆提肌重新调整位置后，将右侧蒂部在前的口腔黏膜瓣进行移位并嵌入。然后，以从后向前的方式进行口腔硬腭黏膜的缝合。

Furlow 腭成形术通常用于修复黏膜下腭裂、单纯性软腭裂，或者是在初次腭裂修复术后因软腭过短而导致的腭咽闭合不全，具体讨论如下。

特殊注意事项

对于存在宽裂隙（＞20mm）的患者，可采用先前提到的腭裂修复术来实现一期缝合。通过将外侧松弛切口从后牙槽周围延伸至软腭并朝向磨牙后三角区，从口腔黏膜瓣和鼻腔黏膜瓣上松解腭帆提肌以增加皮瓣的活动度，以及对腭大神经血管蒂进行环形剥离和松解（无论是否行截骨术），可以最大程度地提高成功缝合的概率。在那些仍然存在过度张力的病例中（原发性宽裂隙、存在大量瘢痕组织的翻修病例），可以考虑使用脱细胞真皮基质。在腭裂修复术中，当无法实现无张力一期缝合时，使用脱细胞真皮基质可能会降低腭瘘的形成概率，与未接受脱细胞真皮基质腭裂修复术的患者相比，其总体腭瘘发生率为5.4%，而后者为10.6%。

黏膜下腭裂的特征是腭部肌肉组织裂开，而覆盖在上面的黏膜却完好无损，这使得其较难被发现。与黏膜下腭裂相关的表现包括硬腭中线切迹、悬雍垂裂及透明带（软腭处呈现蓝紫色，表明其下方缺乏肌肉组织）。黏膜下腭裂的治疗方法可包括微创腭咽成形术（minimally invasive palato-pharyngoplasty，MIPP）、腭帆内成形术、Furlow反向双Z字成形术、咽括约肌成形术及咽后壁瓣手术。现有的数据结论不一，一项关于黏膜下腭裂治疗的循证医学回顾显示，MIPP与联合咽后壁瓣或咽括约肌成形术的MIPP在治疗效果上没有显著差异。Calis等的研究表明，对于接受Furlow反向双Z字成形术及咽后壁瓣联合腭帆内成形术修复黏膜下腭裂的患者，其语音效果有所改善；然而，他们建议对于存在严重鼻音过重问题的患者，应考虑采用咽后壁瓣修复术。

术后管理

根据外科医师的偏好，可以在舌中线处缝一针，以便在麻醉后监护病房及普通病房中辅助进行气道管理。一旦确认患者不存在任何潜在的气道阻塞风险，就可以将这针缝线拆除。患者通常需要留院观察一晚，以监测是否存在气道阻塞情况，并给予液体镇痛药物。对于那些无法听从指令的患者，可以使用柔软的手臂约束装置，以避免手术部位受到破坏。在密切的监护下，每天应多次松开约束装置，并鼓励患者进行关节活动度的练习。一旦患者能够耐受可倾倒的流食或泥状食物，即可出院。理想情况下，在愈合期间不应使用吸管或餐具，以防对缝合线造成可能的损伤。在住院期间，会对护理人员进行正确喂食方法的培训，并且这种正确的喂食方式应一直持续到患者进行首次随访。

结果

腭裂修复术的目标包括完全闭合口腔和鼻腔黏膜且不形成腭瘘，使腭咽闭合功能正常，实现正常的言语和进食，对面部骨骼生长的影响降至最低，及改善咽鼓管功能。这取决于腭裂的大小和形状、修复的类型及外科医师的经验。

口鼻瘘发生率

口鼻瘘是一种会导致鼻音过重和鼻腔反流的严重并发症。它通常位于硬腭前部，或者在硬腭与软腭修复部位的交界处。初次腭裂修复术后口鼻瘘的发生率约为8.6%。形成口鼻瘘的危险因素包括术前的Veau分类（Ⅲ型和Ⅳ型患者的口鼻瘘发生率更高）、裂隙宽度（裂隙宽度约为7.75mm及以上时，口鼻瘘发生率更高）、患者的营养状况及外科医师的手术量（手术量越大，越有助于预防口鼻瘘的形成）。外科医师在进行缝合时必须格外注意，要精心制作强健的组织瓣，并实现多层无张力缝合。脱细胞真皮基质可作为辅助手段，用于降低口鼻瘘的发生率。

腭咽功能障碍

腭咽功能障碍是由于说话时腭咽部无法充分闭合，导致在发出口腔辅音时空气从鼻腔逸出。从症状表现来看，患者会出现说话时鼻音过重，及在进食时鼻腔反流的现象。据报道，腭裂修复术后腭咽功能障碍的发生率在15%～30%，修复时年龄较大（大于2岁）是引发腭咽功能障碍的一个危险因素，会导致语音效果较差。

腭咽功能障碍的治疗较为复杂，通常需要一个多学科团队，包括腭裂外科医师、言语语言病理学家和（或）口腔颌面修复医师。言语治疗可作为主要治疗手段，也可作为义齿修复或手术干预的辅助治疗方法。一些患者，尤其是那些不适合手术的患者，可能会受益于口腔颌面修复医师制作的阻塞器或腭提升器。如果考虑进行手术干预，则需根据鼻咽镜检查或荧光透视检查所确定的闭合模式进行个体化治疗；手术干预措施包括咽后壁组织增厚术、腭延长术和（或）腭咽部结构调整（咽括约肌成形术或咽后壁瓣成形术）。

一项前瞻性临床试验比较了两组腭裂患者的语音情况，这两组患者分别接受了Furlow反向双Z字成形术和两瓣法腭成形术（von Langenbeck法）。结果发现，Furlow反向双Z字成形术能带来更好的腭咽功能；然而，Furlow腭成形术导致口鼻瘘的发生率更高。腭帆内成形术已被用于腭裂修复手术，并且已被证明能显著改善术后的语音效果，使继发性腭咽功能障碍的发生率从10.2%降至4.6%。

面部生长发育

一直以来，人们担心腭裂修复手术可能会抑制面部的生长发育，尤其关注修复手术的时机。Liao等指出，接受硬腭延迟修复的患者，其修复手术对上颌骨的生长发育产生的不良影响极小。另一方面，其他研究发现，延迟修复并不会对面部上颌骨的生长发育造成损害，这表明有必要开展进一步的研究；然而，延迟进行腭裂修复会导致腭咽功能障碍的发生率更高，且语音效果更差。最后，一些外科医师建议减少硬腭的骨膜下剥离操作，以避免对上颌骨的生长发育造成损害，并且主张采用分两期进行的腭成形术，即先修复软腭随后延迟修复硬腭。还需要开展更多的研究，以进一步明确腭裂修复手术对面部生长发育的影响。

咽鼓管功能障碍

咽鼓管功能障碍，包括分泌性中耳炎（慢性中耳积液），几乎会影响所有腭裂患者。原因是腭部肌肉吊带的解剖结构被破坏导致腭帆张肌无法使咽鼓管扩张。由此产生的中耳积液表现为传导性听力下降，这种情况可以通过置入鼓膜通气管、进行腭成形术和（或）使用助听设备得到改善。

大多数接受腭成形术的腭裂患者在6岁时咽鼓管功能会得到改善。Smith等指出，接受Furlow反向双Z字成形术的腭裂患者术后置入的鼓膜通气管数量（1.8套鼓膜通气管）少于接受传统两瓣法腭成形术的患者（2.9套鼓膜通气管）。此外，腭帆内成形术能够恢复腭部肌肉吊带结构，已被证实可以改善咽鼓管功能。尽管在腭成形术后咽鼓管功能最终会恢复，但腭裂患者仍然面临着持续听力损失和胆脂瘤的高风险，这些患者将继续受益于密切的耳部随访。

（王生才　孟令照　房居高　译）

第七部分
创伤重建

第23章
下颌骨创伤重建

Arya Namin and Ugochukwu Umeh

引言

现代社会多数下颌骨骨折是由机动车碰撞导致的，不过在部分研究中人际暴力是引发此类骨折的最常见原因。随着机动车的普及，下颌骨骨折的发生率显著上升，但实际上这类损伤困扰人类已久。在古代，由于感染风险高及未经治疗的骨折会严重影响功能，下颌骨骨折曾被视为难以治愈的致命伤。希波克拉底是最早尝试治疗下颌骨骨折的医师之一，他提出了闭合复位法，用金线进行牙间固定，还借助外部皮革带辅助维持下颌骨复位。此后直至18世纪，在牙科夹板首次用于下颌骨骨折治疗之前，该领域的治疗方法几乎没有明显进展。到了19世纪，人们开始尝试用金属丝进行切开复位内固定，同时上颌下颌骨固定技术也首次被记载。Thomas Gunning是牙间夹板上颌下颌骨固定技术的提出者之一，改良后的Gunning夹板至今仍是缺牙患者的一种治疗选择。20世纪之交，用接骨板和螺钉固定下颌骨骨折的方法出现，20世纪60年代，相关接骨板和螺钉实现大规模生产，使得这一技术应用更广泛。

下颌骨创伤重建旨在恢复下颌骨原有的形态和功能。这需要在保持受伤前咬合状态的前提下进行骨折复位，并实施可靠的固定，以促进骨折愈合。具体治疗方案的选择，需综合考虑患者的个体情况、骨折部位、是否存在并发的颅颌面损伤及骨折移位的严重程度。治疗手段涵盖观察、软食保守治疗及切开复位内固定，甚至是承重重建手术等多种方式。本章将详细探讨针对髁突、下颌支、下颌角、下颌体、颏联合和颏旁骨折的不同重建方法。

解剖学

下颌骨由髁突、冠突、下颌支、下颌角、下颌体、颏联合、颏旁及牙槽突构成。其中，颏联合位于中切牙牙根下方的骨质区域，颏旁则是侧切牙和尖牙牙根下方的骨质部分。下颌体处于尖牙外侧与第三磨牙内侧的骨质区间。下颌角和下颌支从第三磨牙后方的垂直线起始，向后下延伸至下颌角外侧，向上连接到下颌切迹及髁突和冠突的基部。髁突头与颞骨的关节窝相互关节。髁突和冠突之间由下颌切迹分隔。髁突自下颌骨升支后缘向上延伸，可细分为髁突头、髁突颈和髁突基部。翼外肌附着于髁突颈的翼肌凹处。咬肌和翼内肌环绕下颌支和下颌角，形成类似吊带的结构。颞肌附着于下颌骨的冠突。在下颌支内侧表面，下牙槽神经血管束经下颌孔进入。下颌舌骨沟紧挨着下颌孔前方起始，沿着下颌体内侧表面延伸。颏孔通常位于第二前磨牙水平位置或前磨牙之间的间隙处。

适应证/禁忌证

颏联合和颏旁

颏联合和颏旁骨折大多需要手术干预。对于无移位且骨折部位稳定的情况，可考虑采用无咀嚼饮食的保守治疗方式。针对非粉碎性的颏联合和颏旁骨折，手术治疗手段包括闭合复位联合上颌下颌骨固定、双微型接骨板固定、单块较厚重建接骨板固定、拉力螺钉固定及动力加压接骨板固定（图23.1）。闭合复位联合上颌下颌骨固定能避免切开复位内固定带来的风险，但缺点是患者需要长时间固定，容易出现营养不良和颞下颌关节功能障碍等问题。在实施切开复位内固定手术时，需先对患者进行临时的上颌下颌骨固定，以确保恢复受伤前的咬合状态。微型接骨板的优势在于易于根据下颌骨形状进行弯曲塑形，有助于提高手术效率。研究表明，使用两块1mm厚的微型接骨板搭配单皮质螺钉治疗非粉碎性的颏联合和颏旁骨折，能取得良好的功能恢复效果，且并发症较少。Lee等建议，采用双微型接骨板治疗此类骨折后，患者需食用6周软食，只有在存在其他颅颌面损伤的情况下，才考虑进行上颌下颌骨固定。锁定接骨板具有螺钉松动概率低、稳定性高的特点，并且由于其基于内外固定器原理设计，对接骨板的弯曲精度要求相对较低。不过，锁定接骨板价格较高，而且一项前瞻性研究对比锁定接骨板和标准接骨板后发现，二者在短期并发症发生率上并无显著差异。拉力螺钉固定的治疗效果与接骨板固定相近，但在手术操作过程中，实现精确固定的难度较大。

下颌体

下颌体骨折通常也需要进行治疗。对于骨折无移位且稳定的情况，可让患者食用软食。其手术治疗方法有闭合复位联合上颌下颌骨固定、双微型接骨板固定、单块较厚重建接骨板固定及动力加压接骨板固定。在下颌体下方使用带双皮质螺钉的微型接骨板，上方搭配带单皮质螺钉的微型接骨板进行固定，能达到稳定的修复效果，术后无须进行上颌下颌骨固定。关于接骨板的厚度及是否使用双皮质螺钉，目前在业内仍存在争议。不过，一项前瞻性研究显示，使用较厚接骨板和双皮质螺钉治疗的患者，与使用较薄接骨板和单皮质螺钉的患者相比，骨折愈合率并无明显差异。对于下颌体和下颌支的矢状及斜向骨折，拉力螺钉是一种可行的修复选择。但为保证修复的稳定性，至少需要置入2枚拉力螺钉。由于加压接骨板的适应性较差，在实际应用中较少使用，不过它在萎缩性下颌骨骨折治疗中较为有效，最初也是为这类情况而设计的。若是遇到粉碎性骨折或伴有骨坏死的骨折，就必须进行承重重建，在骨折线两侧至少各放置三颗双皮质螺钉（图23.2和图23.3）。若因去除坏死骨而导致骨缺损，可采用细胞骨基质（如Depuy Synthes公

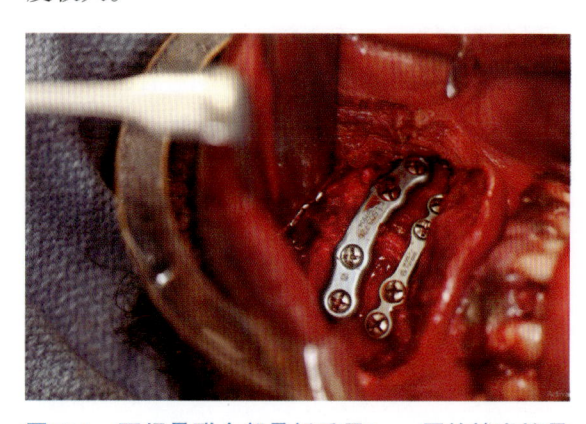

图23.1　下颌骨联合部骨折采用2mm厚的锁定接骨板沿下颌骨下缘固定，骨折线两侧各有两枚双皮质螺钉，在其上方有一块微型接骨板，骨折线两侧各有两枚单皮质螺钉。选择沿下缘的2mm厚的接骨板是因为患者在初次受伤8周后就诊，同时伴有感染，在患者接受确定性修复之前需要先进行治疗

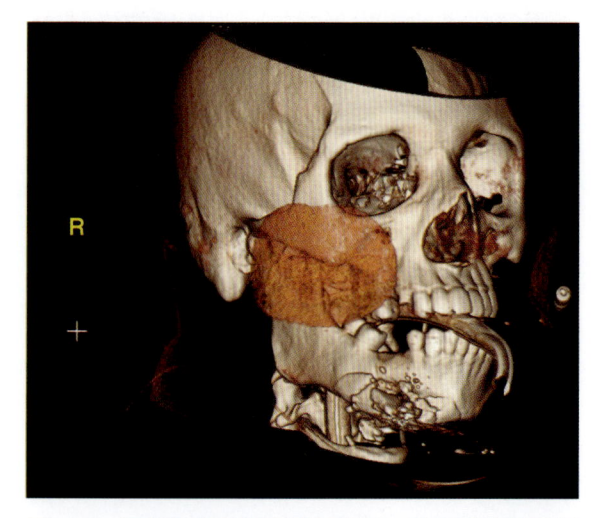

图23.2　面部枪伤后的下颌骨骨折，伴有粉碎性骨折及下颌骨下缘部分厚度连续性缺损

司的ViviGen®细胞骨基质)、自体骨移植或游离组织移植等方法，预防骨不连的发生（图23.4和图23.5）。

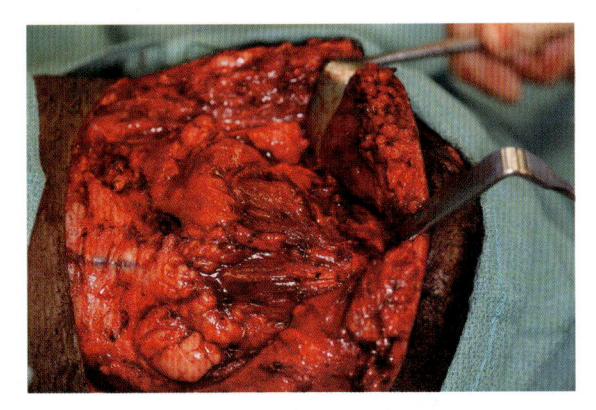

图23.3　下颌体和下颌骨联合部显露。骨碎片已被移除，导致下颌骨下缘出现部分厚度的连续性缺损

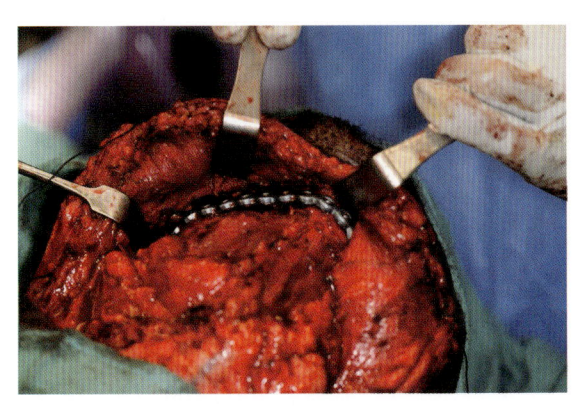

图23.4　用2.5mm厚的重建钢板固定骨折。在部分厚度的连续性缺损的每一侧有3枚双皮质锁定螺钉

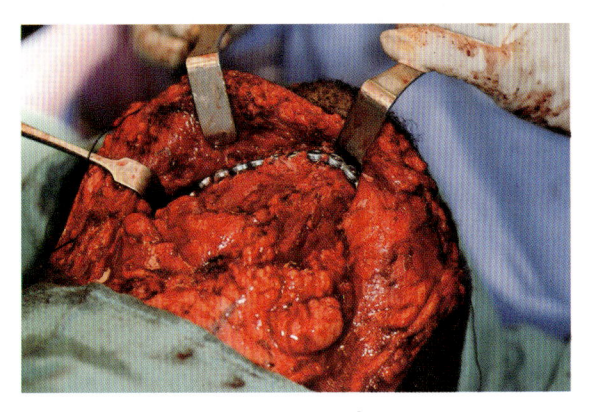

图23.5　用细胞骨基质（ViviGen®细胞骨基质，DePuy Synthes公司）重建的部分厚度连续性缺损

下颌角和下颌支

受咀嚼力影响，下颌角骨折术后出现并发症的风险较高，其中感染较为常见。下颌角骨折治疗中，第三磨牙的处理一直存在争议，这可能也是导致并发症发生率较高的原因之一。当出现牙根骨折、牙齿因龋齿或感染无法保留、牙齿松动不稳定，以及牙齿影响骨折正常复位等情况时可考虑拔牙。下颌角骨折的治疗方案包括上颌下颌骨固定、双微型接骨板固定、三维方形或矩形微型接骨板固定，以及沿下颌骨上缘进行单微型接骨板固定。一项前瞻性研究对比了上述几种治疗方法后发现，单微型接骨板固定的手术时间最短，术后并发症也明显更少。沿下颌骨斜线采用单微型接骨板技术，具有手术时间短、无须经颊套管置入、避免掀起下颌支和下颌角处骨膜等优点。然而，也有观点认为，单块上缘微型接骨板在功能负荷状态下，对下颌骨下缘的固定效果欠佳，因此部分外科医师会选择使用双微型接骨板或三维盒式接骨板。有研究对88例使用单皮质螺钉进行双微型接骨板固定治疗下颌角骨折的患者进行观察，发现并发症发生率较低，感染率仅为2.9%。

髁突

髁突骨折的治疗方案在不同医疗机构和医师之间存在较大差异。近几十年来，随着对颞下颌关节生物力学及髁突骨折后咀嚼系统生物学适应性的研究不断深入，治疗方案得到了优化，但仍存在争议。髁突骨折的治疗方法包括保守治疗、切开治疗和内镜治疗。保守治疗措施有软食、下颌运动锻炼、使用弹性牵引或金属丝进行上颌下颌骨固定。在保守治疗髁突骨折时，虽然会出现一定程度的畸形愈合，但由于人体自身的重塑机制，患者仍能获得较好的功能恢复，形成具有一定功能的新关节。髁突骨折在儿童下颌骨骨折中较为常见，保守治疗在这类病例中效果较好。切开治疗的手术入路有耳前入路、下颌后入路和下颌下入路，手术目标是在骨折线两侧各放置至少一块微型接骨板，每块接骨板使用2枚单皮质螺钉固定。内镜治疗的固定目标与切开治疗一致，采用经口入路，借助内镜辅助可视化操作，通常还需要在面部做一个小切口，用于置入经颊套管以便拧入螺钉。髁突骨折的治疗目标包括恢复受伤前的咬合关系、实现无痛张口且切牙间距离达到40mm、保持面部对称、确保颞下颌关节功能正常，及保证下颌在各个方向的运动自如。因此，医师需要综合评估髁突骨折的具体特征及相关的颅颌面损伤情况，为患者制订个性化的最佳治疗方案。20世纪80年代，Zide和Kent提出，髁突移位进入颅中窝、闭合复位无法恢复正常咬合、髁突向外侧移位及髁突颈部存在异物等情况，属于切开复位内固定的绝对适应证。此后，鉴于部分采用保守治疗的患者预后不佳，切开复位内固定的适应证有所扩大。一般来说，下颌支高度缩短小于2mm且偏斜小于10°的患者，采用保守治疗通常能取得较好效果；而下颌支高度缩短大于15mm或偏斜大于45°的患者，选择切开或内镜复位内固定治疗，预后会更理想。此外，存在颞下颌关节脱位并伴有面中部或全面部骨折的患者也可能从切开复位内固定治疗中获益。要进行成功的内固定手术，骨折线近端的骨段需要有足够的骨质以便能拧入2枚螺钉。若近端骨段骨质不足，无法满足这一条件，外固定则是一种可考虑的替代方案。对于下颌骨高度缩短2～10mm且移位10°～45°的患者，目前最佳治疗方案尚未明确。

术前规划

急性下颌骨骨折患者，尤其是因机动车碰撞受伤的患者，通常经历了高能量创伤，因此应按照高级创伤生命支持协议进行全面评估，及时发现并处理可能危及生命的急性损伤。详细询问受伤机制至关重要，同时还需了解患者既往的创伤史、颅颌面外科手术史、是否患有骨质疏松等骨疾病，以及是否存在颞下颌关节功能障碍等情况。此外，患者的内科病史和精神病史也不容忽视。例如，癫痫患者术后可能不适合进行上颌下颌骨固定。记录患者当前的用药情况、过往手术史及过敏史也十分必要。社会史方面，如饮酒习惯和是否使用甲基苯丙胺等信息，同样会影响术前决策。完成创伤检查后，若发现颅颌面创伤的典型体征，应及时邀请专科医师会诊。随后要进行全面的头颈部检查，评估面中部和下颌骨的活动度，通过触诊下颌骨来确定有无压痛和不稳定区域，仔细检查牙齿状况和咬合情况。无牙或部分缺牙的下颌骨骨折患者情况较为特殊，通常需要使用较厚的接骨板进行承重重建。对于无牙患者，要测量下颌骨的高度，若高度≥20mm，可采用标准治疗技术；当下颌骨高度≤19mm，尤其是小于10mm时，可能需要考虑进行承重重建和骨移植。髁突骨折的典型临床表现为骨折同侧早接触、对侧开𬌗，张口时下颌骨向骨折侧摆动。双侧髁突骨折时，则会出现前牙开𬌗、双侧磨牙早接触的情况。同时，要仔细检查牙龈黏膜、口底黏膜及口腔其他部位的黏膜，下颌骨骨折常伴有口底血肿和牙龈撕裂，还需留意是否有显露的骨组织。术前应评估颏神经分布区域的感觉功能以便后续对比。双侧下颌体骨折可能会压迫气道，在体格检查时需重点关注。颅面骨骼的计算机断层扫描三维重建，有助于精确评估下颌骨骨折情况及并发的颅颌面损伤。由于多处对侧损伤是常见的损伤模式，其中下颌角/对侧下颌体骨折和颏联合/对侧髁突骨折最为多见，所以在影像学检查时务必仔细观察整个下颌骨。双侧单处骨折相对少见，但由于骨折间骨段呈游离状态，复位难度较大。下颌骨骨折患者一般在术前和围手术期使用抗生素，不过术后使用抗生素的效果目前还不明确。

器械/设备

- 接骨板
- 螺钉
- 钻机
- 钻头
- 螺丝刀
- 钻孔导向器
- 深度规
- 模板
- 接骨板弯曲器
- 接骨板切割器
- 经颊器械
- 持骨钳
- 骨折复位钳

手术技术

进行切开或内镜复位内固定手术时，有多种手术入路可供选择。在进行内固定操作前，需先安装牙弓夹板，将患者的咬合调整至受伤前状态。对于颏联合和颏旁骨折，经口入路应用最为广泛。通常在活动牙龈内，距离活动牙龈与附着牙龈交界处约10mm的位置做龈颊沟切口便于术后缝合。经口入路的龈颊沟切口也可用于下颌体骨折手术，但要特别注意保护在磨牙间隙附近穿出下颌骨的颏神经。对于位置更靠后的下颌体骨折，可能需要做一个小的面部切口，并借助经颊套管，才能将后方的螺钉准确置入。

内镜入路是治疗髁突骨折的有效方法，既能实现骨折复位和内固定，又能避免在面部或颈部做较大切口。使用角度螺钉和螺丝刀，甚至可以完全避免面部或颈部切口。手术时，沿下颌升支前缘做垂直切口，偏向下颌升支舌侧，便于向外牵开软组织。接着进行骨膜下剥离，充分显露骨折部位。将30°和70°内镜置入光学腔内，用于观察骨折情况。复位时，可切割一块硅橡胶块，使其垂直尺寸与骨折近端和远端的重叠部分一致，以此辅助复位。骨折复位完成后，安装微型接骨板，可通过经颊套管置入螺钉，或使用角度螺钉和钻头进行固定。

下颌下入路、下颌后入路和耳前入路是下颌骨骨折切开手术中常用的技术。耳前入路能够很好地显露髁突头和髁突颈，对于髁突向内侧移位的情况也较为适用。在耳前做切口，从耳轮上极延伸至耳屏下缘，切开颞浅筋膜和颞深筋膜直至颧弓外侧。手术过程中要小心操作，避免损伤颞浅血管和耳颞神经。面神经颞支在距外耳道前方8~35mm处越过颧弓，颞深筋膜浅层与颧弓骨膜相连，可在骨膜下平面掀起，起到保护面神经颞支的作用。随后向前剥离，显露关节结节和颞下颌关节囊，也可向下剥离显露髁突颈，但在这一过程中，软组织牵拉可能会对面神经造成损伤。

下颌下入路适用于下颌体、下颌角、下颌支和髁突基底部骨折的手术。在距下颌角下方约2cm的皮肤皱纹处做切口，掀起颈阔肌下皮瓣，确保向上掀起至下颌骨下缘。为保护下颌缘支神经，可先识别并加以保护，或者将颈深筋膜浅层从下颌下腺上掀起并向上牵拉，当下颌缘支神经穿过该筋膜层时，即可起到保护作用。显露下颌骨下缘后，锐性分离咬肌，进行广泛的骨膜下剥离，从而充分显露骨折部位。

下颌后入路可较好地显露下颌支、髁突基底部和髁突颈，但对于向内侧移位的髁突骨段，显露范围有限。在下颌升支后方做切口，从耳垂下方延伸至下颌角，切开颈阔肌的薄后缘和腮腺包膜。在面神经监测仪的辅助下，平行于面神经走行方向钝性分离腮腺。遇到下颌升支后缘后，切开咬肌和骨膜，进行骨膜下剥离，充分显露骨折部位。除了经腮腺包膜分离外，还可以将腮腺尾从胸锁乳突肌上提起，显露下颌升支，或者采用标准腮腺切除技术来识别面神经。

术后管理

尽管目前尚无明确证据表明术后使用抗生素能显著改善患者预后，但在临床实践中，许多外科医师在术后仍常规开具抗生素。术后维持良好的口腔卫生状况至关重要，可指导患者使用0.1%的氯己定漱口水含漱7天以此辅助清洁口腔、降低感染风险。曾经，术后对所有下颌骨骨折患者进行上颌下颌骨固定是通行的常规操作，现今部分医疗中心依旧保持这一做法。然而，对于接受切开复位内固定治疗的下颌角、下颌体、颏旁和颏联合非粉碎性骨折患者而言，术后进行上颌下颌骨固定会引发诸多问题，例如导致牙龈创伤、患者身体不适、增加误吸风险，还会延迟颞下颌关节的活动恢复，且对提升治疗效果并无明显帮助。不过，在某些粉碎性骨折或伴有面中部骨折的情况下，术后使用钢丝进行上颌下颌骨固定可能仍是必要的。如果手术结束时牙弓夹板仍留在原位，依据外科医师的习惯及患者的意愿，通常需要再次返回手术室将其取出。早期进行功能活动有助于降低颞下颌关节功能障碍和关节强直的发生风险，同时还能有效提高患者的生活质量。对于众多髁突骨折患者而言，术后使用弹性牵引进行上颌下颌骨固定并配合下颌运动练习是术后治疗的关键环节。

在术后恢复期间，应对患者进行密切随访，仔细观察是否出现感染、畸形愈合或骨不连等迹象。多发性骨折患者及有吸烟、饮酒和吸毒习惯的患者，术后发生感染和骨不连的风险相对更高。还应定期评估患者的咬合情况、最大张口度及面部对称性，同时检查缝线处是否裂开、接骨板是否外露等情况，以便及时发现并处理潜在问题，保障患者顺利康复。

（白云飞　孟令照　房居高　译）

第24章
面中部创伤重建

David A. Rengifo，Alexander P. Simko，and Raja Sawhney

引言 / 历史

颌面区域是人体最为关键的部位之一，它为颅骨提供前部保护，容纳与功能和美观相关的重要神经与肌肉，塑造了面部的大部分轮廓与外观。该区域位置突出，易受损伤，随着社会工业化进程的推进，全球面中部骨折的数量不断增加。面部损伤大多由钝性创伤所致，交通事故是首要原因，其次是跌倒和人际暴力。一级预防主要依靠公共政策，如交通法规和运动指南，但面中部创伤仍然是一个亟待解决的问题。治疗这些患者需要对该区域的解剖结构和功能有深入的了解。

面中部骨折的类型多样，严重程度和潜在并发症各不相同。1901年，Rene Le Fort发表了首个被广泛应用的分类系统，至今仍在使用。Rene Le Fort通过对尸体颅骨面中部施加创伤力，研究力在面部不同平面的传递及由此产生的骨折情况。面中部区域的重建首次由Harold Gillies爵士成功实施，他是一位耳鼻喉科医师，常被尊称为"现代整形外科之父"。20世纪上半叶，他开创了许多沿用至今的新技术，比如带蒂皮瓣的应用。此后，面中部创伤治疗技术不断发展，包括在骨折治疗中通过悬吊钢丝、接骨板和螺钉进行内固定的技术，成像技术的进步使得骨折的特征描述更加准确，有助于更精确的术前规划。如今，计算机断层扫描已成为评估面部骨折的主要手段。通过多学科团队的协作、全面的检查和规划，现代面中部创伤重建通常能够恢复正常的功能和形态。

解剖学

面中部包含多个重要结构，是外界环境与颅骨内重要组织之间的缓冲区域（图24.1）。其结构框架通过形成缓冲层和借助骨骼结构传递力量，有效保护大脑，减少整体创伤冲击。Nahum研究了导致面中部骨折所需的力量，发现与造成下颌骨和额窦骨折所需的力量相比，这些力量相对较小。

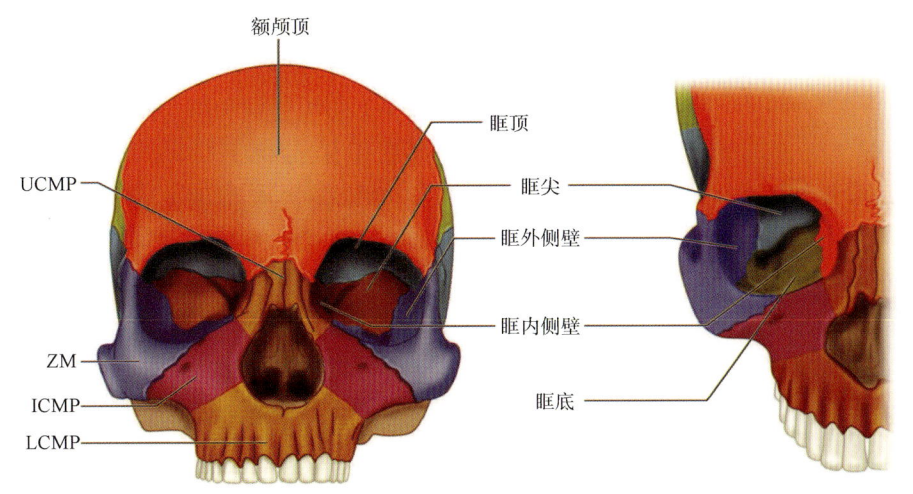

图24.1 颅骨解剖图，重点展示上颌骨创伤中常发生骨折的骨骼。LCMP、ICMP和UCMP指的是国际内固定研究学会颅颌面骨折分类图表中的颅底和顶部分，有助于描述骨折位置。ZM代表颧骨，LCMP指面中部下分区，ICMP指面中部中分区，UCMP指面中部上分区

上颌骨由一个中央体和4个突起组成，中央体包含气化的上颌窦。4个突起分别为：

1. 颧突。
2. 额突。
3. 腭突。
4. 牙槽突。

颧骨被视为具有一个中央颧骨体和3个独特的突起：

1. 颞突——颞突与颞骨的关节形成颧弓，负责维持颧骨隆起的前部突出。颧弓也是咬肌和颞深筋膜的附着处。面神经额支的走行与颧弓前部密切相关。颞下颌关节和冠突位于颧弓深处。

2. 眶突——眶突与上颌骨的眶板相连，构成眼眶的底部。因此，近40%涉及眶突的颧骨骨折患者会伴有眼内损伤。

3. 上颌突——上颌突与上颌骨在下方和内侧相连，构成上颌窦前外侧壁的一部分。

颧骨体是颧骨最坚固的部分，也是外侧支柱的重要组成部分。颧骨复合体和外侧支柱受到创伤性破坏时常导致颧骨向内下旋转。理论上，这种旋转是由咬肌的牵拉移位造成的。

了解上颌骨、下颌骨和颅底之间的关系及面部支柱的相关知识至关重要（图24.2）。面部有4种垂直支柱，它们作为面部形态和功能的支撑结构，承担着强大的咀嚼垂直力的负荷分布。其中有三对垂直支柱：

1. 鼻上颌支柱（内侧）——从犬齿附近的牙槽弓开始，沿着梨状孔向上，止于眶内侧缘和额上颌缝。

2. 颧上颌支柱（外侧）——起始于上颌第一磨牙区域，向上穿过颧骨体，止于眶外侧壁和额颧缝。

3. 翼上颌支柱（后部）——起于上颌结节，穿过腭骨锥突、翼突内侧板，止于蝶骨基底部。

此外，还有一个位于中线的垂直支柱，即鼻中隔，它包括鸡冠、犁骨、鼻中隔软骨和筛骨垂直板。

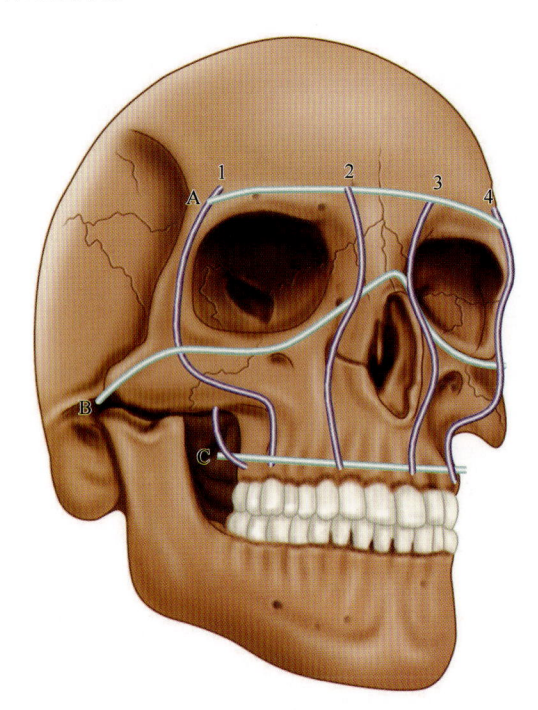

图24.2　面中部的垂直支撑结构和水平支撑结构

牙槽骨、硬腭、眶下壁和眶上壁构成了3个水平支柱。需要注意的是，牙槽骨的状况取决于患者的牙齿情况。无牙颌患者由于牙槽骨萎缩，创伤性破坏的风险更高。在遭受创伤时，垂直和水平支柱的破坏会使上颌骨与骨骼附着处分离。由于翼内肌和翼外肌的作用，这种分离会导致上颌骨向后下方牵拉，进而形成常见的前牙开𬌗畸形。

在规划安全的手术入路或理解患者症状时，识别面中部的神经血管供应的几个重要组成部分至关重要。腭大动脉和腭大神经从硬腭和软腭的交界处穿出，为硬腭的黏膜和骨骼提供血液供应和神经支配。眶底或上颌骨前部的骨折可能会损伤上牙槽前动脉，导致前牙出现感觉异常。上颌骨后部的骨折可能会损伤上牙槽后动脉和神经，导致磨牙感觉异常。眶底创伤可能会损伤眶下神经，表现为整个同侧脸颊、鼻翼和上唇麻木和疼痛。

分类

Rene Le Fort在1901年提出了分类系统，他根据骨折的严重程度为不同类型的面中部骨折设定了标准。

他的研究中出现了三种骨折模式，分别称为Le Fort Ⅰ型、Le Fort Ⅱ型和Le Fort Ⅲ型骨折（图24.3）。

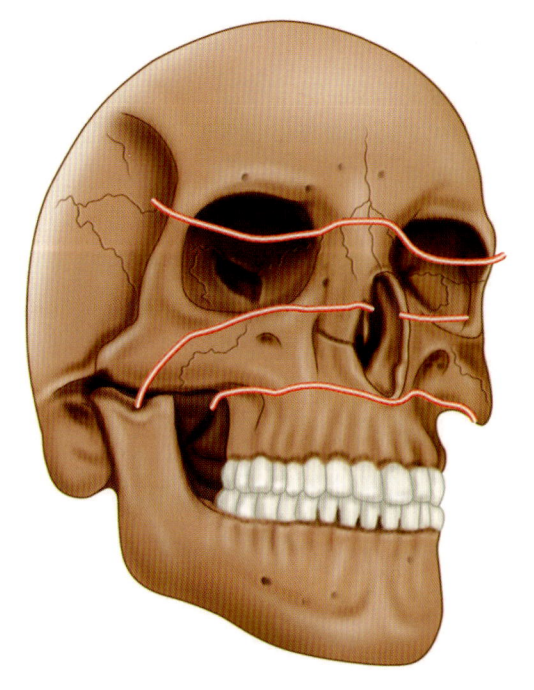

图24.3 Le fort骨折分型

–Le Fort Ⅰ型——临床表现为浮动上颌骨，是上颌骨前部发生水平骨折，骨折线位于腭部和牙槽上方，包括鼻中隔。这种骨折导致腭部与上颌骨分离，骨折线沿着鼻底、梨状孔、犬齿窝和上颌骨外侧壁延伸，偶尔会累及翼突板的下部。

–Le Fort Ⅱ型——其特征为上颌骨、鼻骨和鼻中隔与颅骨和面中部外侧分离。骨折线沿着额上颌缝延伸，穿过眶下缘至颧牙槽嵴。骨折线还绕过上颌结节，进入蝶骨翼突，并延伸至腭骨垂直板。

–Le Fort Ⅲ型——导致颅面分离。其特点是面中部与颅骨完全分离。骨折线沿着眶内侧壁、底部和外侧壁，在鼻额缝和颧额缝之间延伸。骨折线外侧累及颧弓，内侧包括筛骨、腭骨垂直板和翼腭窝。

尽管目前只有少数颌面骨折能完全符合最初描述的模式，但该系统至今仍被广泛使用。Rene Le Fort也认识到，这3种骨折模式常合并发生，并且常伴有一些未分类的骨折。因此，常用的命名法包括单纯的Le Fort骨折及非Le Fort骨折，如腭部矢状骨折、上颌骨内侧骨折和上颌骨前部骨折。非Le Fort骨折的发生率较高，可能是由于现代社会中交通事故和工业机械导致的损伤中涉及的力量更大。Rene Le Fort的分类系统为制订治疗计划提供了坚实的基础；然而，外科医师必须牢记这些分类并不能全面描述骨折移位和粉碎的程度。

由于先前提出的分类方法实用性不足，颧骨复合体骨折目前尚无标准的分类系统。不过，Jackson提出的分类系统在临床上更具相关性，也是本章作者比较倾向的分类方法。该分类系统涵盖了4种类型的颧骨骨折：①无移位骨折，无须手术治疗；②局部节段性骨折，需要显露骨折部位并进行直接固定；③低速移位的三脚架骨折，需要简单的复位或直接显露并进行坚固内固定；④高速粉碎性三脚架骨折，需要广泛的手术显露和多点坚固内固定。

适应证和禁忌证

如果出现功能丧失或明显畸形可能需要进行手术干预和重建。面中部手术干预的绝对适应证是持续的复视和其他可证实的由骨创伤引起的视力变化。次要适应证包括咬合不良、张口受限、气道问题和美容畸形。对于有严重内科合并症和高手术风险且未出现重大视力变化的患者，也可以选择观察和保守治疗。

临床评估

在制订任何手术计划之前，外科医师及其

团队必须确保手术安全。这包括评估急性气道问题或与面部损伤同时发生的其他损伤，患者因导致面部骨折的同一损伤机制而遭受创伤性脑损伤的情况并不少见。此外，还应评估并妥善处理其他内科问题，尤其是那些需要长期抗凝治疗或容易导致愈合不良的问题，比如吸烟和糖尿病。

尽管有影像学检查辅助，但对面中部创伤进行诊断和临床评估以确保治疗成功仍是必不可少的。在进行骨折手术干预评估之前，应先评估神经功能和颈椎状况。

检查应包括受伤机制、面部分析（评估眶下瘀斑或水肿及面部高度和宽度的变化）、脑脊液鼻漏的评估及咬合状态的评估。咬合情况通常取决于骨折的方向。在面中部横向骨折的情况下，临床检查可能会发现上颌骨后移、磨牙早接触及随后的开𬌗畸形。硬腭的垂直骨折在临床检查中通常表现为反𬌗。作为检查的一部分，应评估腭部的活动度，方法是用拇指和示指握住上颌骨，在水平和前后方向上摇晃上颌骨。

颧骨骨折的评估包括对颧骨突出度、外眦位置、内眦间距过宽和假性内眦间距过宽、额颧缝压痛、张口受限、外侧结膜下出血、面中部和嘴唇感觉异常的评估。此外，当要求患者向受伤疑似侧的对侧移动下颌时，如果引发剧烈疼痛或活动度降低，可能提示外科医师怀疑颧骨上颌骨骨折导致的严重移位，因为这可能是由于同侧冠突受到压迫所致。

面中部的Le Fort骨折会显著影响患者牙齿的自然位置，因此，不修复这些骨折会影响咀嚼功能。通常，颧骨骨折会因美容原因进行复位。然而，这些骨折可能会因压迫颞肌而导致张口受限和咀嚼困难。此外，由于颧骨对眼眶的构成有贡献，颧骨骨折可能会导致眼球功能障碍和位置异常。

虽然本章不涉及眼眶重建，但在对面中部进行任何手术干预之前，眼科检查是绝对必要的。外科医师和眼科医师的评估将共同构成适当的术前评估。视力评估应包括测量眼压，并由眼科医师排除眼和视网膜损伤。还需要评估眼球运动，以确定是否存在嵌顿和（或）神经损伤的问题。

术前规划

实现正确重建的第一步是深入进行影像学评估。1.5～3mm的薄层CT扫描是评估面中部的标准影像学检查方法。扫描范围应从颅顶延伸至下颌骨下缘，这对于全面评估患者情况及在手术中进行术中导航设置都非常重要。应在三个影像学平面上进行评估。CT扫描的三维重建图像可以提供更多的指导，并且应用越来越广泛。这些重建的CT图像在检查颧骨复合体方面非常出色，特别是在粉碎性骨折的情况下，因为在单一平面上评估时可能会导致判断失误。不过，在检查眼眶时三维重建图像存在局限性。由于眼眶骨较薄，图像中常会出现间隙，这些间隙可能会被误认为是骨质流失或骨折，但实际上是伪影。

在查看影像时，还应规划复位的顺序。在存在多处骨折的情况下，应先处理变形较小的骨折，以便为更严重骨折的复位创造条件。对于双侧骨折，也应采用类似的处理方法，因为先复位变形较小的一侧，有助于对侧更复杂创伤的重建。

器械/设备套件

为了在降低患者全身麻醉风险的同时成功进行面中部重建，手术团队必须在手术前确保准备好合适的器械。

手术室的布局应将手术床旋转180°，使其与麻醉设备相对，并确保患者的影像资料随时可用。我们发现，术中内镜和导航等手术辅助工具在许多情况下都非常有用。使用这些器械可能需要特殊的设置，并且需要在手术室中占用大量空间，这些都需要提前考虑。此外，术中成像设备，包括CT扫描仪，在复杂病例中非常有价值。在许多机构中这种设备需求很大，因此通常在手术需要时才被推进手术室。在手术前应考虑手术台的摆放位置以加快这一过程。另外，如果术前已经规划好了螺钉和接骨板的使用，这些规划图应在手术室内，以便外科医师在整个手术过程中查看。

护士和刷手护士应准备好以下物品：
- 稀释的碘伏面部消毒剂。
- 局部麻醉剂。
- 护眼用品：眼用润滑剂、角膜保护罩、红霉素眼膏。
- 氯己定口腔溶液，用于充分清洁口腔。
- 外科医师选择的上颌-下颌固定器械。
- 面中部创伤器械包，包括：
  - 口腔牵开器托盘。
  - Rowe钳。
  - McKesson咬钳。
  - Army/Navy牵开器。
  - Minnesota牵开器。
  - 骨膜剥离子（9号剥离子）。
  - 直角牵开器。
  - 转速为20 000转/分的钻头和冲洗装置。
  - Carroll-Girard螺钉。
  - 面中部接骨板及配套螺钉。
  - 眶下器械，包括Desmarres牵开器、Jaeger睑板牵开器及眶底板。

面中部手术入路

与任何面部创伤一样，建立和维持气道至关重要。大多数面中部损伤不会导致咬合不良，也不需要进行上颌-下颌固定，因此传统的经口咽插管就足够了。如果需要进行上颌-下颌固定，可能需要进行经鼻气管插管。在这些情况下，评估是否存在颅底损伤至关重要。当气道不稳定成为主要问题时，麻醉和手术团队必须确定最佳的治疗方案，这可能包括纤维支气管镜经鼻插管、经皮颏下插管或气管切开术。

所有面中部骨折患者都应接受预防性抗生素治疗，因为大多数这类骨折被认为是开放性的，并且损伤或手术入路都可能导致黏膜破裂。通常，静脉注射类固醇有助于减轻围手术期常见的水肿。

在讨论处理骨重建的手术技术之前，外科医师必须确定合适的切口和面中部手术入路。如果有现成的伤口，通常这些伤口能提供最直接的到达骨骼的路径。

上颌前庭沟入路是最常用的面中部入路（图24.4）。在黏膜下注射局部麻醉剂和血管收缩剂，位置刚好在黏膜牙龈交界处上方，以减少出血。在血管收缩充分起效后，沿着牙龈黏膜做切口，保留不超过1cm的黏膜边缘，这样在手术结束时会有足够的组织来关闭切口，同时又不会限制对上颌骨下部骨折的显露或放置重建接骨板的操作。切口一直切到骨膜下平面。从这里开始，在骨膜下平面向上分离颊部的软组织。在向上分离的过程中，识别和保护眶下神经非常重要。由于眶下神经沿着瞳孔垂直中线走行，我们通常通过创建两个间隙来提升颧骨组织。一个间隙直接朝向眶下缘最内侧，显露内侧支柱；另一个沿着眶下缘最外侧，显露外侧支柱。在提升过程中要非常小心，不要超过眶缘上方1~2mm以避免损伤眼球。一旦剥离子稍微超过眶缘，将剥离子的下方向上旋转，同时剥离子的上缘保持固定作为眶缘上的支点。当以这种方式完全分离内侧和外侧间隙时，两个间隙之间的大部分软组织也会被提升起来，眶下神经和眶下孔就会显露出来，且损伤风险较小。然后使用直角钳分离眶下神经上方的软组织，这样可以显露眶下缘的中部，并且通常可以看到眶下缘的骨折情况。在我们的实践中，这种方法不需要眶周切口，就可以评估并在某些情况下对该骨折线进行接骨板固定。

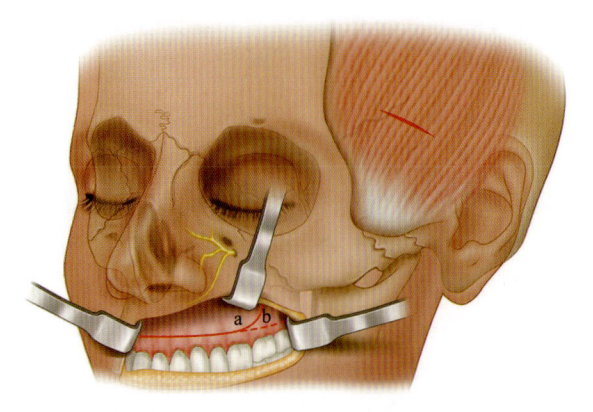

图 24.4 （a）上颌前庭沟入路。该入路可进行扩展。（b）以获得更大的外侧视野显露范围。从牙龈处保留至少 1cm 的黏膜边缘非常重要，这有助于创口的缝合

当需要对眶底或眶下缘进行复位和固定时，经结膜入路仍然很有用，这是我们对该区域手术入路的首选方法。关于该入路的详细信息及其他经皮眼眶入路的方法，在眼眶创伤章节中有详细讨论。

上睑成形术切口（图 24.5）在评估和治疗颧额骨折时非常有用，也可用于评估眼眶内的颧蝶缝。该切口可以帮助外科医师确定颧骨复合体是否已被正确提升和旋转回位。如果颧骨复合体提升或旋转不足，会导致眼眶总体积过大，进而导致术后眼球内陷和眼球位置异常。这是两种最常见的术后错位情况，在外科医师职业生涯早期更容易出现。上睑成形术切口愈合效果非常好，因此我们越来越多地使用这种方法。在开始该入路之前，可以通过临时睑缘缝合或角膜保护罩来保护角膜。切口设计在上睑外侧，呈曲线形，并且可以延伸到自然的外侧眼睑皱纹，也就是鱼尾纹处。标记完成后，在计划的切口处注射含有血管收缩剂的局部麻醉剂。在局部麻醉剂和血管收缩剂充分起效后，用 15 号刀片从内侧向外侧切开皮肤和皮下组织。显露眼轮匝肌后，在其外侧做一个切口以便将剪刀插入眶隔前平面，然后在肌肉下方继续向内侧分离，切断眼轮匝肌，保留眶隔完整。接着，将肌皮瓣从内侧向外侧锐性分

离，直至眶上外侧缘，显露骨膜。然后在眶上外侧缘锐性切开骨膜，使用骨膜剥离子显露眶外侧缘和眼眶，这样可以评估 ZF 缝及该区域的任何骨折情况。然后可以在骨膜下平面继续向眼眶内分离，显露颧蝶缝。

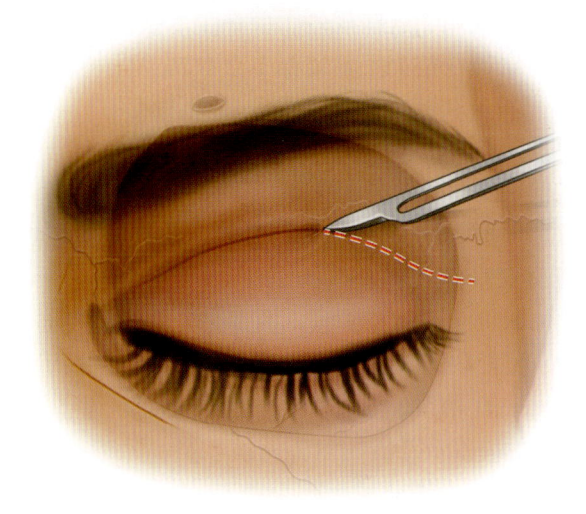

图 24.5 外眦成形术切口。该切口位于皮肤褶皱内，可用于显露颧额缝

颧弓的间接入路包括经口（Keen）入路和颞部（Gillies）入路。这些入路适用于治疗单纯的颧弓骨折且不伴颧骨复合体不稳定的情况。Gillies 入路是在发际线内做一个 2cm 的颞部切口，该切口位于颧弓上方 2.5cm，耳轮前方。在皮下组织和颞浅筋膜内进行锐性分离直至颞深筋膜深层，然后切开颞深筋膜，将一个锐利的剥离子插入颞肌筋膜下方，以刮水器的动作移动直至位于颧弓内侧。在颞深筋膜浅层下方进行分离可以避免损伤面神经额支，然后可以选择合适的剥离子进行骨折复位。外科医师不应将颞骨的鳞部作为支点。

Keen 入路首先在侧方上颌前庭沟设计一个 2cm 的切口，使用电刀或手术刀切开黏膜。然后置入合适的剥离子，向前推进至需要复位的颧弓骨折内侧。我们发现，在大多数情况下，Keen 入路能够实现充分复位，且不会在皮肤上留下瘢痕，也不会对面神经颞支造成损伤风险。极少数情况下，Keen 入路获得的杠

杆力不足以完成骨折复位，此时可能需要采用Gillies入路。在这两种间接入路中，通过触诊可确认复位是否恰当，术中成像有助于确认复位情况。

冠状切口在面中部重建中很少使用，除非颧弓严重骨折或创伤合并全面部骨折。在这些情况下，该切口可用于直接处理颧弓或颧额缝。切口应设计在发际线后几厘米处，需要注意的是，随着时间推移，自然发际线会后移，可导致原本隐藏的瘢痕外露。切口向下延伸至耳前或耳后，以显露颧弓。术前应根据外科医师的偏好进行毛发处理并设计切口（如锯齿形、弓形、波浪形）。在帽状腱膜下平面注射含血管收缩剂的局部麻醉剂，待药物起效后，使用手术刀或电刀进行初始切开。我们通常使用双极电凝对冠状皮瓣的皮肤边缘进行止血。研究表明，使用止血夹可能会导致脱发。止血完成后，切口向下延伸至骨膜上平面。在分离过程中，我们常规掀起一个颅骨骨膜瓣。如果术中未使用该骨膜瓣，可将其缝合回原位以备后续使用。通常在完成颅骨骨膜瓣的外侧和下侧切开后，将冠状皮瓣和颅骨骨膜瓣作为一个整体掀起。在骨膜下平面，从后向前掀起这个组合皮瓣，直至遇到眶上缘。在此过程中，需注意保护眶上和滑车上神经血管束。沿中线向前分离，可越过鼻根部。若眶上复合体通过一个孔进入该区域，可能需要使用凿子和钝性分离技术，将其从孔中松解出来，并掀起冠状皮瓣的软组织部分。

切开至骨膜上平面后，外科医师应在颞肌筋膜浅层开始做冠状皮瓣的外侧部分，继续向颧弓水平分离。沿着该平面向前下方进行软组织分离，直至透过颞深筋膜浅层看到颞浅脂肪垫。在与面神经颞支走行相同的方向，以45°切开筋膜进入脂肪垫。保持在颞肌筋膜浅层的深面向前下方分离至颧弓，保持在该平面操作可保护面神经颞支，同时要注意减少对脂肪垫的损伤，避免因脂肪垫血管受损导致术后颞部凹陷。如果重建需要充分显露面中部，可

从眶外侧缘向下，在颧骨体上继续进行外侧骨膜下分离。这种显露方式可直接复位眶底外侧部分。关于显露上半面中部、眶内侧壁、颞下窝、颞下颌关节和下颌髁突/升支所需的操作，在本书其他章节有介绍。

特定部位的手术技术

1. 孤立性颧骨上颌复合体骨折。
2. Le Fort Ⅰ型骨折。
3. Le Fort Ⅱ型骨折。

颧骨上颌复合体骨折

任何颧骨复合体骨折通常都伴有多处骨折，但相当一部分病例无须采用多种入路。通常，根据受伤机制，作用于复合体的外力会使其向内、向后和向下旋转，而颧额缝无垂直分离，眶底也无明显破坏。术前通过影像学检查和体格检查，通常可判断这种情况。对于简单、直接的损伤，往往只需通过经口入路，解除复合体的嵌顿，并将颧骨复合体向前、向外旋转复位。在许多情况下，复合体复位后不会再回到受伤时的位置。我们通常使用剥离子进行复位。通过前庭沟切口掀起软组织包膜后，将剥离子穿过上颌窦前壁的粉碎性骨折处进入窦内。然后将剥离子边缘抵在上颌窦最前外侧边缘。通过抬起剥离子，或使其以未骨折的上颌骨部分为支点撬动，可将颧骨上颌复合体旋转回位。在这些病例中，通常在颧上颌缝处放置一块重建接骨板即可固定骨折。

复位和固定后，确认颧额缝仍处于正确的对齐/复位状态非常重要。可通过沿眶外侧缘进行手指触诊来评估。如果无法确定，可进行术中成像或通过外侧睑成形术切口直接检查缝线。另一个必须评估的部位是眶底。在颧骨上颌复合体复位过程中，眶底骨折可能发生移位，其大小可能变得需要处理，或者移位可能导致眶下直肌嵌顿。我们发现复位后可将剥离子置于上颌窦内的眶底，然后轻轻推动眼球以

评估眶底的状况。外科医师可感知眼眶内容物是否有明显移位。同样，也可将角度内镜插入窦内，直接观察眶底。若仍有疑问，可进行成像检查，或直接进行手术评估和处理。最后，在任何颧骨上颌复合体骨折手术结束时都应进行强制牵拉试验以排除下直肌嵌顿。

对于颧骨上颌复合体严重受损的复杂病例，单一的经口入路并不足够。这类病例通常需要多种入路，包括外侧上睑成形术入路，以评估颧额缝和颧蝶缝及经结膜入路，用于检查和处理眶底及眶缘。我们发现，在复杂病例中早期采用多种入路来识别骨折、评估复位情况并在必要时进行固定是最佳选择。在同时对颧骨上颌复合体进行多方向复位时，经常会出现一条骨折线正确复位并固定，但其他骨折线却发生错位的情况。

掀起软组织并显露骨折部位后，外科医师需要确定最佳的复位方法。与简单的颧骨上颌复合体骨折一样，使用骨膜剥离子或骨钩进行复位，可能足以使复合体复位并保持在正确位置。但在其他情况下，颧骨畸形过于严重，或仅凭剥离子或钩子无法产生足够的扭矩来复位骨折。此时，可使用Carroll-Girard螺钉。该器械可通过皮肤上的小切口经皮置入，也可掀起软组织，经前庭沟切口置入。使用Carroll-Girard螺钉时，务必将其置于骨质充足的区域，以免在操作颧骨复合体时螺钉松动。一旦置入，该器械不能多次取出和重新置入。Carroll-Girard螺钉的缺点是其尺寸和置入位置常会妨碍直接观察器械后方的骨骼结构，这也会使螺钉和接骨板的放置变得更加困难。为避免这些缺点，我们通常在原本放置Carroll-Girard螺钉的位置，置入更长的面中部或下颌骨重建螺钉。面中部螺钉无须完全拧紧，使螺钉的大部分显露在骨边缘上方。然后可用钳子或止血钳夹住螺钉，像操作Carroll-Girard螺钉一样操控这个新的结构。根据需要，止血钳也可随时取下或更换。

在复杂病例中，骨折复位后仍有活动度的情况并不少见，这使得在进行接骨板固定时，难以在各个方向上维持颧骨上颌复合体的复位。随着每条骨折线的固定，其他方向的活动度会逐渐减小，后续的复位也会更容易保持在正确位置。但问题在于，很容易出现一条骨折线正确复位并固定后，其他骨折线却已偏离正确复位位置的情况，而且已放置的接骨板会阻碍复合体其余部分的准确复位。因此，外科医师选择的固定顺序各有利弊。虽然每位外科医师都有自己偏好的骨折固定顺序，但对于活动的颧骨上颌复合体，我们通常先固定颧额骨折。这样做可恢复面中部的垂直高度。先固定颧额缝，仍可在某些方向上对颧骨上颌复合体进行操作。复合体的内侧部分可在上下方向和前后方向上旋转。这种有限的活动度使我们能够旋转颧骨上颌复合体，正确复位颧蝶缝，从而矫正眼眶容积。我们发现，颧蝶缝通常无须固定，不过有些外科医师更倾向于在该部位放置一块小接骨板。由于颧额固定后仍保留一定的活动度，我们还可正确复位眶下缘骨折，这是我们固定的第二条骨折线。最后，确认颧额缝、颧蝶缝和眶下缘骨折线均正确复位后，再固定颧上颌缝。在所有骨折线中，颧上颌缝最容易触及和放置接骨板。而且，颧上颌缝的轻微错位对颧骨突出度和整体外观的影响较小。除非触诊时发现颧弓有明显的台阶感，否则我们很少对其进行接骨板固定。固定好颧额、眶下缘和颧上颌骨折后，若有必要，再处理眶底骨折。偶尔，当眶下缘严重粉碎并伴有眶底骨折时，我们会放置一块延伸至眶缘的眶底板，同时处理眶底和眶下缘区域。

Le Fort Ⅰ型骨折

Le Fort Ⅰ型骨折的治疗目标是恢复面中部正常的咬合关系和垂直高度。治疗首先要确认咬合情况。如果没有咬合不良，在进行前庭沟切口前，需对患者进行MMF，这样可确保面中部骨折复位时不会改变患者的咬合。若患者无法轻易恢复正常咬合，则可能需要对上颌骨进行复位。通常，显露骨折线后，使用简单的骨膜剥离子即可完成复位。对于上颌骨受到较大创伤力的病例，在使用上颌-下颌前，可能需要借助Rowe脱臼钳来松动上颌骨。通过上颌-下颌重新建立咬合关系并显露骨折部位后，需要进行固定。虽然4个垂直支柱都可进行固定，但至少需要固定2个，以防止患者咀嚼时上颌骨发生移位或旋转。放置面中部接骨板时，骨折线两侧至少要各放置2枚螺钉。L形或T形接骨板在该区域非常实用，因为它们可在骨折线下方放置足够数量的螺钉，同时避免损伤牙根。如果垂直支柱存在骨质缺失，应使用骨移植。仅靠接骨板固定来桥接骨缺损，可能会导致已恢复的咬合关系改变，或接骨板外露。一般来说，如果无须进行骨移植，且骨折复位稳固，外科医师可在手术结束时拆除MMF。

Le Fort Ⅱ型骨折

Le Fort Ⅱ型骨折的重建步骤与Le Fort Ⅰ型骨折类似，但外科医师可能需要显露眶缘和眶底。眶缘可用低轮廓微型接骨板进行修复，骨质缺失可通过骨移植处理，以避免出现美容畸形。本书眼眶创伤章节对眶底重建有更详细的介绍。对于双侧面中部骨折的病例，我们同样先处理咬合问题。然后，从骨折粉碎程度较轻、更容易正确复位和固定的一侧开始治疗。随着各项指标逐渐恢复正常，可辅助确认骨折更严重一侧的正确复位情况。尽量减少变量，才能最大程度提高治疗成功的概率。

全面部骨折

全面部骨折的复位和固定顺序因病例而异，没有固定的重建顺序，最多只能给出一些通用的指导原则。功能是主要关注点，因此在可能的情况下，恢复咬合至关重要。在此基础上，文献中描述了多种重建方向，如自下而上或由内向外的重建方法。与双侧面中部骨折一样，恢复咬合后，我们从骨折粉碎程度最轻的区域开始，逐步处理至更复杂的区域。经验也告诉我们要注意避免常见错误，如面部外侧过宽。这可能由一些看似不起眼的因素导致，比如颧弓过度弯曲，而实际上颧弓在前后方向上大多是直的。除了依靠以往的经验，现代技术的应用也使这些极具挑战性的病例变得更容易处理。术中导航和成像技术的广泛应用，使手术团队能够实时评估手术效果并快速调整。手术规划软件与患者专用硬件的使用越来越便捷，正逐渐减少这类手术中的不确定性，优化治疗效果。

儿童面中部骨折的处理

儿童面中部骨折虽然并不常见，但通常由运动损伤、跌倒、交通事故和袭击等钝性创伤引起，且多见于年龄较大的儿童群体。与成人面部骨骼相比，儿童面部骨骼具有更高的弹性，且含有更多的软骨结构。此外，年幼儿童的上颌窦尚未完全气化，再加上未萌出的牙齿，这些都起到了支撑作用，限制了移位骨折的发生。大多数颧骨复合体骨折移位有限，最好采用观察和软食的保守治疗方法。对于移位明显、粉碎性骨折或伴有复视的颧骨复合体骨折，应进行切开复位和内固定治疗。伴有咬合不良的上颌骨骨折，通常采用短期（不超过1～2周）的上颌-下颌弹力牵引治疗效果较好。如果颧骨复合体移位明显，应使用微型接骨板进行固定。操作时需格外小心，避免将螺钉置入未萌出的牙胚。由于内固定接骨板可能会影响面部生长，目前对于接骨板的处理仍未达成共识。有些外科医师会选择在内固定3～6个月后取出接骨板，而另一些医师则认为永久性接骨板对面部生长的影响不大。遗憾的是，目前尚无足够的证据支持形成统一的标准治疗方案。文献建议，对于复杂严重的面部骨折、年龄较小的患者及存在面部畸形的情况，可考虑取出接骨板。可吸收接骨板是另一种选择，但目前没有充分证据证明其优于不可吸收接骨板。而且，正确放置可吸收接骨板需要一定的学习过程，因此它尚未成为标准治疗方法。总体而言，与家长或监护人进行充分沟通非常重要，内容应包括手术治疗的潜在风险和益处、可吸收与不可吸收接骨板的选择，以及临时和永久性接骨板的相关信息。

并发症

面中部创伤的并发症可能由损伤的后遗症、治疗延迟、感染及手术技术不当引起。需要注意的是，损伤的严重程度与并发症的发生率直接相关。严重粉碎性骨折常伴有骨质缺失，这进一步增加了固定的难度。面中部丰富的血管供应有助于降低骨不连和感染的风险，由于血液供应充足，令人担忧的骨髓炎并发症很少发生。

虽然本书其他章节对面部鼻骨骨折有更详细的介绍，但需要指出的是，鼻骨骨折是面中部最常见的骨折类型。鼻骨和鼻中隔的轻微移位可能导致鼻出血、鼻中隔血肿、美容畸形和鼻塞。正确的初期处理和后续的鼻中隔鼻成形术对于降低这些风险至关重要。术后，残留畸形和持续鼻塞是最常见的并发症。即使初期修复效果不理想，也要注意给伤口足够的愈合时间。这段时间可让水肿和炎症消退，便于进行全面的面部评估以考虑是否需要进行修复手术。

全面回顾眼眶骨折及其相关并发症超出了本章的范围，但简要介绍这些并发症的基本情况很有必要。当眼眶骨折合并颧骨复合体损伤时，症状可能包括眶周淤伤、肿胀、复视、眼球内陷及眶下神经（V2）感觉减退。下直肌嵌顿会限制眼球运动，而动眼神经（CN Ⅲ）创伤性麻痹的症状与之相似，甚至更严重。眼心反射是眼眶骨折中真正的紧急并发症，需要及时处理。术后并发症包括眶下神经感觉异常及由于颧骨复位不当导致的复视和眼球内陷。遗憾的是，持续复视可能是相对常见的并发症，文献报道其术后发生率高达7%。长期的眼球内陷可能是由围手术期水肿和眶内脂肪萎缩引起的。

颧骨复合体骨折的并发症可能包括面部外侧突度丧失、由于凹陷的颧弓压迫冠突或直接压迫颞肌导致的张口受限。如前所述，颧骨复合体损伤还可能引发多种眼眶并发症。颧骨复合体骨折修复不当常见的并发症包括面部不对称、美观度欠佳和脸颊下垂。睑缘下切口可能导致下睑持续水肿。同样，经结膜入路可能引发睑外翻。术后对这些部位进行日常按摩，可能会使这些并发症自行缓解。

Le Fort Ⅰ型骨折会导致腭上颌骨段活动、黏膜撕裂和腭部瘀斑。Le Fort Ⅱ型骨折常导致眶下神经感觉异常，患者会出现前牙、上唇、脸颊和鼻外侧皮肤的感觉减退。Le Fort Ⅲ型骨折可能出现鼻出血、口腔黏膜和眼眶严重肿胀、脑脊液鼻漏。尽管外科医师已尽力，但所有Le Fort骨折在重建后都可能出现咬合不良的情况，这可能是由于过早活动和骨愈合不良所致，这种并发症可在后期通过正颌重建手术进行处理。

（何时知　孟令照　房居高　译）

第25章 额窦重建

Laura Petrauskas, Eli Gordin, and David Chan

引言

额窦损伤通常源于肿瘤切除手术、钝性或穿透性创伤及慢性感染。额窦骨折占面部骨折的5%~15%。约2/3的额窦骨折累及前壁与后壁，单纯前壁骨折占1/3，单纯后壁骨折最为罕见（7%~11%）。额窦可能发挥"缓冲区域"功能以保护颅腔。累及额窦的肿瘤较为罕见，其中骨瘤最为常见，所有CT扫描中检出率可达3%。内翻性乳头状瘤虽属良性且多起源于鼻腔外侧壁，但极少数情况下可见于额窦且具有5%~15%的恶变风险。额窦恶性肿瘤仅占所有鼻腔鼻窦恶性肿瘤的2%。

无论医源性或创伤性额窦损伤，若未获恰当诊断与修复均可导致显著并发症及死亡率。额窦引流通道阻塞将损害黏液纤毛清除功能，导致33%的前壁骨折病例、60%的前后壁联合骨折病例形成黏液囊肿。前壁凹陷性骨折可能导致前额外观畸形，而后壁骨折可能引发脑脊液漏及颅内感染（如脑膜炎、硬膜外/硬膜下脓肿、骨髓炎）。

因此，额窦重建的目标（无论病因）包括：①通过重建或消除额窦引流系统构建安全窦腔；②隔离无菌颅内腔室与污染鼻腔鼻窦空间；③脑脊液漏时建立硬脑膜水密封闭；④达到可接受的外观效果；⑤最大限度降低远期并发症。若未能妥善处理额窦，可能导致慢性鼻窦炎、前额畸形、黏液囊肿、脓性黏液囊肿、脑膜炎或脑脓肿。

解剖学

额窦于出生时尚未发育，至2岁时前筛气房侵入额骨并持续发育，直至15岁达成人大小。额窦通常呈锥体形态，其边界划分如下：前方以鼻额缝线为界，延伸至额结节下方；外侧达额骨角突；下方构成眶顶；上界为额骨。前壁（2~12mm）通常显著厚于后壁（0.1~4mm），此结构对颅前窝具有保护作用。额窦形态存在个体差异，部分病例可表现为单侧存在（10%）、发育不全（5%）或完全缺如（4%）。传统上，额窦引流通道被描述为沙漏形结构，其上部为漏斗部。窦口通常为最狭窄处（3~4mm），向下延伸至额隐窝下部。额隐窝边界包括：内侧为中鼻甲，外侧为纸样板，前方为鼻丘后壁，后方为筛泡。额窦引流路径取决于钩突附着位置：最常见的情形是钩突附着于颅底，额窦引流至筛漏斗；当钩突附着于纸样板时，额窦则引流至中鼻道。

额骨属面骨中最坚固者，可承受800~1600lb（1lb=0.45kg）的外力。因此其损伤多由高速冲击导致，如机动车事故、暴力袭击、工业事故及运动伤害。额部损伤常伴发其他面骨骨折（65%），及眼科学损伤与颅内损伤。远期后遗症包括黏液囊肿、慢性鼻窦炎及脓性黏液囊肿。

评估与处理

额窦缺损的评估通常通过体格检查与影像学检查实施。需仔细评估前壁、后壁及额窦引流通道以确定损伤程度、预判后遗症并制订手术方案。应记录软组织损伤情况，同时需注意可能提供充分手术入路的撕裂伤。脑脊液鼻漏的存在亦需记录，因其将影响修复范围。CT成像很有必要：水平位图像有助于评估前后壁移位情况，而冠状位与矢状位图像则适用于额窦引流通道的评估。

前壁

前壁骨折占额窦骨折的18%～27%。若额窦引流通道与后壁未受累，单纯前壁骨折仅构成外观问题，可根据畸形程度考虑观察处理。但目前关于前壁修复的指征尚无共识，这取决于外科医师与患者对可接受外观的界定。凹陷≤4mm的小型骨折在瘢痕形成与骨重塑后可能愈合而不遗留显著外观畸形。额窦手术可采用多种入路方式：冠状切口入路虽能提供最佳术野显露，但伴有一定并发症风险（包括头皮感觉异常、脱发、瘢痕形成及面神经损伤），故推荐用于严重凹陷骨折、粉碎性骨折、需行额窦闭塞/颅腔化处理的病例，或需开颅处理神经损伤的联合伤情。

微创入路包括：上睑切口、眉上入路、内镜眉区入路及经鼻内镜入路。内镜入路的独特优势在于经过严格选择的病例可同期处理前壁凹陷骨折、脑脊液漏及额窦引流通道病变。

后壁

后壁骨折可能并发颅内损伤或硬脑膜撕裂，易导致颅内感染、黏液囊肿及脑脊液漏。传统观点认为显著移位（超过骨壁宽度或2mm）的后壁骨折或持续性脑脊液漏病例推荐采用颅腔化处理。但Choi等学者通过对59例患者的10年回顾性研究发现，即使存在移位、粉碎的后壁骨折（无论是否伴脑脊液漏）亦可避免颅腔化处理。

对于持续性脑脊液漏病例，建议在开放手术前尝试内镜入路。颅腔化或闭塞术后并发症发生率为10%～17%，包括头痛、切口感染、持续性脑脊液漏、黏液囊肿形成、颅内感染及外观畸形。因此，轻度至中度后壁骨折可考虑先行观察再决定手术干预。

若存在持续性脑脊液漏、额窦引流通道持续阻塞、后壁严重破损或粉碎性骨折，或需神经外科处理的颅内损伤时，应立即手术且多需行颅腔化处理。

额窦引流通道

额窦引流通道对维持黏液纤毛清除功能、预防黏液囊肿形成具有必要性。创伤性损伤中若计划保留额窦，则需确保额窦引流通道结构完整且通畅。Rodriguez等与Chen等均强调额窦引流通道功能完整性是窦腔保留的关键，主张在额窦引流通道受损病例中实施闭塞或颅腔化处理。当后壁完好但额窦引流通道受损时可采用闭塞术；后壁严重损伤时则多行颅腔化处理。两种术式均需封闭额窦引流通道，并发症发生率为10%～17%。

为预防黏液囊肿形成，必须彻底清除额窦黏膜（实际操作中可能面临困难）。此观点获多项研究支持，证实保守观察治疗具有合理性。然而Rodriguez等对857例患者的研究显示，相较于闭塞或颅腔化，额窦引流通道阻塞患者接受保守观察治疗的并发症发生率更高。

近年来额窦骨折处理呈现保守化趋势。Smith等2002年研究表明，对累及额隐窝的前壁骨折患者实施观察治疗（必要时分期行内镜额窦开放术）可获得良好预后。Jafari等的小样本研究显示单纯观察治疗可使87%的患者的额隐窝阻塞在随访影像中自行缓解。

尽管近20年来额窦引流通道的观察治疗与内镜治疗逐渐普及，但严重病例（特别是需神经外科处理颅内损伤者）仍需开放手术。

颅腔化处理的作用

额窦颅腔化处理由Donald与Bernstein于1978年首次提出，旨在预防额窦创伤相关并发症（如脑膜炎与颅内脓肿）。该术式包含以下步骤：切除后壁（单侧或双侧）、彻底清除所有残留额窦黏膜、闭塞额窦引流通道，从而使额叶扩展至额窦前壁位置。

传统上，颅腔化处理适用于后壁移位超过骨壁宽度或存在额窦引流通道阻塞的病例。但需注意，即使创伤后数十年，颅腔化处理仍存在继发性黏液囊肿形成的风险。

与额窦引流通道处理策略的进展相似，内镜鼻窦手术技术的进步与术中导航系统的完善使外科医师能够应用内镜技术修复创伤性脑脊液漏。Grayson等研究表明，经严格筛选的病例（无论是否伴脑脊液漏）可通过内镜技术成功修复前壁及后壁骨折。但要注意，需行开颅手术的病例并非内镜手术的理想适应证，此类患者仍需颅腔化处理。该研究同时证实内镜技术在额窦引流通道管理中的有效性。Choi等对59例患者的10年研究显示，即使存在严重粉碎性骨折及高发脑脊液漏的情况，也仅有1例患者需行颅腔化处理。近期Miller等报道了保留额窦的开放修复术的初步结果。该研究纳入23例因创伤或肿瘤切除需行开放手术的病例，通过使用同种异体移植物及骨膜瓣"分隔"颅内外腔室，在保留额窦功能（需额窦引流通道完整）的同时完成硬脑膜缺损与脑脊液漏的修复。作者强调完整骨膜是该技术成功的关键要素，若骨膜缺损则需采用传统闭塞或颅腔化处理。

尽管内镜与保守治疗渐成趋势，但Dedhia等研究表明，对于伴有难治性脑脊液漏的严重凹陷粉碎性后壁骨折的病例，开放入路联合颅腔化处理仍具应用价值。Chegini等进一步指出，相较于因合并症被迫观察的潜在适应证患者，接受颅腔化治疗者的并发症发生率更低。

尽管颅腔化处理在当代额窦骨折治疗中的应用范围逐渐收窄，但根据现行临床实践，开放手术（联合或不联合颅腔化）仍适用于以下情形：需行刚性固定的严重移位/粉碎性骨折、难治性脑脊液漏处理及需开颅处理神经外科并发症的病例。而对严重受损的额窦引流通道实施闭塞术仍存有争议。

额窦骨折的闭塞术、颅腔化处理或内镜管理方式因医疗机构而异，且主要取决于外科医师的内镜鼻窦手术培训背景与技术熟练度。治疗决策应采取多学科协作模式，整合颌面创伤外科、神经外科及鼻内镜外科医师的意见（条件允许时）。患者因素亦需纳入考量，包括保守治疗可行性下患者的依从性及随访意愿。鉴于黏液囊肿形成需历时数年乃至数十年，多数研究受限于缺乏长期随访数据。无论采用何种技术，均需对患者进行并发症体征与症状的宣教。

额窦缺损重建方案

额窦重建方案需根据病理特征及临床需求进行选择：孤立性前壁轮廓畸形可通过内固定术矫正，较大缺损则需使用骨移植物、钛网或其他异质成形材料进行形态修复。血管化皮瓣与非血管化移植物亦可用于窦腔闭塞处理，极端病例中可选择游离组织移植术。

骨移植物

自体骨移植

自体骨移植可用于前壁缺损重建，亦可用于额窦引流通道闭塞处理。常见骨移植物供区包括髂嵴与颅盖骨。Dova等研究显示，颅骨骨移植物具有邻近额区、美学效果自然及供区并发症少等优势，在额窦重建中效果良好。相较于其他移植物，颅骨骨移植物存活率更高，且适用于鼻窦等污染区域。

颅骨骨移植物通常取自颞顶区（适用于弯曲形态修复），直线型移植物则可取自枕顶区。移植物尺寸建议不超过6cm长或2cm宽，以降低骨折风险。相较于采用自体腹部脂肪闭塞额窦引流通道的常规方法，骨移植物在CT监测中更具辨识度（脂肪可能被误判为黏液囊肿或感染灶）。此外，脂肪移植物随时间推移可能出现萎缩并被纤维组织替代，而骨移植物可诱导新骨形成。

自体骨移植的其他优点包括抗感染性、骨再生能力及高生物相容性。缺点涉及供区并发症、需开放手术获取、吸收率不稳定及塑形困难等问题。

异质成形材料

钛网

钛网可作为前壁异质成形重建的替代方案（图25.1），其已被应用于下颌骨、颧弓、眶壁及颅骨的重建。钛网的优势包括高强度与延展性，使其成为轮廓修复与结构稳定的理想材料。组织学研究表明钛网与软组织具有良好相容性，即使显露于鼻咽/口腔黏膜或鼻窦环境仍可实现自体细胞覆盖与整合。此外相较于其他金属材料，钛网在CT或MRI成像中伪影较轻。钛网特别适用于严重粉碎性骨折：通过钻孔置入非锁定螺钉，可将窦腔内凹陷骨片提拉固定至钛网平面。其潜在风险包括感染、头痛及钛网外露。Lakhani等研究显示轻度感染发生率为17%（2/12），经抗生素治疗可缓解；1/12的患者存在持续性头痛。Mukherjee对174例患者的回顾性研究指出，钛网颅骨成形术最常见的并发症为感染（感染率8.6%）。

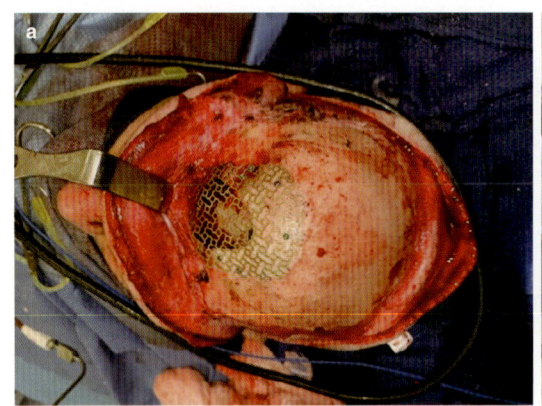

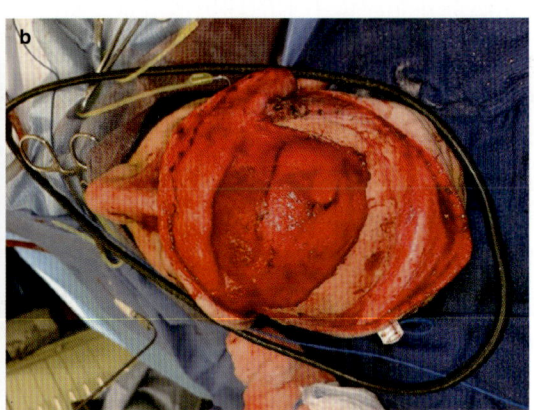

图25.1 钛网。额窦骨瘤切除术后，采用钛网重建额窦前壁（a），随后覆盖颅骨膜瓣（b）

多孔聚乙烯

多孔聚乙烯（Medpor）是一种用于面部轮廓修复的生物材料。其核心优势在于多孔结构允许纤维组织长入，与光滑移植物（易引发机体异物反应形成包膜）形成对比。该材料常作为覆盖移植物用于一期修复后残余畸形的二次轮廓重塑。Strong等提出内镜置入Medpor移植物技术，其优势包括：无须处理骨碎片、可延期实施、降低供区并发症，且可在门诊完成。多孔聚乙烯具有快速可用及低成本优势（260～460美元）。基于创伤后CT扫描可构建个性化定制移植物，但需更多时间与费用（3500～4500美元）。该材料操作简便、易于置入与取出，并拥有多年面部轮廓修复应用经验。相较于冠状切口，内镜入路瘢痕更少且并发症发生率更低。研究表明移植物置入后虽可触及，但无外观畸形、移位或移动现象。

羟基磷灰石骨水泥

羟基磷灰石为磷酸钙化合物，是骨组织的主要矿物质成分之一。羟基磷灰石骨水泥（hydroxyapatite cement，HAC）通过等温化学反应在体内硬化形成糊状物，无周围热损伤风险，已应用于颅面重建骨缺损修复。其亦用于耳科颞骨重建、经迷路入路颅骨成形术及颈静脉球骨质缺损修复。组织学研究显示HAC具有良好生物相容性，仅诱发轻微炎症反应，并可实现骨整合与骨转化，降低移植物外露风险。相较于预制羟基磷灰石陶瓷，HAC具有操作简便及良好塑形优势。最常见的并发症包括水肿（10%）、压痛（6%）、鼻窦炎（4%）及手术部位感染（3%）。导致感染或移植物取出风险增加的因素包括：移植物置于双冠状切口下方、术后放疗、儿童二期颅面重建或移植物暴露于窦腔黏膜。但现有数据存在局限性（成人与儿童群体混杂、样本量小及病理类型多样），涵盖创伤、肿瘤及先天性畸形等不同病因。

甲基丙烯酸甲酯

甲基丙烯酸甲酯（Methyl methacrylate，MMA）为丙烯酸类树脂，具有良好抗张力与抗压应力特性，化学性质为惰性且成本较低。该材料常用于颅骨成形术及其他多种医疗操作，特别适用于部分厚度缺损或轮廓畸形的修复：由于单体MMA在硬化前呈液态，可填充缺损并在硬化后塑形。此外对于部分厚度缺损，其可避免硬脑膜遭受热反应损伤。

MMA的缺点包括包膜形成及硬化过程中产生放热反应（可能导致周围组织损伤）。作为静态移植物，其无法随生长发育而改变形态，故不适用于儿童患者。由于无骨整合特性，MMA虽便于必要时取出，但感染风险较高。研究显示MMA显露于鼻窦组织时感染风险显著增加，故不推荐用于此类场景。一项早期综合研究表明：单纯颅骨成形术的患者感染率为0%；但合并颅穹窿重建、眶壁或鼻部重建者的感染率达23%。其他研究亦证实当移植物暴露于鼻窦时感染风险升高。鉴于放热反应及接触鼻窦黏膜时的高感染风险，MMA可能并非额窦骨折修复的理想选择。

额窦重建的带血管蒂皮瓣

颅骨膜瓣

颅骨膜瓣作为额窦重建中的多功能重要修复手段已广泛应用于脑脊液漏修补、额窦闭塞术、前颅底与鼻腔鼻窦腔分隔，以及皮肤与面骨缺损修复（图25.2）。其通过引入血运丰富的组织，可增强创面愈合能力并提升感染部位的抗生素递送效率。骨膜瓣的血运来源包括：前部为滑车上血管与眶上血管、外侧为颞浅血管、后部为枕血管与耳大血管。这种丰富的血管网络允许骨膜瓣以前部或外侧为蒂修复前颅底及侧颅底不同区域的缺损。颅骨膜瓣属于头皮最深层的结构（由外至内依次为：皮肤、皮下组织、帽状腱膜、腱膜下疏松结缔组织及骨膜）。传统上通过冠状切口获取颅骨膜瓣，内镜技术亦有报道。

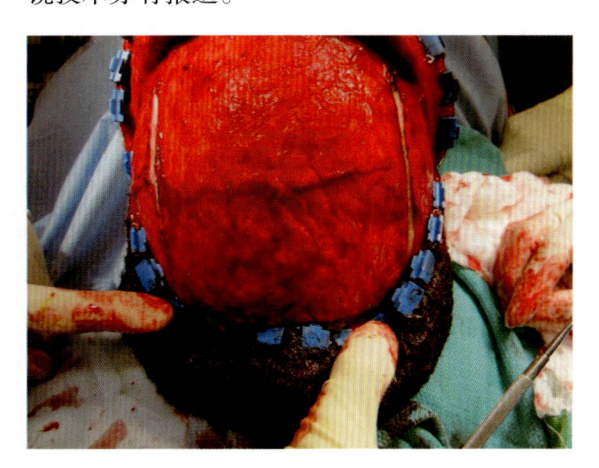

图25.2 颅骨膜瓣。 在进行切割之前，可以通过尽可能抬高头后面的皮瓣以露出更多颅骨从而获取加长的颅骨膜瓣

额窦重建的其他局部皮瓣

当颅骨膜瓣不可用或不足时，可采用其他局部皮瓣进行额窦及前颅底重建。Smith等报道应用颞肌瓣修复颅前窝与颅中窝缺损：在35例病例系列中无皮瓣坏死，1例出现短暂性脑脊液漏，3例发生内固定物外露。研究同时

指出使用羟基磷灰石修复供区畸形时存在供区并发症，且部分病例需二次手术。其他学者亦证实，当颅骨膜无法获取时，颞肌瓣可作为额窦闭塞或前颅底重建的替代方案。前额旁正中皮瓣虽主要用于鼻部重建，但在常规方案（如颅骨膜瓣、鼻中隔黏膜瓣）不可行时亦可用于前颅底重建。Ferrari等的临床前研究表明颞顶筋膜瓣通过侧方入路修复前颅底缺损是可行的选择。

额窦重建中的游离组织移植

游离组织移植可提供充足组织量以填充无效腔并促进愈合，其应用形式包括肌瓣、肌皮瓣、筋膜皮瓣及骨皮瓣等（图25.3）。Rodriguez等对7例复发性额窦感染患者的研究表明采用游离腓骨瓣同期实施额骨板切除、窦腔闭塞与额骨重建可有效控制感染。Shimbo等则应用去表皮化背阔肌肌皮游离瓣治疗慢性额骨骨髓炎。相较于筋膜皮瓣，肌皮瓣在控制感染方面表现更优。该技术的优势在于，去上皮化的肌皮瓣可修复比游离腓骨骨皮瓣更大范围的额骨畸形。但需注意，随时间推移肌组织可能萎缩，部分患者会出现颅骨凹陷，需二期行颅骨成形术。

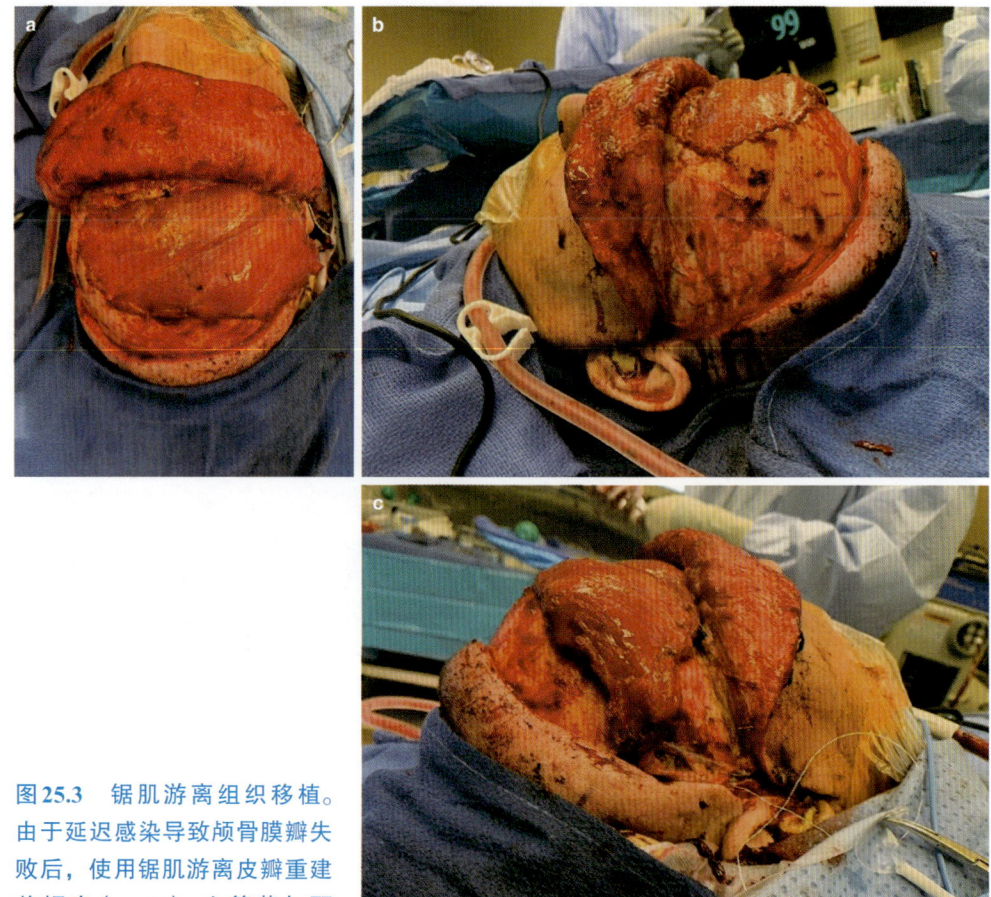

图25.3 锯肌游离组织移植。由于延迟感染导致颅骨膜瓣失败后，使用锯肌游离皮瓣重建前颅底（a、b）。血管蒂与颞浅血管吻合（c）

额窦开放手术技术

通常采用双冠状切口充分显露额骨，必要时可向鼻骨及眶外侧缘延伸；若存在可利用的撕裂伤，亦可作为替代入路。切口通常设计于发际线后方1~1.5cm处。常见错误是将切口直接置于颅顶最高点，导致需额外剥离。若计划制备外侧蒂皮瓣，应特别注意保护颞浅血管（尤其是后支）。

首先于腱膜下层掀起皮瓣，注意保留足够厚度的骨膜层。颅骨膜瓣需单独剥离（尤其计划行颅腔化、窦腔闭塞或颅底修复时）。即使存在严重额窦及颅盖骨骨折，颅骨膜瓣仍可能保持活性。单侧滑车上/眶上血管束即可为双侧颞线间全宽骨膜瓣提供充分血运。

制作一个扩大的颅骨膜瓣是有用的，通过这种方式，后部头皮被抬起，从枕骨附近开始形成一个颅骨膜瓣。然后用骨膜剥离器将皮瓣钝性抬起至眶上缘。眶上神经血管束被可视化，如果需要更大的活动性，可以进行截骨术将神经血管束从其管道中释放出来。然后用湿润的纱布覆盖皮瓣以防止干燥，同时进行手术修复的其他部分。

当颅骨膜被切除或双侧血运受损时，需选择其他皮瓣方案。外侧蒂颅骨膜瓣虽可使用，但其长度较扩展型前蒂骨膜瓣短。颞顶浅筋膜瓣是另一局部选择。

充分显露后，根据损伤情况评估重建需求与可选方案：若仅需处理前壁且额窦引流通道通畅，则行切开复位内固定术。若无可用骨组织进行固定，可使用异质成形材料（钛网、Medpor、聚醚醚酮）、骨移植物或游离皮瓣重建前壁。笔者团队倾向选择钛网实施简易重建。软组织缺损可能需要局部头皮瓣或游离组织移植。

实施闭塞或颅腔化时，需用剥离子彻底清除额窦黏膜。须细致探查窦腔各个角落，确保黏膜完整清除至额窦引流通道末端。清除黏膜后，使用金刚砂钻头打磨骨面或电灼处理以消除残留黏膜。随后用颞肌游离肌移植物或骨蜡封闭额窦引流通道。根据重建需求，可选择颅骨膜瓣、脂肪移植物或游离组织填充窦腔完成闭塞术。笔者团队推荐血管化颅骨膜瓣，但多数术者倾向脂肪移植。

颅腔化处理需切除后壁，通常由神经外科团队在修补硬脑膜缺损时同期完成。前颅底重建（详见其他章节）需在此时建立颅腔与鼻腔鼻窦腔屏障，常规方法为在硬脑膜下方置入血管化组织（如颅骨膜瓣）。

结论

在过去的几十年里，额窦损伤的处理方式发生了显著变化。随着对额窦引流通道的深入理解及现代内镜技术的发展，传统的开放手术方法仅适用于那些已经需要进行开颅手术的最严重病例。然而，对于重建外科医师来说，熟悉并熟练掌握开放技术和其理念仍然很重要，以防需要更具侵入性治疗的患者出现进一步的并发症和后遗症。

（何　宁　孟令照　房居高　译）

第26章
眼眶创伤重建

Derek Sheen and Eli Gordin

引言/历史

眼眶损伤通常由钝性外力引起，外力致使能量穿透眼眶，使眼球移位至周围骨壁。具体而言，机动车事故、跌倒和袭击是这类损伤的主要原因，多见于20～30岁的男性。在儿童患者中，跌倒和运动相关损伤更为常见。儿童的保护因素包括相对较大的颅骨和鼻窦气化程度较低，这减少了眼眶内容物可能被挤出的潜在腔隙。随着年龄增长，骨质吸收增加，眼眶周围骨质变弱，导致骨折发生率上升。由极薄骨骼构成的眶壁最易受伤，研究表明，眼眶内侧壁和眶底的骨折发生率有所不同。眼眶顶壁受伤的情况则较为罕见，占所有眼眶壁骨折的1%～9%，通常是由高能量撞击和多系统损伤导致。

由于损伤机制的原因，很大一部分骨折较为复杂，常累及周围颅面骨，包括鼻骨、上颌骨、颧骨、筛窦和上颌窦。当涉及高速外力时，在急救处理时，其他多系统创伤可能需优先处理。无论如何，眼部周围结构的严重损伤会对视功能和外观造成严重后果，显著影响患者的生活质量。

有两个主要理论用于解释骨折的发生机制。"液压"理论认为，眶内压力突然升高会使眼眶骨的最薄弱处骨折，而眼球通常可免受损伤。这是因为压力从眼球直接传递到周围组织。这可能是人类进化过程中的一种自然保护机制，可使眼球在压力迅速升高时避免破裂。另一种"屈曲"或"骨传导"理论则认为，动能通过直接外力沿面颅骨传递，导致骨折，但眶内容物不会移位。

随着循证医学实践和技术的进步，包括影像学、术中导航和植入物设计的发展，当代眼眶骨折的治疗方式也在不断演进。

解剖学

一般来说，眼眶呈锥体形，眼球位于其中心。眼眶周围有眼外肌，通过眼眶纤维、脂肪和肌肉筋膜相互连接。眼外肌包括四条直肌及上斜肌和下斜肌。结缔组织和脂肪有助于维持眼眶容积并减轻眼外肌施加的压力。眼眶由7块骨组成，分别是额骨、颧骨、上颌骨、腭骨、泪骨、筛骨和蝶骨。眼眶骨折可单独发生，但也可能合并其他骨折，如颧上颌复合体骨折、Le Fort Ⅱ型骨折和鼻眶筛复合体骨折。这些特定骨折在其他章节讨论，本章主要探讨单纯眼眶创伤。

眼眶壁由一个水平和两个成对的垂直结构支柱构成，支撑着面颅骨。水平支柱起于颧骨鳞部，经颧弓沿眶下缘（包括眶底）延伸，内侧止于鼻额交界处。额颧上颌支柱位于外侧，从额骨垂直向下延伸，经颧额缝至上颌磨牙，构成眶外侧缘。内侧上颌支柱垂直走行，从鼻前棘开始，沿梨状孔向上至鼻额区，构成眶内侧壁。

眶外侧壁由颧骨构成，颞肌为其提供额外支撑。眶顶壁由额骨构成。眶尖是眼眶内最深的部分，蝶骨构成其后壁。眶上裂和视神经管位于该区域。视神经管内有视神经和眼动脉。眶上裂内有第3、第4和第6对脑神经，及来自第5对脑神经的泪腺神经、额神经和鼻睫神经。第 5 对脑神经还发出眶下神经和颧神经，它们与眶下血管和眼下静脉一起经眶下裂走行。

上颌骨和泪骨共同构成泪囊窝，并与筛骨的纸样板一起构成眶内侧壁。在泪囊窝内侧，泪囊接收来自睑内侧缘上下泪点的引流。泪囊向下汇入泪道，开口于下鼻道，在下鼻甲前端后方约 1cm 处。紧邻眼眶内侧的是筛窦，它通常由 8～15 个独立的骨隔组成，是一个含气的系统。眶下缘和大部分眶底由上颌骨构成，位于上颌窦上方。

眶底和眶内侧壁最易发生骨折。眶内侧壁由薄而脆弱的纸样板构成。眶底因位于含气的上颌窦上方，缺乏支撑。此外，眶下管可能是结构薄弱区域。一些学者发现，不同种族与特定骨折倾向存在关联。非洲裔加勒比患者的眶底较厚，筛骨骨隔较少，因此眼眶内侧壁骨折发生率较高；而亚洲人（包括东亚人和印度人）和高加索人眶底骨折的发生率较高。不同类型骨折报告的发生率存在差异，这可能与损伤部位不同导致的症状差异有关。例如，眶底骨折可能导致眼外肌嵌顿，而眼眶内侧骨折通常不会出现这种情况，因此症状不明显。

眼眶的血管解剖存在一定变异。有研究报道，眼动脉从脑膜中动脉发出，经眶上裂进入眼眶。眼动脉发出的筛动脉分支经眼眶内侧进入筛窦。它们之间的关系遵循 "24-12-6mm 规则"，分别代表泪前嵴与筛前动脉、筛前动脉与筛后动脉、筛后动脉与视神经管之间的距离。筛前动脉供应部分鼻外侧壁。其他可能受损的血管包括眶下动脉（上颌动脉的分支）及其伴行静脉，它们与眶下神经一起在眶下沟内走行。鉴于这些结构关系紧密且脆弱，建议在术前进行影像学检查，以确定解剖变异。

眶壁骨折引发的大多数问题都与眶内容物移位至相邻鼻窦有关。复视可能由骨折碎片卡压肌肉、眼球移位、水肿或神经损伤引起。眶下神经损伤和眼球内陷也很常见。在极少数情况下，高风险患者可能会发生眶内感染。

适应证 / 禁忌证

谨慎选择手术或非手术治疗对患者至关重要。症状的严重程度并不总是与明显的解剖畸形相关。手术干预和观察都可能导致眼球长期移位和功能缺陷。一般来说，手术适应证包括：①眼外运动受限，在强迫牵拉试验中尤为明显，提示存在机械性原因而非运动神经损伤；②影像学显示有肌肉嵌顿；③与对侧相比，眼球内陷超过 2mm 且伴有持续性复视；④眼眶缺损面积大于 2cm^2 或超过眶底面积的 50%。

青枝骨折在儿童中更为常见，这是由于儿童骨骼弹性较大，容易导致肌肉嵌顿和绞窄，可能引发危及生命的眼心反射。症状可能仅表现为眼球运动受限，或在眼球运动时出现卡顿或停顿。其他症状还包括恶心、呕吐，甚至因眼心反射导致心动过缓。

眼心反射涉及睫状神经节传入支中的牵张感受器，通过三叉神经眼支（V1）传导，传出刺激则源于迷走神经。其表现为明显的心动过缓、低血压，有时甚至会因眼眶损伤导致心脏停搏。易出现这种现象的患者包括年龄较小者（因迷走神经张力较高）、高碳酸血症或低氧血症患者、浅麻醉患者，以及因交感神经反应受抑制和迷走神经张力增加而使用大剂量麻醉剂的患者。手术的目的在于解除对眼眶软组织的压迫，消除刺激源。在密切的心肺监护下，术前可给予抗胆碱药物。

对任何危及生命的损伤的处理，显然都要优先于单纯眼眶骨折的处理。然而，在某些情况下，可能会出现眼科急症。只有在特定情况下才需要紧急手术治疗，如软组织嵌顿可能导致不可逆的组织坏死，或者如前所述，眼心反射引发血流动力学不稳定。其他需要紧急处理的眼眶损伤包括眼球破裂、视网膜撕裂和脱离、玻璃体积血、前房积血、眼外肌损伤、导致眼眶受压的异物及创伤性视神经病变。据报道，约 3% 的单纯眼眶骨折会并发创伤性视神经病变。可通过测试红色感知来判断视神经是否受损，让患者每次单眼评估颜色的色调和强度。如果两眼对同一颜色的感知存在差异，则应引起重视。

研究表明，除视力外，某些特定症状可能更可靠地提示严重损伤的存在。这些症状包括以下至少一种：突然出现的视物模糊、严重疼痛和压迫感、复视、畏光、恶心、眼前漂浮物、闪光感、视野缺损、头晕或剧烈流泪。大量出血和软组织水肿可能迅速引发眼眶间隔综合征，导致眼梗死，约90分钟内即可造成永久性视力丧失。

对于术前仅有单眼视力的患者，眶壁骨折后对仅有的视力眼进行手术的风险较高，常规手术适应证可能并不适用。例如，单眼患者的眼球位置异常不会导致复视。此时，应关注前文提到的其他美容或功能方面的手术效果。

术前规划/检查

眼眶骨折患者通常会前往急诊室就诊，约有29%的患者会同时伴有眼部损伤。与任何检查一样，必须详细询问病史并进行全面的体格检查。重点体格检查应涵盖创伤评估的所有内容及全面的眼部检查，包括"视力、眼压、眼球运动、瞳孔检查、视野、裂隙灯眼部检查、视网膜检查和眼外部检查"，同时评估是否存在异物。触诊用于确定有无骨连续性中断、压痛和捻发音。

眼睛无法闭合需要立即进行润滑处理或放置湿房以防止角膜角化和损伤。鉴于损伤可能较为复杂，所有眼眶骨折患者都应评估是否存在眼球整体损伤。危险症状包括360°球结膜下出血、瞳孔变形和前房变浅。笔者建议术前进行眼科会诊，面部创伤外科医师应在获得眼科许可后再进行手术治疗。

所有患者都应采取鼻窦防护措施，包括禁止擤鼻、避免用力、打喷嚏时张嘴、不要用力吸气。突然进入的空气可能会被眶脂肪的球阀效应困住，导致眼压升高，进而因间隔综合征引起血管和视力损害。此外，采取鼻窦防护措施有助于预防细菌污染和感染。

虽然眼压测量是评估眼压最可靠的指标，但也可以通过简单的方法快速检查眼眶压力，即闭眼后按压眼眶两侧进行对比，或手动翻开眼睑检查。眼压过高会使眼睑难以睁开。一旦怀疑存在眼眶间隔综合征，必须立即进行减压手术，通常包括外眦切开术和眦韧带松解术。眼眶气肿时，穿刺抽吸可能会有帮助。若不及时解除对视神经的压力，可能会导致视神经病变和不可逆的失明。

患者出院后进行门诊随访时，应明确告知其出现紧急情况需返回医院的注意事项，如疼痛和肿胀突然变化、发热或寒战。目前，尚无足够证据支持预防性或术后使用抗生素预防眼眶感染。应根据临床判断确定哪些患者属于高风险人群，这类患者可能从预防性抗生素中获益，如同时患有上呼吸道感染的患者、免疫功能低下的患者或长期使用类固醇的患者。抗生素应能预防鼻窦源性眼眶蜂窝织炎，覆盖金黄色葡萄球菌、肺炎链球菌、化脓性链球菌、厌氧菌，对于5岁以下儿童，还应覆盖流感嗜血杆菌。另一方面，术中使用抗生素有助于降低术后感染的发生率，这已得到广泛认可。

初始治疗方案还包括减轻炎症和水肿，及治疗或预防感染。术前应静脉注射皮质类固醇，以减轻水肿，便于更准确地评估眼球位置。然而，目前尚无明确的文献推荐具体的皮质类固醇剂量和类型。

当怀疑存在眼眶创伤时，建议进行薄层CT扫描。这是因为体格检查存在局限性，且若发现骨折，CT扫描有助于手术规划。冠状位和矢状位图像能更好地显示眶顶与眶底骨折，以及眼外肌受累情况。轴位图像则有助于观察眶内侧壁和外侧壁骨折。

在无紧急手术指征的情况下，眼眶修复的手术时机存在争议。如果延迟手术，最适宜的手术时间可能是在创伤发生后1~2周，此时炎症已消退，但尚未出现纤维化。对于肌肉嵌顿的情况，在受伤后的最初几天内进行手术干预，可能最有助于防止永久性眼球运动受限，尤其是在老年患者中。

笔者认为，非紧急眼眶修复的理想手术时机受多种因素影响。在不存在嵌顿或眼心反射的情况下，何时进行手术将取决于外科医师的时间安排、手术室时间、其他损伤的优先级及患者的意愿。遗憾的是，许多单纯眼眶骨折的患者可能无须住院，但对于没有保险的患者，可能无法进行门诊随访。对于这些患者，住院并进行紧急修复可能是较为理想的选择。眼眶修复可在急性期进行，但在存在明显水肿的情况下，手术可能会更具挑战性。笔者倾向于在受伤后5～7天进行手术。如果计划在急性期手术，我们会每8小时给予8mg地塞米松，并保持床头抬高，以减轻水肿。

器械 / 准备

眼眶骨折修复手术在全身麻醉下进行。患者仰卧于手术台上，头部远离麻醉机。在患者胸部上方放置一张Mayo台。使用配备Colorado刀头的Bovie电刀，功率设置为13～15W。同时准备好双极电凝。关键手术器械包括Desmarres眼睑拉钩、金属Jaeger眼睑板、9号骨膜剥离子、Freer剥离子、小型可弯曲牵开器和接骨板系统。

有多种材料可用于修复眼眶缺损。这些材料包括自体骨移植（如颅骨、髂骨或上颌前壁骨）、软骨移植（鼻中隔或耳廓软骨）、可吸收材料（如PDS）及人工材料，如硅橡胶、多孔聚乙烯或钛。钛植入物可通过手工切割和弯曲钛网制成，也有预制的三维植入物。市面上常见的有钛网或表面覆有多孔聚乙烯的钛网。

理论上，表面覆有涂层的钛植入物可减少下直肌与接骨板之间的粘连形成。但其缺点是更易感染，取出时可能也更困难。目前尚无明确的循证医学推荐。笔者通常使用预制的表面覆有多孔聚乙烯的钛眶植入物修复眶底。对于单纯眼眶内侧壁骨折，笔者一般不进行手术。不过，在这种情况下，更倾向于使用多孔聚乙烯或PDS片。这些材料可根据缺损形状进行切割和弯曲。自体移植物的成本可能低于人工植入物，但会延长手术时间，并可能导致供区并发症。

对于复杂骨折，术中导航、内镜可视化或术中成像技术可能会有所帮助。如果骨折位于眶尖附近，由于位置靠后，难以直接观察，导航技术可用于评估接骨板后部的位置。在广泛的面部骨折中，当稳定的骨骼较少时，导航技术还可用于确认骨性标志。内镜也很有用。内镜可通过切口或经唇下途径在上颌窦前壁开窗进入。也可采用经上颌窦内镜入路。一些外科医师认为，这有助于识别后部骨折边缘或确认接骨板的位置。

虽然作者很少使用导航或内镜可视化技术，但术中CT扫描在笔者所在机构已被证明很有用。虽然不常使用，但在广泛骨折中，当难以观察到缺损的后部范围，或整个眶底和内侧壁严重粉碎，因缺乏可视参考而难以准确放置植入物时，扫描有助于确保植入物的正确放置。与术后成像相比，我们更倾向于在手术室对部分患者进行扫描，以便在必要时重新调整接骨板的位置。

手术技术 / 要点（治疗）

手术的主要目标是恢复功能和外观。必须复位任何嵌顿或脱出的眶内容物，然后修复周围的眶壁。眶缘的移位骨折也必须复位，以恢复外观和眼睑功能。

在大多数情况下，评估眼眶手术效果的研究主要是与对侧眼进行比较；然而，在许多情况下，两侧眼眶的三维结构和形态可能并不对称。

如前所述，建议在术中使用抗生素和类固

醇。患者全身麻醉后，进行强迫牵拉试验，评估眼球运动范围是否受限。

眶底手术入路包括经结膜入路和经皮入路。经皮切口在很大程度上已不再受欢迎，这些入路包括睫下、睑板下和眶缘入路。一般来说，与经结膜入路相比，这些外部入路发生睑外翻和眼睑退缩的概率更高。与眶缘入路相比，睑板下入路更常用，因为它能将瘢痕隐藏在自然皮肤褶皱中，尤其适用于老年人。如果存在伤口，可利用伤口进行手术，特别适用于显露眶外侧缘和眶上缘。

经结膜入路最为常用，对于较大的复杂骨折，可结合外侧眦切开术和眦韧带松解术，以扩大手术视野。该术式可采用眶隔前或眶隔后入路。眶隔前入路是在睑板下缘下方的结膜处做切口。为便于操作，可在睑下缘放置牵引缝线，将下睑翻转在Desmarres拉钩上。然后钝性分离，沿眶隔表面向下直至眶下缘。接着，可通过结膜瓣放置牵引缝线，并固定在额头以保护角膜。一些外科医师更喜欢这种入路，因为眶隔有助于保留部分眶脂肪，改善手术视野。

笔者通常采用眶隔后入路，这可能是一种更简单、更安全的技术。使用Desmarres拉钩牵开下睑，由助手固定。使用Jaeger眼睑板牵开眼球。

笔者通常不常规使用角膜防护罩。将Jaeger眼睑板的尖端置于眶缘后方，向后下方牵拉。另一只手使用9号骨膜剥离子，双手交替操作，将眶脂肪从眶缘向后推开。当眶缘上覆盖的软组织很少时，将Jaeger眼睑板紧紧贴在眶底。把骨膜剥离器换成Bovie电刀，在下睑穹窿处切开直至眶下缘。

此时，眶隔后入路和眶隔前入路的操作就相同了。眶缘显露后，用骨膜剥离子掀起眶底的骨膜。眶底骨折通常出现在眶下神经内侧。确定骨折位置后，用剥离子将眶内容物从鼻窦回纳至眼眶内。由于受伤时间不同，有时因纤维化，回纳时需要施加一定的力量。将眶底骨折碎片推入鼻窦并取出，有助于手术视野的暴露，因为这样能让血液流入鼻窦，而不是积聚在手术区域。这也能让外科医师了解眼眶的大小和眶尖的位置（图26.1）。

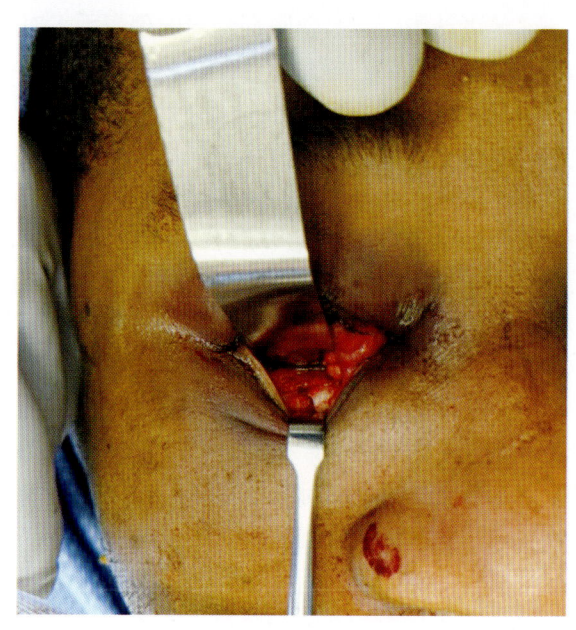

图26.1 通过经结膜入路显露眶下缘骨折，已完成复位

眶底内侧和眶内侧壁比骨折外侧缘更容易解剖。这是因为眶下神经血管束的缘故。应使用双极电凝仔细烧灼血管分支，以防止麻醉苏醒后出现眶内血肿。必要时，需将神经与眶内容物分离。

除非骨折较小，否则笔者通常会进行外眦切开术和眦韧带松解术以改善视野。这个切口与经结膜切口相连。如果内侧需要更多的暴露，可以将下斜肌从眶下缘分离。可以用Prolene缝线标记肌肉，并在手术结束时重新缝合。并非所有外科医师都认为需要重新缝合下斜肌。

当眶缘发生骨折时，建议在进行眶底修复前先修复眶缘（图26.2）。

同样，当眶底骨折伴有颧上颌骨折时，应先复位并固定颧骨，再处理眶底骨折。这是因为主要的颧上颌骨碎片复位可能会改变眼眶的形状。此外，固定眶缘可为前方提供稳定的骨质，这对眶底修复很有必要。

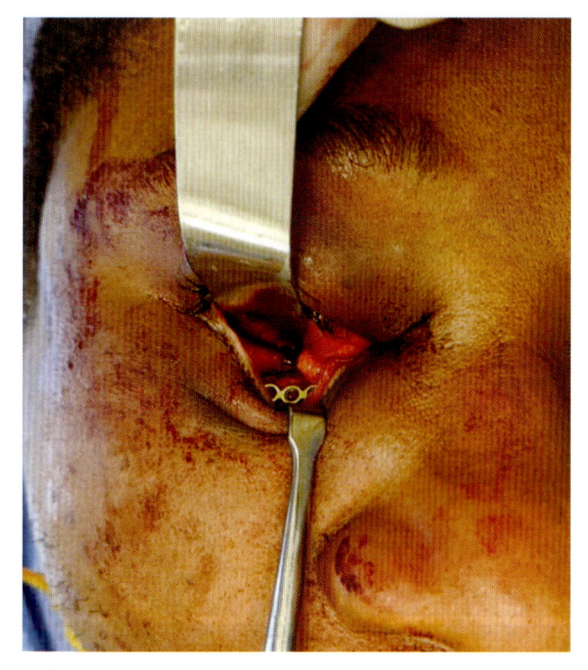

图26.2 眶缘骨折时，先修复眶缘，再进行眶底修复

当眼眶内侧受累明显或处理单纯的眶内侧壁骨折时，需做经泪阜切口。用一个可弯曲的牵开器将眼球向外侧牵开，通过结膜的半月皱襞做切口，确保解剖在泪器后方进行。用肌腱切开剪解剖泪后嵴，然后切开骨膜。经泪阜切口可与下睑的经结膜切口联合使用，必要时可相连。

不太常用的方法是做经皮切口，以最大化显露内眦区域，但这可能会损伤内眦韧带、泪器和滑车上神经。与眶底骨折类似，内镜下经鼻手术入路也可使用，但由于视野有限，该方法不太受欢迎。

显露眶外侧缘可通过外眦切开术，或通过上睑成形术切口、眉部切口来实现。显露眶上部也可通过上睑成形术切口或眉部切口。由于常伴有额外的颅面损伤，眶上部创伤通常需要采用双冠状切口入路。严重的眶上部创伤若累及颅底，应请神经外科医师参与。

骨折也可通过内镜下经上颌窦或经鼻入路进行修复。其他学者描述过通过膀胱导尿管充气来治疗眶底骨折，可使复视完全消失。内镜入路的总体优势在于创伤较小，可松解嵌顿的软组织，恢复正常眼球运动，恢复时间更短，并发症发生率更低，但缺点是视野受限，显露可能不充分。

过去，眼眶壁重建常使用自体移植物，但随着生物材料工程的发展，如今人工材料已被广泛应用。多孔聚乙烯具有良好的生物相容性，但其取出困难、价格昂贵，且缺乏放射不透过性，在影像学检查中难以显影。钛眶网也较常用，因为其容易获得、生物相容性好、感染风险低且坚固。钛植入物有网状的，也有各种适用于眼眶的二维和三维构型。要将其塑形至合适的位置可能比较困难，而且网孔内会有组织长入，导致日后取出困难。如前所述，笔者通常选择表面覆有多孔聚乙烯的钛植入物。

采用个性化定制设计的植入物（图26.3），有可能实现更高的精确度。

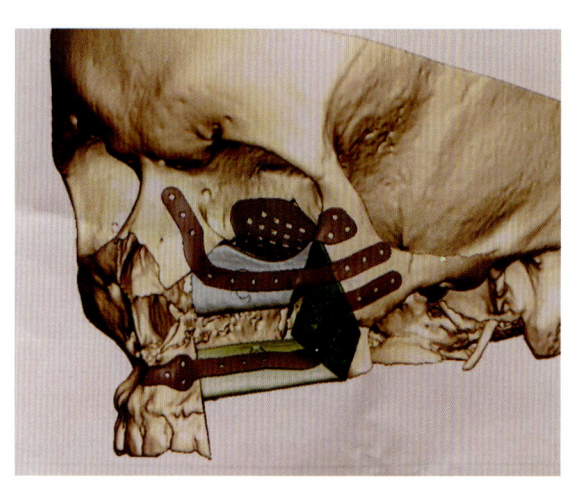

图26.3 通过虚拟手术规划设计的定制化眼眶植入物。这种植入物是在肿瘤切除和重建的背景下设计的。不过，该技术与用于创伤的定制植入物技术类似

这些植入物通过选择性激光熔化或3D打印制成，可降低翻修率。此外，预制的个性化植入物可缩短手术时间。然而，定制植入物成本高昂，制作可能需要1~2周时间，会延迟手术。在手术不紧急，尤其是复杂病例（如再次手术）中，可考虑使用定制植入物（图26.4）。

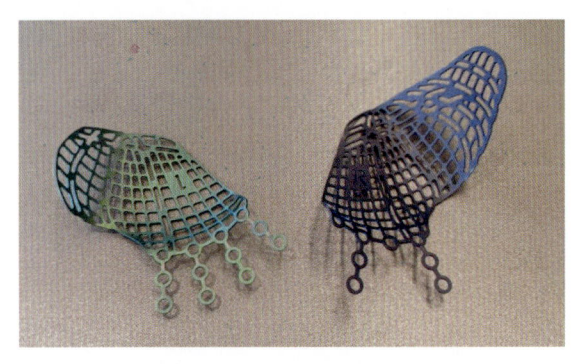

图26.4 3D预制植入物已有供应，且易于修剪，以适配大多数创伤性眶底缺损情况

植入物应放置在骨膜下方，确保没有眶内容物被卡在其下方。理想情况下，植入物应与稳定的骨质重叠。我们通常用一枚4mm的自钻螺钉进行固定。植入物放置成功后，进行强迫牵拉试验至关重要，之后冲洗伤口，并让患者做Valsalva动作。如果进行了外侧眦切开术，需重新悬吊外眦。对于老年患者，收紧眼睑可能有助于预防睑外翻。

术后管理

术后影像学检查也存在争议。如前所述，在植入物放置存在疑问或困难的复杂病例中，笔者会使用术中CT成像。只有当患者症状提示可能存在位置异常时，才会在麻醉苏醒后进行真正的术后成像。值得注意的是，术中CT扫描每个病例仅增加约14.5分钟时间，在复杂手术中，高达24%的病例需要术中进行调整。我们的理念是，如果外科医师计划通过术后扫描来确定位置是否合适，在手术室完成这项工作是最有效的。

患者进入恢复室后，应尽早进行术后体格检查以评估视力。对于术后早期因水肿或结膜水肿导致眼睛无法正常闭合的情况，评估角膜保护情况至关重要。应向患者详细说明出院后的注意事项，以监测球后血肿形成的早期预警信号，如疼痛突然加剧、水肿或视力下降。应适当控制疼痛，并采取辅助措施减轻水肿，如使用冰袋、抬高床头，并根据需要使用眼科润滑剂。建议患者术后2～4周避免用力和提重物，并遵守之前提到的鼻窦防护措施。首次随访应在术后1周进行，之后定期随访。在整个随访过程中，应拍摄术后照片进行记录。

根据功能和美学结果，并发症可分为早期和晚期，二者存在部分重叠。研究表明，高龄是发生并发症的一个风险因素，因为患者更易出现术后残留复视。如前所述，早期眼科急症会显著增加并发症发生率，这是因为早期未消退的水肿会影响对眼眶结构复位的准确评估，或者手术干预延迟导致组织嵌顿。最常见的术后并发症包括复视、眼球内陷和睑外翻。需要识别的最重要的并发症是由血肿、水肿或植入物直接压迫导致的视神经病变。这种情况虽罕见但后果严重，视力丧失的发生率在0～0.4%。

亚急性期水肿消退后，检查眼球运动是否持续受限或出现新的受限情况非常重要。告知患者复视通常是暂时的，大多数患者在几周后会恢复，这一点很重要。增加残留复视风险的因素包括术前明显水肿、肌肉缺血或炎症，以及移植物/植入物放置不当导致的压迫。这些情况在8%～42%的病例中出现。一些外科医师无法控制的因素包括术前眼眶结缔组织的改变，这会导致眼外肌长期受牵拉和运动受限；即使手术复位正确，在正常愈合过程中也可能出现的组织纤维化。此外，创伤时眼外肌或神经损伤也是持续性复视的常见原因。术前向患者解释这一重要概念很有必要。

睑外翻是由瘢痕挛缩、眼睑前层缩短和肌张力丧失引起的。早期眼球内陷通常是由于植入物放置未能恢复眼眶容积，或骨折复位不当所致。眼眶多壁骨折的患者发生这种情况的风险更高。

眼球内陷的发生率为7%～27%，最可能的原因是移位后眶腔扩大。即使植入物放置理想，也可能因脂肪萎缩或坏死导致眼眶容积减少、球后组织纤维化牵拉眼球，或韧带支持结构丧失而发生眼球内陷。眼球内陷可在术后3个月通过更换或增加植入物来处理。

还应告知患者可能出现三叉神经眼支（V1）或上颌支（V2）分布区域的感觉减退、感觉异常和麻木。这种情况在涉及眶上或滑车上神经的眶顶骨折，以及涉及眶下神经的眶底和颧骨复合体骨折中更为常见。通过对眶下缘进行固定以减压眶下管，可减轻眶下神经功能障碍。虽然目前尚无公认的治疗方法，但某些抗癫痫药物（如托吡酯）在早期使用时，对神经病变症状的恢复有一定益处。

总之，随着新型生物材料和技术的发展，眼眶重建手术在不断进步，以提高手术精度、缩短手术时间和降低成本。完善的术前规划、术中导航和定制植入物都在提高手术效果的可预测性。但仍需更多研究来明确修复的最佳时机、围手术期类固醇的详细剂量、植入材料的理想选择，术中及术后骨复位和植入物放置的精确评估等金标准。随着这些进展，个性化医疗的前景有望最终改善患者的治疗效果。

致谢

德克萨斯大学西南医学中心耳鼻喉头颈外科，帕克兰健康与医院系统。

（黑　虎　孔繁勇　孟令照　译）

第八部分
颅底重建

第27章
内镜下颅底重建

Britney Scott, Collin Smith, Luka Bahra, Ricardo L. Carrau, and Sameep P. Kadakia

引言

经鼻内镜颅底手术技术的进展使得颅底良性和恶性病变的安全有效治疗成为可能。在技术进步、手术技巧改进及多学科团队协作的助力下,内镜颅底手术在过去几十年中得到了迅速发展。从最初单纯的垂体和蝶鞍入路开始,手术切除范围已扩大到包括鞍上病变、从筛板向后延伸至第2颈椎、外侧至颞下窝和岩尖的多种病变。随着扩大切除技术的发展,外科医师常会面临较大的术后颅底缺损,需要进行重建以分隔颅腔和鼻窦腔并消除死腔。如今,利用局部和区域带血管移植物进行内镜下重建已能够成功修复颅底,并减少脑脊液漏和脑膜炎等术后并发症。本章旨在回顾内镜下颅底重建的关键原则,并介绍使用局部和区域带血管的黏膜瓣的内镜手术重建技术。主要目的是提供一个框架帮助指导颅底重建的方案选择,以达到成功的手术效果,同时将患者的并发症风险降至最低。

颅底的内镜解剖

了解颅底解剖结构对于颅底病变的切除和重建的成功至关重要。在过去,某些解剖区域被认为只能通过开颅和(或)外部入路才能到达。随着时间的推移,扩大经鼻入路不断发展,推动了技术的进步,使得安全可靠的手术切除和重建成为可能,减少了对开放入路的需求。通过微创,外科医师能够进行安全的手术切除和重建,最大限度地减少组织损伤、脑组织牵拉及许多开放入路中常见的神经血管操作。外科医师使用鼻内镜可以清晰地看到颅底的不同解剖区域,为内镜下颅底手术的安全成功开展提供了保障。这些区域包括颅前窝、蝶鞍/鞍上区域、斜坡/颅后窝、海绵窦和岩尖。以下简要回顾这些区域的解剖结构。

颅前窝的内镜解剖

经鼻内镜可切除多种前颅底肿瘤。对于局限在眼眶之间区域的恶性肿瘤和颅前窝的良性病变,单纯内镜下前颅底切除术是理想的选择。较大的肿瘤则需要采用内镜辅助入路结合外部颅面入路。重要的解剖标志包括前方的额隐窝、后方的蝶骨平台和外侧的纸样板。为了显露双侧前颅底,需要切除中鼻甲、前后筛窦气房及鼻中隔的上部,直至显露由两侧的纸样板、后方的蝶骨平台和前方的额隐窝所包围的矩形颅底区域。鼻中隔的上方是筛板及从嗅球延伸出的细小嗅神经。该区域的关键血管结构包括筛前动脉和筛后动脉,可在筛窦顶部识别并分离它们。去除眼眶之间的前颅底骨质可显露硬脑膜,必要时还可显露颅内容物。

蝶鞍/鞍上区域的内镜解剖

蝶鞍和鞍上区域涵盖了颅中窝的中线部分。蝶鞍位于蝶骨内,容纳垂体,上方覆盖着一层称为鞍膈的薄硬脑膜。其前方的边界由蝶骨的一部分即鞍结节构成,后方的边界为鞍背。通过经蝶窦入路可实现对这些区域的内镜手术操作。该入路需要广泛切除蝶窦前壁及所有蝶窦间隔。然后显露蝶窦的后壁和外侧壁,有助于识别蝶鞍的喙部和底部,蝶鞍底部最常位于后壁的中线中央部分，但会因蝶窦的气化程度不同（即蝶鞍型、鞍前型和甲介型）而有所不同。鞍底的上方是蝶骨平台，下方是上斜坡。在外侧壁内，上方有视神经的骨性隆起，下方是颈内动脉的海绵窦段。在这两个隆起之间是视神经-颈内动脉隐窝。切除蝶鞍上半部分、鞍结节和蝶骨平台后部，有助于探查鞍上区域。该区域包含关键的神经血管结构，包括垂体柄、视交叉、双侧视神经的内侧部分及大脑前动脉。

斜坡和颅后窝的内镜解剖

观察蝶窦后壁时，鞍底下方紧邻的是斜坡的前表面。在内镜视野中，斜坡位于蝶窦的下部，代表颅后窝。这块骨性标志将鼻咽与颅后窝分隔开来。斜坡向下延伸与颅颈交界区相连。通过切除蝶窦下部直至蝶骨-犁骨交界处，可实现内镜下对斜坡的手术操作。该交界处包括蝶骨喙部和犁骨，需要予以切除。手术向外侧进行直至在蝶窦底部识别出翼管神经。一旦识别出翼管神经就代表了骨切除的外侧和下侧界限，并且是防止损伤岩骨段颈内动脉的有用标志。从斜坡向下延伸进行解剖可进一步到达颅颈交界区。当斜坡骨质完全切除后，覆盖颅后窝的硬脑膜就会显露出来，可打开硬脑膜，从而接触到基底动脉、脑干和上部脑神经等关键结构。

海绵窦的内镜解剖

海绵窦是位于蝶鞍两侧的成对结构。它们形成了鞍旁区域，从前方的眶上裂延伸至后方的颞骨岩部。这些静脉窦内包含许多重要的神经血管结构，包括海绵窦段颈内动脉及第Ⅲ、第Ⅳ、第Ⅴ（第一支和第二支）和第Ⅵ对脑神经。通过经蝶窦入路广泛切除蝶窦前壁，可实现对该区域的内镜手术操作。随后，扩大显露范围，切除蝶窦外侧壁的骨质覆盖和颈内动脉隆起。在该区域指导解剖的关键标志结构包括斜坡旁段颈内动脉、海绵窦段颈内动脉、三叉神经第二支（V2）及翼管。

岩尖的内镜解剖

岩尖是颞骨内侧的一部分，外侧是内耳，上方是颅中窝底，后方是颅后窝，内侧是斜坡。从解剖学角度看，该区域呈锥形，气化程度存在个体差异。岩尖的方向位于一个斜面上，尖端朝向前内侧，底部位于后外侧。它被内听道分为前后两部分。岩尖内镜手术的重要解剖标志包括岩骨段颈动脉管、容纳展神经的Dorello管、包含三叉神经节且与翼管相关的Meckel氏腔及翼管动脉（四边形间隙）。内镜下进入该区域需要专业的技术和对这些关键标志的解剖学知识。

适应证和禁忌证

内镜经鼻颅底入路的微创特性相较于开放入路具有特有的优势。尽管在技术上有所不同，但基本原理是相通的，包括手术入路能够最大限度地显露病变、按照肿瘤学原则进行肿瘤切除及保护关键神经血管结构。外科医师必须清楚每种入路的适应证、禁忌证、优缺点，以及肿瘤对周围解剖结构的侵犯程度。如果到达病变的最直接路径被关键神经血管结构阻挡，且需要对这些结构进行大幅度操作，那么在手术决策时应考虑其他手术入路。

良性和恶性病变都可能需要进行颅底切除和重建，其范围取决于肿瘤的性质和扩散情况。非造血系统恶性肿瘤通常需要手术切除，在并发症发生率可接受的前提下尽可能实现肿瘤的完全切除。通常需要进行此类手术的良性病变包括垂体腺瘤、颅咽管瘤、脑膜膨出或脑膜脑膨出、蛛网膜囊肿、脊索瘤、神经鞘瘤、内翻性乳头状瘤、骨瘤及累及颅底的骨化纤维瘤。需要注意的是，对于颅咽管瘤，成功的治疗需要一种细致入微的手术方法，要考虑到肿瘤的起源、病变形态（即囊性与实性）及垂体功能。此外，治疗方案的制订还取决于颅咽管瘤的亚型。近期文献表明，乳头状颅咽管瘤在新辅助治疗中对BRAF抑制剂（如维莫非尼、达拉非尼）和MEK抑制剂（如曲美替尼、司美替尼）有较好的反应。相反，对于造釉细胞型颅咽管瘤，手术干预仍然是主要的治疗手段，因为针对WNT/CTNNB1通路的药物大多仍处于体外研究阶段。需要手术切除的恶性病变包括鼻窦恶性肿瘤，如嗅神经母细胞瘤、腺癌、鼻窦未分化癌和神经内分泌癌，以及颅内病变，如间变性脑膜瘤、软骨肉瘤和恶性神经鞘瘤。

通常情况下，颅底重建的主要目的是通过分隔颅内和颅外，预防术后脑脊液漏及随后可能发生的脑膜炎或气颅等并发症。次要目的包括通过重建促进伤口有效愈合、保护神经血管结构及降低术后并发症发病率。为了确定是否需要进行重建，外科医师首先要确定缺损的范围和是否存在脑脊液漏。其次，要描述脑脊液漏的特征，即无漏液、低流量漏液或高流量漏液。在没有脑脊液漏或颅内开口的情况下，通常不需要进行重建。然而，是否修复及采用何种修复技术取决于外科医师的判断。外科医师可能会选择使用简单的硬膜外或硬膜下合成移植物（结合填塞物和密封剂）进行修复，还可以进一步使用游离黏膜移植物或类似的自体移植物进行加强修复。脑脊液漏的分类系统和黏膜瓣选择算法将在后面详细介绍。

需要注意的是，增加术后脑脊液漏风险的因素提示应使用带血管蒂的黏膜瓣。这些因素包括前面提到的病变和库欣病（因高皮质醇血症导致愈合不良）及病态肥胖（颅内压升高）。对于硬膜外缺损，尤其是之前接受过放疗或即将接受放疗的缺损，与非血管化黏膜瓣相比，带血管的黏膜瓣表现出更好的可靠性和弹性。在这种情况下，主要目标是覆盖缺损，促进愈合。

肿瘤的切除取决于其范围、侵袭性及对关键结构的侵犯情况。一般来说，颅底手术的解剖学禁忌证包括病变累及脑干、大脑的特定区域、上矢状窦、双侧颈内动脉、双侧海绵窦及重要的桥静脉。当肿瘤广泛侵犯鼻骨、泪器或眼眶结构、上颌窦的外侧隐窝或前壁，或眼眶顶部上方的硬脑膜时，单纯内镜入路是禁忌的。其他取决于病变性质的禁忌证包括肿瘤远处转移。需要注意的是，即使存在远处转移，为了保留神经功能，对神经解剖结构进行手术减压也是合适的。

术前规划

内镜下颅底重建的术前规划对于优化术后结果至关重要。与大多数重建手术一样，应全面评估患者的既往病史和现有的风险因素，包括识别肥胖、糖尿病、心血管疾病和动脉粥样硬化、抗凝药物的使用、血液系统恶性肿瘤（如白血病或淋巴瘤）等风险因素，以及整体功能和营养状况。还应详细了解患者的社会史，包括吸烟、饮酒情况及正在使用的任何非处方补充剂。此外，还应回顾患者之前的鼻部手术史，如之前的鼻中隔成形术或蝶腭动脉结扎术及任何之前的颌内动脉栓塞手术，因为这些可能会影响可用的重建方案。所有这些因素都会影响重建手术的成功率，因为它们会严重影响外科医师可选择的重建方案及伤口愈合过程。

最近一项回顾性研究对接受内镜经鼻入路切除硬膜内颅底肿瘤的患者进行了分析，发现增加术后脑脊液漏风险的因素是BMI $> 25 kg/m^2$及肿瘤位于颅后窝。性别和围手术期使用腰椎引流对脑脊液漏发生率没有影响。

此外，所有内镜下颅底手术最好由多学科团队协作完成，通常包括神经外科医师和耳鼻喉科医师。各学科之间的透明沟通对于手术成功至关重要。这包括讨论术前影像学检查和病理学结果，以便了解预期需要修复的颅底缺损的特征。缺损的大小和位置、是否需要进行硬脑膜修复、是否存在脑脊液漏、是否计划使用腰椎引流，以及是否需要对新重建的伤口进行辅助术后放疗（如适用）等问题，都应在术前（如果可能）进行学科间沟通，当然在术中和术后也应进行适当沟通。

腰椎引流的使用仍然存在争议。许多研究

表明，使用腰椎引流并不能降低术后脑脊液漏的发生率，反而可能增加术后脑膜炎的风险。而其他研究则显示，内镜下颅底手术后短期使用腰椎引流的患者脑脊液漏发生率为8.2%，而未使用的患者脑脊液漏发生率为21.2%。尽管如此，根据脑脊液漏的严重程度进行分级的颅底重建方法已被证明是有助于确定提高修复成功率所需的必要措施。这种分级系统和修复步骤将在手术技术部分详细介绍。

器械和设备

内镜下颅底重建需要良好的技术和多种器械。标准的前颅底重建需要一个内镜鼻窦器械盘，其中包含各种角度的内镜及一个鼻中隔鼻成形术器械包。这些手术中特别有用的器械包括Kerrison咬骨钳、镰状刀、微型剥离器、Freer剥离子、带吸引的Freer或Cottle剥离子、鼻中隔剪、15号手术刀、弯角Beaver刀和高桥钳。可能还需要使用内镜高速金刚砂钻头来修整骨缺损。根据手术医师的偏好，如果需要去除额外的骨质，超声骨刀会有所帮助。加长的Colorado电刀或绝缘针状电刀在这些手术中也被证明是有用的。其精细的尖端可以用钳子稍微弯曲，用于在内镜下在鼻腔内进行黏膜切开。这种技术在锐性分离和止血之间取得了良好的平衡，减少了鼻腔内反复吸引的需要。如果术中遇到大量出血，吸引电刀和（或）内镜双极电凝钳也是很好的辅助器械。

除了器械，内镜下颅底重建还会使用多种合成材料用于颅底修复。常用的材料包括胶原基质和密封剂，不过一些外科医师因为成本和存疑的疗效而倾向于避免使用密封剂。立体定向CT或MRI导航对于重建外科医师在术中定位也非常有帮助。

手术技术：内镜下颅底重建

本节将概述颅底缺损的评估和脑脊液漏的分级方法及内镜下颅底重建中常用的带血管蒂黏膜瓣的规划和切取的分步方法。

脑脊液漏的评估和严重程度

在进行颅底重建手术时，与任何重建手术一样，重要的是要充分了解可用的重建方案，并且保证在缺损情况发生变化、某些重建方案变得禁忌或不可行时有多种可靠的替代方案可供选择。如前所述，颅底缺损的主要特征包括缺损的位置和大小，以及是否存在脑脊液漏及其严重程度。术中脑脊液漏的分类系统和修复方案最初由Esposito等于2007年提出；随着内镜技术的应用和带蒂鼻中隔黏膜瓣的引入，该系统已得到更新。在Conger等更新的系统中，建议将脑脊液漏分为0~3级，并针对不同级别制订逐步的重建方案。以下脑脊液漏分级算法改编自Conger等的研究，为评估颅底缺损提供了一个良好的框架。然而，颅底缺损的评估会因具体病例、不同外科医师和不同医疗机构而有所差异。

0级

0级表示无脑脊液漏，通过术中Valsalva动作确认。对于这种缺损，如果蝶鞍无效腔较大，可采用鞍内脂肪移植，在上面放置明胶海绵，如果有蝶窦黏膜，将其重新定位覆盖在蝶鞍和明胶海绵上，然后在黏膜和蝶窦后部上方再放置一层明胶海绵。最后，涂抹一层纤维蛋白密封剂。

1级

1级定义为小的"渗液"性脑脊液漏，通过术中Valsalva动作确认，伴有小的膈膜或硬脑膜缺损。修复这种缺损与0级类似，在蝶鞍无效腔较大的情况下进行鞍内脂肪移植和明胶海绵覆盖。但与0级不同的是，如果安全的话，建议放置骨或合成支撑物（鞍内、硬膜外）。将蝶窦黏膜重新定位覆盖在蝶鞍缺损和支撑物上，然后放置第二层明胶海绵，最后涂抹纤维蛋白密封剂。如果无法在蝶鞍内用骨支撑缺损，则建议进行单侧或双侧Merocel鼻腔填塞，并保留5天。

2级

2级为中等程度的脑脊液漏，伴有明显的

硬脑膜缺损。修复这种缺损需要在蝶鞍无效腔较大时进行鞍内脂肪移植、明胶海绵覆盖，使用骨或其他刚性合成材料放置鞍内支撑物，并将蝶窦黏膜重新定位覆盖在缺损处，同时在蝶窦内放置额外的脂肪。然后在脂肪移植上方放置第二层明胶海绵，并涂抹纤维蛋白密封剂。如果无法放置鞍内刚性支撑物，则进行单侧或双侧Merocel鼻腔填塞，并保留5天。

3级

3级定义为大量脑脊液漏，通常是由于扩大经蝶窦入路（经蝶骨平台或经斜坡）导致的。修复这种缺损需要进行鞍内、鞍上或斜坡脂肪移植、明胶海绵覆盖，在骨缺损处楔入骨或合成支撑物，使用带蒂鼻中隔黏膜瓣或其他带血管的黏膜瓣，并在黏膜瓣上方放置额外的脂肪进行支撑。最后，放置第二层明胶海绵并涂抹纤维蛋白密封剂，并在黏膜瓣与颅底相对的位置放置双侧Merocel鼻腔填塞物。

值得注意的是，所有修复都需要采用多层技术，但并非所有脑脊液漏都需要带血管化黏膜瓣才能成功修复，因为0级、1级、2级和3级脑脊液漏的术后发生率分别为0、1.9%、3.1%和4.8%。尽管如此，需要注意的是，这些建议和结果反映的是特定研究的情况，不同病例、外科医师和医疗机构之间会存在差异。

因此，根据外科医师的偏好，在1级和2级脑脊液漏中也可以使用带血管蒂黏膜瓣。值得一提的是，一些学者称对于较大的经筛板和经斜坡硬脑膜缺损，可添加筋膜内嵌移植物。在这些情况下，将这种移植物放置在硬脑膜缺损内，位于脑实质和硬脑膜之间。然而，他们不建议对经蝶骨平台-鞍结节缺损，尤其是鞍结节脑膜瘤进行这种改良术式，因为视神经鞘经常暴露，内嵌移植物存在压迫神经的风险。

鼻内带血管蒂黏膜瓣

鼻中隔黏膜瓣（Hadad-Bassagasteguy黏膜瓣）

鼻中隔黏膜瓣是目前文献中记录最详尽、在内镜下颅底修复中应用最广泛的黏膜瓣。鼻中隔黏膜瓣于2006年由Hadad等首次描述，并以其共同创造者的名字命名为Hadad-Bassagasteguy黏膜瓣。它需要切开鼻中隔黏膜，掀起一块以蝶腭动脉分支鼻后中隔动脉为蒂的黏骨膜瓣（图27.1）。在他们发表于《喉镜》杂志的原始文章中，概述了黏膜瓣切取和植入的步骤，具体如下所述（图27.2）。

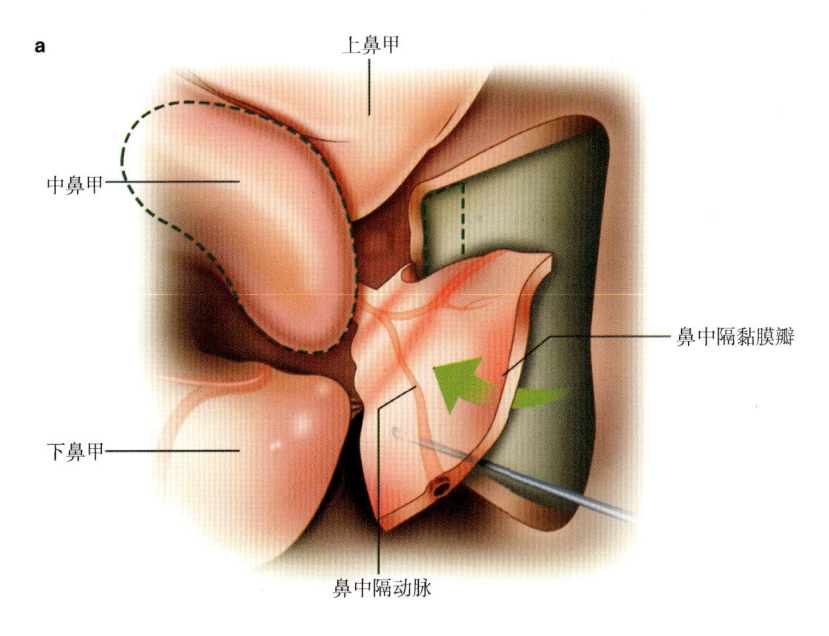

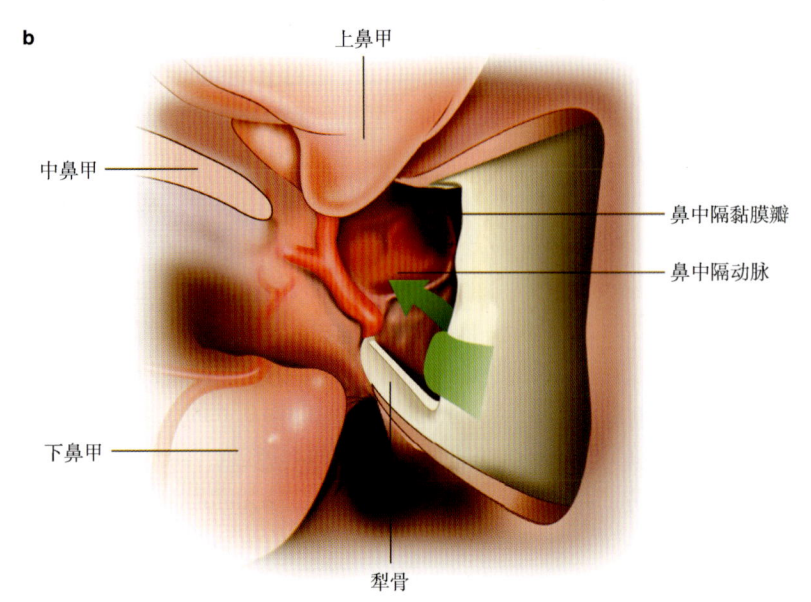

图 27.1 鼻中隔黏膜的血管供应［本图由Springer Nature根据Gutierrez等的内容修改。Gutierrez WR, Bennion DM, Walsh JE, Owen SR. Vascular pedicled flaps for skull base defect reconstruction. Laryngoscope Investig Otolaryngol, 2020, 5(6): 1029-1038］

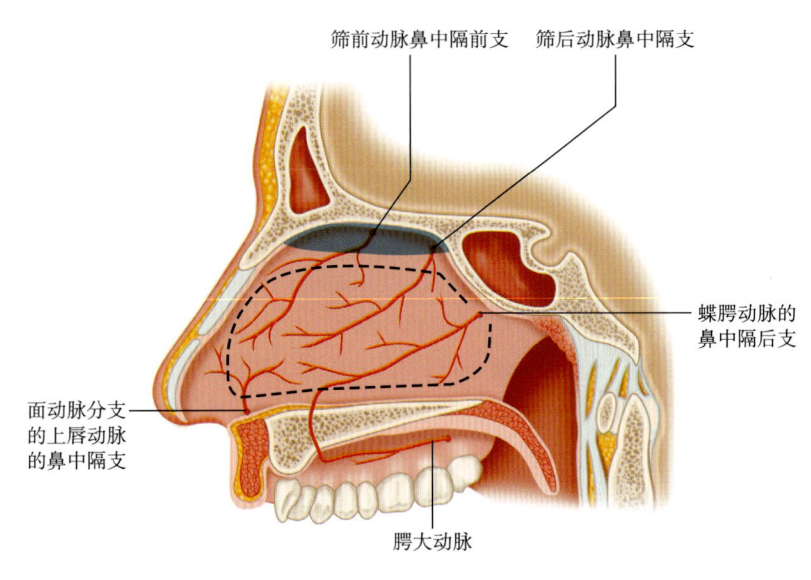

图 27.2 展示了鼻中隔黏膜瓣的获取和放置［此图由Springer Nature根据Laibangyang等的研究修改。Laibangyang A, Rodgers SD, Baron SL, et al. Pedicled nasoseptal flap reconstruction for craniopharyngiomas in pediatric patients. Childs Nerv Syst, 2020, 36(3): 491-496］

黏膜瓣设计与切取

• 将下鼻甲和中鼻甲向外折，以便从筛板到鼻底观察鼻中隔（为了在内镜经鼻入路中进行双手操作，可以切除一侧中鼻甲；这也有助于观察黏膜瓣蒂部）。

• 根据缺损的大小和形状设计黏膜瓣，建议适当增加所需尺寸，以便后续修剪。

• 在矢状面做两条平行切口，一条沿着上颌嵴，另一条在嗅上皮下方（即鼻中隔最上端下方1~2cm处）。

• 在鼻小柱的黏膜皮肤交界处做一条垂直切口，连接上述两条切口。

• 在鼻中隔后部，将上方切口向外侧延伸，并以向下的斜度越过蝶窦喙部，在自然窦口水平横向穿过。

• 下方切口沿着鼻中隔后缘向上延伸，然后向外侧延伸，在蝶窦底下方穿过后鼻孔。

• 使用Cottle剥离子从前向后掀起黏膜瓣，当黏膜瓣从蝶窦表面掀起并保留后外侧蒂部时，黏膜瓣切取完成（建议在掀起黏膜瓣前完成所有切口，因为黏膜瓣掀起后很难保持方向和张力)。

- 黏膜瓣可向下旋转至鼻咽部，或放置在鼻腔外侧壁，直至手术切除阶段完成。
- 最后按照之前所述的多层方式重建最终的缺损。

黏膜瓣的优点和局限性

该黏膜瓣可高度定制，根据需要重建的缺损，其宽度和长度可在很大程度上进行调整。这些特性使鼻中隔黏膜瓣成为颅底重建中最具通用性和优势的带血管蒂黏膜瓣。如有需要，可以掀起同侧鼻中隔的整个黏软骨膜和黏骨膜，以覆盖从窦镜后方到蝶鞍并跨越眼眶的前颅底缺损。也可以沿着鼻底延长下方切口以增加宽度，还可以切取双侧黏膜瓣并插入使用。自 Hadad 等的文章发表以来，已有其他关于该黏膜瓣改良的报道。

鼻中隔黏膜瓣的应用也不限于鼻中隔黏膜和鼻底。最近一项研究中，一种 360° 鼻中隔黏膜瓣，包括鼻中隔、鼻底和鼻腔外侧壁的整个黏膜，成功切取并用于 5 例患者，以重建侵袭性垂体瘤导致的广泛颅底缺损。所有切取的黏膜瓣均成功愈合，无脑脊液鼻漏持续存在。然而，由于这种改良黏膜瓣包含鼻腔外侧壁黏膜，有 1 例患者出现鼻泪管阻塞，需要进行泪囊鼻腔吻合术。

后蒂下鼻甲黏膜瓣

后蒂下鼻甲黏膜瓣，或称为下鼻甲黏膜瓣，是一种基于下鼻甲动脉的局部鼻内黏膜瓣。它可用于修复颅前窝后部、中小型蝶鞍或斜坡缺损，或者在鼻中隔黏膜瓣的血运受损时作为二次重建方法。这种情况可能继发于肿瘤侵犯和侵蚀血管蒂、先前的鼻中隔切除术、先前扩大的蝶窦切开术或放射治疗。是否考虑使用下鼻甲黏膜瓣取决于缺损的解剖位置和所需的覆盖范围。尽管它是鼻中隔黏膜瓣的可靠替代方案，但也应考虑其他游离移植物和局部或区域重建黏膜瓣。

为了便于回顾，下面将描述相关动脉的血管起源和走行。蝶腭动脉是上颌动脉的终末分支，经蝶腭孔离开翼腭窝进入鼻腔。蝶腭动脉的分支变化很大。临床上最相关的分支模式是它分为鼻腔外侧动脉和鼻后鼻中隔动脉，前者与本技术相关。

鼻腔外侧动脉走行于腭骨垂直板的前下方向，为鼻腔外侧壁的大部分区域（包括中鼻甲和下鼻甲）供血，在此过程中发出一支内侧分支供应中鼻甲。它平均下行 1.2cm 后在距离下鼻甲后缘 1.0~1.5cm 处从其外侧附着处的上方穿入下鼻甲。鼻后外侧动脉通常最终发出两支下鼻甲动脉，这些动脉最终与下鼻甲的前部血运形成强大的吻合连接。

黏膜瓣设计与切取

- 在鼻腔外侧壁下鼻甲前方注射 1% 利多卡因加 1：100 000 肾上腺素，以减轻鼻腔充血。
- 完成经鼻内镜手术后，小心将下鼻甲向内侧推移，以充分显露其整个内侧表面。
- 切除钩突和筛泡，以观察上颌窦开口。找到从蝶腭孔穿出的蝶腭动脉，并追踪至识别出鼻后外侧动脉，以它作为黏膜瓣蒂部，务必保持其血运。
- 可向后扩大上颌窦开口；要注意鼻后外侧动脉的走行变异，因为它可能位于上颌窦后壁前方。
- 从腭骨垂直板的前部向后掀起骨膜下黏膜，直至筛骨嵴、蝶腭动脉和蝶腭孔。
- 在矢状面做两条平行切口。上方切口在下鼻甲上方，从其后部开始，在中鼻道上颌窦开口水平，越过其与鼻腔外侧壁的附着处。下方切口在下鼻甲下方，沿着其下缘，从后向前。在鼻甲前端做一条垂直切口连接这两条切口。
- 从前向后掀起下鼻甲底部的骨膜。根据解剖的难易程度，可以掀起不同量的骨质。
- 小心展开黏膜瓣，使黏膜面朝外，并确保蒂部无扭转。清除黏膜瓣与缺损边缘之间的无血管组织、骨质和异物后，将黏膜瓣直接放置在硬脑膜、裸露的骨质上，或覆盖在脂肪移植物上。

- 在黏膜瓣上涂抹密封剂或生物胶后，放置可吸收明胶海绵。为了将黏膜瓣轻轻压在缺损处，可使用海绵鼻腔填塞物。虽然可以使用Foley导尿管球囊，但有学者建议谨慎使用，以防止对黏膜瓣蒂部造成意外损伤。最后，放置硅胶鼻夹板，术后保留10～21天，以保护裸露的鼻腔外侧壁。

下鼻甲黏膜瓣的手术挑战

一个常见的技术难题是下鼻甲黏膜瓣的掀起往往较为困难，尤其是当下鼻甲骨折后。此外，由于下鼻甲黏膜上存在中线嵴，黏膜瓣通常会保持其形状。可能需要在黏膜瓣远端做一个小的Y形切口并将其展平，以便牢固地覆盖缺损。

黏膜瓣的优点和局限性

当鼻中隔黏膜瓣禁忌使用时，下鼻甲黏膜瓣是一个可靠的选择。它避免了使用带血管的区域黏膜瓣（如顶骨和帽状腱膜黏膜瓣）相关的风险，并且由于黏膜化迅速，可缩短愈合时间。然而，其固有的局限性包括长度较短、覆盖范围有限及黏膜瓣旋转困难。

目前下鼻甲黏膜瓣的估计表面积尚无明确描述；多个资料来源，甚至近期文献，都引用了1999年Murakami等对5具尸体的分析结果，其中下鼻甲黏膜瓣的平均面积据报道为4.97cm²。尽管如此，该领域的外科医师都了解下鼻甲黏膜瓣的局限性，并对其设计和应用能力进行了改进。2014年Choby等描述的扩展下鼻甲黏膜瓣，纳入了鼻底黏膜以补充下鼻甲黏膜瓣；之后又进一步增加了鼻中隔黏膜。他们报道了扩展下鼻甲黏膜瓣表面积为（27.26±3.65）cm²，在增加鼻中隔黏膜后为（40.53±6.45）cm²。作为参考，报道的鼻中隔黏膜瓣表面积为25cm²。扩展下鼻甲黏膜瓣通过提供更长、覆盖范围更广的黏膜瓣，减少了旋转弧度。幸运的是，与鼻中隔黏膜瓣一样，下鼻甲黏膜瓣也可以进行改良，其以往的局限性不再是绝对的。超出标准下鼻甲黏膜瓣修复能力的前颅底缺损也可以得到有效修复。

后蒂中鼻甲黏膜瓣

后蒂中鼻甲黏膜瓣，或称为中鼻甲黏膜瓣，是一种基于中鼻甲动脉（鼻后外侧动脉的内侧分支）的局部鼻内黏膜瓣。前面已描述过相关血管解剖；中鼻甲动脉位于中鼻甲下方，分为前后两段，分别为外侧和内侧黏膜供血。由于中鼻甲黏膜瓣的表面积与下鼻甲黏膜瓣相当，两种黏膜瓣在设计上存在类似的局限性。然而，中鼻甲黏膜瓣血管蒂的位置较高，使其能够更好地到达前颅底。因此，中鼻甲黏膜瓣是修复蝶骨平台、筛板或蝶鞍中小型缺损的可靠选择。如有必要，该黏膜瓣也可用于修复斜坡缺损，但如果鼻中隔黏膜瓣不可用，下鼻甲黏膜瓣仍为首选方案。

黏膜瓣设计与切取

- 首先，在中鼻甲前端的前表面做一条垂直切口。在矢状面，沿着中鼻甲与颅底下方的垂直附着处，从前向后做第二条切口。

- 沿上下方向掀起中鼻甲内侧和外侧表面的骨膜。为了掀起外侧部分，在中鼻甲腋部做一条水平切口，向后延伸至蝶腭孔水平。在中鼻甲内侧表面也做类似切口。

- 在蝶腭孔水平进行解剖和掀起，可以增加黏膜瓣的覆盖范围和旋转弧度。

- 最后，旋转黏膜瓣并覆盖在缺损上，然后按照之前描述的方法进行后续闭合操作。

- 掀起中鼻甲黏膜瓣时，应仔细处理其后部和上部的附着结构（分别为筛骨嵴和垂直板）。这是为了防止中鼻甲不稳定或骨折，此类损伤可能导致脑脊液漏及相关并发症。

黏膜瓣的优点和局限性

当下鼻甲黏膜瓣或鼻中隔黏膜瓣无法使用时，中鼻甲黏膜瓣提供了另一种选择。与下鼻甲黏膜瓣一样，掀起黏膜瓣是主要的手术挑战。在中鼻甲不稳定、存在解剖变异（如泡状鼻甲、鼻甲反张、中鼻甲发育不良）或之前进行过手术的情况下，黏膜瓣掀起会变得更加困难。因此，在这些情况下，中鼻甲黏膜瓣通常是禁忌的。如果之前进行过蝶腭动脉结扎术，也不能使用中鼻甲黏膜瓣。

区域带血管蒂鼻外黏膜瓣

内镜辅助帽状腱膜瓣

帽状腱膜瓣是一种多功能黏膜瓣，已被证实在重建大型颅底缺损时非常可靠。该皮瓣是一种轴型皮瓣，基于眶上动脉和滑车上动脉供血，可以通过开放入路切取，也可以采用内镜辅助入路，通过在头皮上做两个小切口进行切取。内镜入路使外科医师能够利用耐用的带血管组织，通过骨窗隧道将帽状腱膜组织转移到鼻腔内修复大型缺损，而无须进行开放性外部腱膜瓣切取。由于腱膜瓣蒂部的位置，该腱膜瓣非常适合修复前颅底缺损，并且已被证明是修复筛板和蝶骨平台缺损的可靠腱膜瓣。随着腱膜瓣的延伸，也有用于修复斜坡缺损的报道。

内镜切取腱膜瓣的设计与切取

- 在头皮冠状面上标记一个2cm的中线切口和一个1cm的外侧辅助切口。
- 使用超声多普勒识别眶上动脉和滑车上动脉。识别后，标记动脉的位置。
- 在眶上缘水平标记一个3cm宽的蒂部。
- 确定帽状腱膜下平面，进行帽状腱膜下分离，直至识别出前方的血管蒂。
- 使用加长的绝缘针尖电刀切开帽状腱膜，从颅骨上掀起帽状腱膜瓣。
- 接下来，在眉间做一个1cm的横向切口，制作骨窗隧道。
- 将该切口向下延伸至鼻根。
- 从鼻根向上至腱膜瓣蒂部，做一个骨膜下平面。
- 磨除鼻根处的骨质，直至形成通向鼻腔的开口。
- 小心旋转腱膜瓣进入鼻腔，注意不要对蒂部施加不必要的张力或拉力。
- 腱膜瓣应用时，应使腱膜瓣的浅层与硬脑膜缺损处接触。

腱膜瓣的优点和局限性

因为其耐用的带血管组织，使用内镜辅助切取的帽状腱膜瓣为颅底缺损的微创重建提供了一种选择。使用该腱膜瓣的手术结果显示供区并发症较少、术后无脑脊液漏的成功率高且并发症发生率低。在肿瘤破坏鼻内组织或之前的鼻内手术破坏了鼻内血管供应及术后需要放疗的情况下，它是颅底重建的可靠选择。该腱膜瓣的一些局限性包括需要进行骨切开术，以及由于蒂部长度限制，在修复后颅底缺损时存在一定困难。

颞顶筋膜瓣

颞顶筋膜瓣是一种基于颞浅动脉的区域瓣。它是一种坚韧的腱膜瓣，可提供广泛的软组织覆盖，在没有其他可靠的鼻内黏膜瓣时可以考虑使用。在需要重建大型斜坡和鞍旁缺损时它也是一个不错的选择。

腱膜瓣设计与切取

- 进行全筛窦切除术（前后组）和大的上颌窦开窗术。
- 在蝶腭孔处识别并夹闭蝶腭动脉和鼻后动脉。
- 向后解剖蝶腭动脉，切除上颌窦后壁，显露翼腭窝。
- 打开颞下窝，通过切除上颌窦外侧壁，

使颞下窝与鼻腔相通。

- 在颞下窝内识别出腭降动脉，从而将翼腭窝内的组织向下和向外推移，显露翼突板。
- 使用钻头磨除翼突前方骨质，为黏膜瓣的隧道化提供足够宽的开口。
- 翼腭窝内的关键解剖结构包括上颌动脉、翼管神经和翼腭神经节。应保留上颌动脉和翼腭动脉，但需要切断翼管神经，以分离神经节并使其向下移位。
- 接下来，通过半冠状切口切取颞顶筋膜瓣。切取过程中要注意保护颞浅动脉和静脉，因为它们位于皮下组织浅层，容易受损。
- 做半冠状切口后，在外侧切开筋膜，将其与下方的肌肉和深层筋膜分离。
- 从颅骨上剥离深层筋膜，向下解剖至蒂部，为筋膜瓣的隧道化创造通道。
- 可以进行外眦切开术，以分离颞肌与外侧眼眶和翼上颌裂的连接。
- 完成上述步骤后，应形成一个隧道，使颞窝、颞下窝通过翼突显露区与颅底缺损相通。
- 逐步扩张隧道，将腱膜瓣通过隧道转移，覆盖颅底缺损。覆盖后，可用密封剂和（或）明胶海绵稳定黏膜瓣。

腱膜瓣的优点和局限性

颞顶腱膜瓣能够重建大型颅底缺损。当鼻内黏膜瓣选择有限或不可用时，可使用这种区域黏膜瓣。它特别适合修复斜坡和鞍旁缺损。该腱膜瓣的局限性包括需要进行外部切口、有损伤面神经颞支的风险，以及由于旋转轴的限制使其在前颅底重建中的应用受到一定限制。

重建要点

内镜下颅底重建在技术上具有挑战性，充分的术前规划并遵循本章所述的颅底重建基本原则是取得良好手术效果的关键。深入了解内镜下解剖结构和颅底缺损的大小及严重程度至关重要，因为这将决定成功重建所需的技术和材料。无论缺损大小，都应始终采用多层闭合技术。外科医师应随时准备在某些重建方案不可用时，采用多种替代方案。如果需要使用带血管蒂黏膜瓣，谨慎的做法是切取比实际需要更大的黏膜瓣，以应对黏膜瓣收缩和颅底缺损的变化，这一点尤为重要，因为许多带血管蒂黏膜瓣是在肿瘤切除和缺损形成之前切取的。细致处理黏膜瓣的植入也对减少术后并发症（如黏液囊肿形成）至关重要。这在处理缺损时尤为重要，一些学者建议在骨缺损周围去除约1cm的黏膜，以防止黏膜被困在黏膜瓣下，从而避免术后形成黏液囊肿。

此外，在手术效果不佳需要进行修复手术时，合理选择重建方案至关重要。在这种情况下，重建外科医师必须有备用方案；如果在初次手术中过度使用了可行的重建方案，将会极大地限制修复手术中可用的重建选择。再者，本章所述的原则旨在为成功的颅底重建提供规划和实施的总体框架，但需要理解的是，这些考虑因素必须根据具体病例进行应用，并且不同机构和外科医师的方案可能存在差异。参与手术的各个专科医师必须就这些原则和后续的手术规划进行充分沟通，以确保获得最佳手术效果。

术后护理

内镜下颅底修复术后，无论是否使用带血管蒂黏膜瓣，护理措施相似。护理管理包括避免可能升高颅内压的活动，如保持床头抬高、避免擤鼻、提重物、用力和身体前倾。如果术中出现脑脊液漏，建议术后4周内避免这些活动。合理的肠道管理和使用大便软化剂对于防止排便时用力也很重要。鼻腔填塞通常平均保留5天，但根据风险因素，如高流量脑脊液漏、蛛网膜分离程度、脑池开放情况和患者体型，填塞时间可适当延长，这也可能因外科医师的偏好而有所不同，一些学者建议填塞物保留10~12天。一旦取出填塞物，使用生理盐水冲洗和清创并进行细致的鼻腔护理，对于减少鼻腔结痂至关重要。清创时必须小心操作，以免干扰黏膜瓣的位置，引发脑脊液漏。术后使用抗生素预防脑膜炎存在争议，不同医疗人员的做法差异很大。许多外科医师会让患者术后使用1个疗程的抗生素，包括第一代至第二代及第三代至第五代头孢菌素。腰椎引流的护理不在本章讨论范围内，但如果使用腰椎引流，精心维护和护理对于预防严重并发症（如张力性气颅和脑膜炎）至关重要。一些学者报告在术后24小时内进行常规影像学检查，以筛查是否存在颅内出血或逐渐发展的张力性气颅。

（孟令照　孔繁勇　房居高　译）

第28章
开放性（前）颅底修复

Yusuf M. Agamawi, Fiyin Sokoya, and Yadranko Ducic

引言

跨学科颅底外科的发展始于耳鼻喉科与神经外科的合作，随着颅底切除和重建外科技术的不断进步，这一领域也在持续变革。这些进展促使颅底外科从开放手术向内镜手术转变，内镜手术正在成为颅底外科的标准术式。然而，不能让开放颅底手术成为一门"失传的技艺"，对于某些恶性肿瘤、较大的复合性缺损、严重颅面创伤、放射性骨坏死及既往内镜修复失败的病例，开放颅底重建技术仍具有重要意义。

颅底重建的主要目标是建立可靠的水密屏障将颅内和颅外内容物隔开同时消除死腔并恢复合理的形态和功能。对于较小的颅底缺损，颅底重建通常与内镜颅底手术同期进行修复，可以通过移植局部组织（如游离黏膜瓣）和（或）人工制品（如脱细胞基质），联合或不联合局部带血管蒂皮瓣（如带蒂鼻中隔黏膜瓣）来完成。对于较大的颅底缺损，修复方法可以包括上述较小缺损的修复方式，并结合更大的带蒂肌肉和（或）筋膜皮瓣（如颅骨膜或颞肌）及游离组织移植或游离皮瓣。

解剖学

颅底手术具有独特的"双向入路"优势，可以选择经鼻内镜从颅底下方的鼻腔进入，也可以选择从颅底上方经头皮和（或）前额皮肤进行外部开放入路手术。为了充分发挥手术效果，了解从颅底上方和下方入路时的解剖结构及其相互关系十分必要。

前颅底由额骨、筛骨和蝶骨构成，这一薄层骨结构将颅内内容物与鼻窦和眼眶内容物分隔开来。额骨构成额窦后壁和眶顶，筛骨形成筛顶和筛板，颅底后部由蝶骨的蝶骨平面和前床突组成（图28.1）。简单来说，从颅底下方观察鼻窦解剖结构，其前界为额窦和（或）鼻

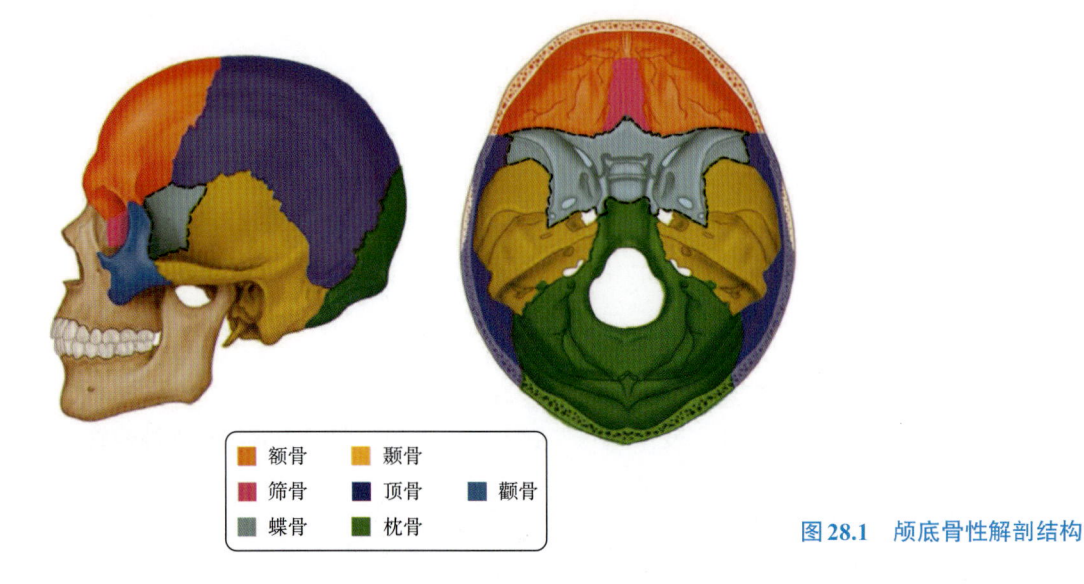

图28.1 颅底骨性解剖结构

丘气房，外侧界为鼻窦外侧壁和眶内侧壁/眼眶，后界为蝶窦后壁和（或）蝶鞍，单侧操作时内侧界为鼻中隔和筛骨的筛板。经鼻内镜入路时，简化的颅底解剖层次为黏膜、骨膜、骨、脑膜（硬脑膜、蛛网膜、脑脊液、软脑膜），然后是脑组织。

对于开放颅底手术，了解头皮和前额的解剖结构至关重要。头皮的解剖层次由浅至深依次为皮肤（Skin）、皮下组织（subCutaneous tissue）、帽状腱膜（galea Aponeurosis）、疏松结缔组织（Loose areolar tissue）和颅骨骨膜（Pericranium），可记忆为"SCALP"（图28.2）。在头皮重建方面，头皮存在一些"松弛区域"，可用于局部组织移位修复；也有一些活动度较小的"紧密区域"。活动度最大的区域是覆盖在颞筋膜上方的颞顶筋膜，活动度最小的区域是颞线处，此处帽状腱膜与颅骨膜紧密相连，但可通过松解增加其活动度。供应头皮皮肤的血管和神经走行于皮下组织层内，位于帽状腱膜和额肌的浅面。

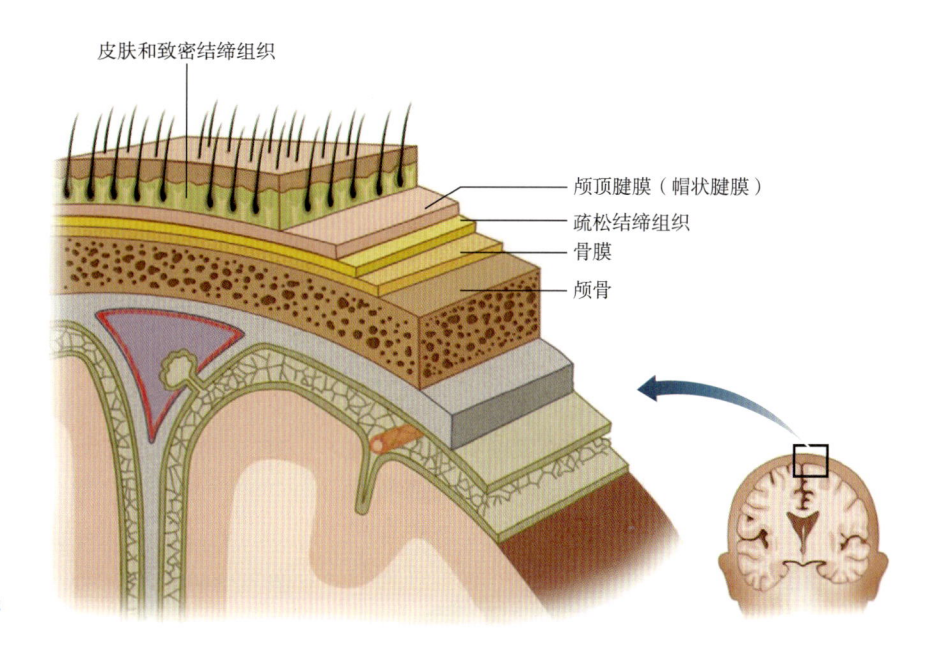

图28.2 头皮组织解剖学

头皮和前额的血管系统源于颈内动脉和颈外动脉，其终末分支形成广泛的网络并相互吻合，为这些区域提供丰富的血液供应（图28.3）。前额和头皮前部的血液供应来自起源于颈内动脉的眼动脉的眶上动脉（外侧）分支和滑车上动脉（内侧）分支。颞部外侧和顶叶头皮区域由颈外动脉的颞浅动脉分支供血。

颞区的解剖结构更为复杂，因为颞骨表面覆盖的软组织层次较多，且面神经（脑神经Ⅶ）在此区域具有重要的临床意义。颞区的软组织层次由浅至深依次为皮肤、皮下组织、颞浅筋膜（颞顶筋膜）、颞深筋膜浅层、颞脂肪垫、颞深筋膜深层、颞肌和骨膜/颅骨膜。面神经额颞（额）支的经典走行路径沿着Pitanguy线，通常从耳屏前点（耳屏前、下、深各1cm处，大致相当于面神经主干出茎乳孔的位置）延伸至眉外侧上方1.5~2cm处（图28.4）。

前颅底的骨性结构中还穿行着许多其他颅内外的神经血管结构。在鸡冠和额骨之间的中线处有盲孔，鼻静脉经此孔引流至上矢状窦。嗅神经（脑神经Ⅰ）的嗅觉纤维或嗅神经元穿过筛板上的多个嗅孔，向上延伸至筛前、后动脉上方的嗅球。眼眶内容物经视神经管（视神经、眼动脉）、眶上裂（动眼神经、滑车神经、眼神经、眼上静脉）和眶下裂（眼下静脉）向

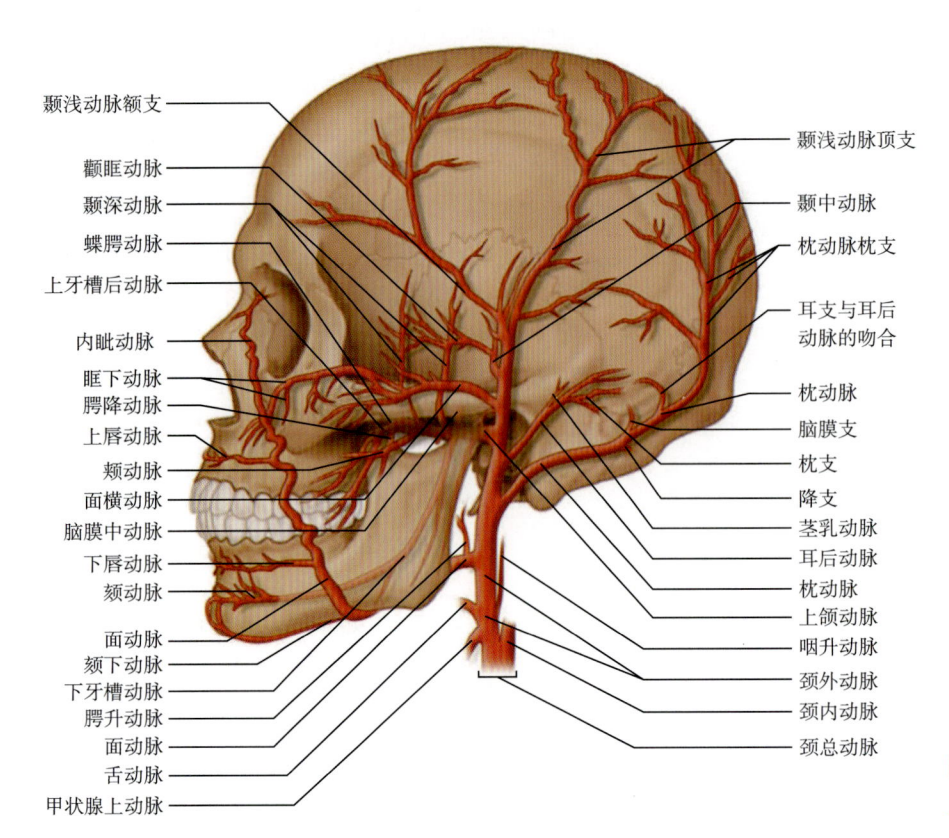

图 28.3 头皮和前额的血管解剖结构

后内侧走行，在蝶骨前床突（颅前窝和颅中窝的分界线）处汇聚至颈内动脉、海绵窦和视交叉。

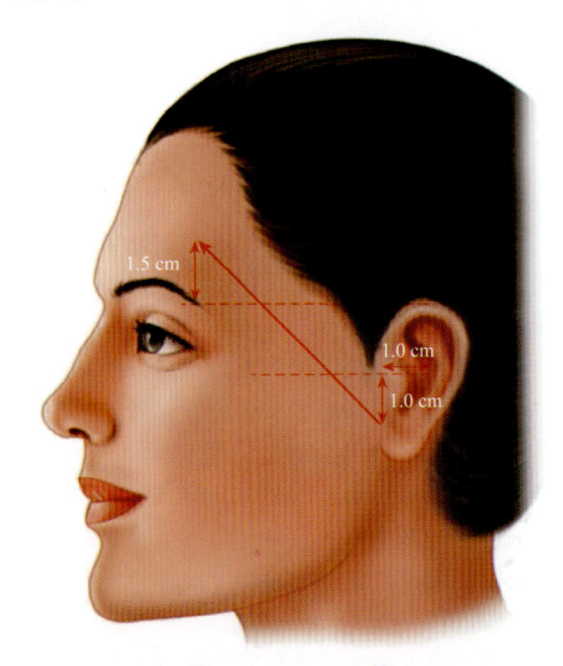

图 28.4 Pitanguy 线

手术规划

颅底重建的首要目标是建立持久的水密屏障，将硬膜内的脑组织与外界隔开。这有助于预防或减少因持续性脑脊液漏/瘘导致的高风险并发症，如脑膜炎、气颅及随时间增加的相关发病率和死亡率。其次是消除死腔、恢复功能和修复外观。为实现这些目标，制订重建策略时需要仔细考虑各种解剖因素和患者相关因素。此外，该策略必须包含多种重建方案，包括游离组织移植或游离皮瓣，以应对颅底切除手术的不确定性。

利用薄层CT和MRI进行三维重建的虚拟手术规划（virtual surgical planning，VSP）的应用越来越广泛，尤其是对于大面积的缺损，多平面成像在手术导航中的应用已被视为标准治疗方法。VSP有助于更精确地确定肿瘤和（或）缺损的范围，为重建规划及定制化硬件、植入物和假体的预制提供帮助。

解剖因素

需要考虑的解剖因素主要涉及缺损的位置、大小/体积及硬膜内和硬膜外间隙之间的连通程度。持续性脑脊液漏与术中脑脊液漏、斜坡缺损和较大的硬膜开口有关。为了尽量减少并发症，硬膜重建的完整性和消除死腔至关重要。对于前颅底前部的缺损，若硬膜缺损较小和（或）骨缘完整，使用多层脱细胞异体材料和游离移植物进行衬里移植或皮瓣修复可能就足够了，而且前颅内内容物的重量可能有助于密封修复部位。对于后部较大的缺损，若硬膜缺损明显和（或）骨质缺失，通常需要使用带血管蒂的组织，并结合术后对脑脊液压力的药物管理，必要时进行脑脊液分流。如果颅底组织重建后仍存在死腔，应考虑进行硬膜扩张修补术。非常大的颅底缺损，若涉及大量骨质缺失〔尤其是眶颅缺损和（或）累及颅中窝〕、包括眶内容物剜除术，和（或）存在高流量脑脊液漏，可能需要游离皮瓣来填充缺损，并进行更符合解剖结构的组织重建。

患者因素

需要评估的患者因素包括放疗史、既往手术和重建尝试史及可用于重建的局部组织情况。术前放疗与颅底重建术后伤口愈合不良和中枢神经系统并发症（如脑脊液漏和脑膜炎）有关。既往的头颈部手术和（或）重建尝试可能破坏了局部血管，从而降低了局部皮瓣或带蒂皮瓣的可靠性和可用性。再加上颅底切除手术的不可预测性，更凸显了制订多种重建方案的必要性。

器械和设备准备

面部创伤、整形和（或）头颈部基础器械托盘，包括不同尺寸的有齿镊子、解剖剪、手术刀、骨凿、骨膜剥离器、双极电凝器、锯及相关配件。

固定系统，包括合适的电钻、钻头及配件、各种尺寸和形状的接骨板及配套螺钉。鼻眶筛（naso-orbital-ethmoid，NOE）复合体的重建可考虑准备Mitek微型骨锚系统、外部鼻夹板/石膏（如Aquaplast）和克氏针。

手术技术

开放颅底重建手术在全身麻醉下进行，患者或手术台需旋转180°，以便外科医师能够充分、不受限制地接触患者头部，同时确保在必要时方便取用其他潜在的组织供区。如果重建手术与切除手术同期进行，且采用两组人员合作的方式，重建团队/外科医师应定期与切除团队/外科医师沟通，评估缺损的进展情况，以便在必要时调整重建计划。重建方案包括非血管化移植物、人工材料、局部和区域皮瓣，以及游离组织移植或游离皮瓣。关键是要重新建立硬膜内外腔之间的水密屏障，消除死腔，并且在进行局部和区域皮瓣及游离皮瓣重建时确保无张力修复。

开放颅底手术的主要入路是冠状切口入路。采用冠状切口入路时，患者通常需要剃头，或者沿着预定切口剃除1～2cm宽的条带。在预定切口处浸润局部麻醉剂（1%利多卡因加1∶100 000肾上腺素）。然后对手术部位及所有潜在的重建供区进行消毒（碘伏涂抹）和无菌铺巾。术中必须始终注意保护眼睛，手术开始时应放置眼角膜保护罩，以保护患者的眼和视力。

非血管化移植物和人工材料

非血管化的自体组织移植物种类繁多，如鼻黏软骨膜和鼻黏骨膜、阔筋膜张肌筋膜、颞顶筋膜、颅骨、腹部脂肪组织等；人工合成的脱细胞材料包括DuraGen（Integra生命科学公司）、AlloDerm（Allergan公司）、DuraSeal（Integra生命科学公司）、羟基磷灰石骨水泥等。这些材料通过多层、垫圈密封结构、纽扣式和（或）衬里移植等方式联合应用，已成功用于颅底修复。不过，这些方法适用于相对较小的缺损，且需存在骨质边缘，常用于内镜颅底手术，并常与带血管蒂瓣联合使用。

局部和区域皮瓣

前颅底重建的主要手段是带血管蒂的局部区域瓣。以鼻中隔后动脉为蒂的鼻中隔瓣是内镜下重建的常用瓣，可降低脑脊液漏的发生率。然而，鼻中隔瓣在修复较大的颅底缺损时应用有限，对于需要切除鼻中隔的晚期肿瘤患者，该瓣并不适用。

颅骨膜瓣是开放性颅面和颅底重建手术的常用皮瓣，因其表面积大、长度可观且血运可靠。该皮瓣由滑车上动脉和眶上动脉供血，对于有放疗史或预计需要放疗的患者是理想选择。根据缺损情况，颅骨膜瓣可单侧或双侧切取，由于其质地薄且柔韧性好，是重建硬膜内衬的实用选择，可与其他软组织或骨组织重建联合使用。有文献报道，采用劈开颅骨骨块的骨-颅骨膜复合瓣可修复需要更坚固结构的缺损。

颞顶筋膜瓣与颅骨膜瓣具有相似的特点，也是颅底重建的绝佳选择，尤其适用于更偏外侧的缺损。颞顶筋膜瓣位于颞深筋膜浅层的浅面，与内侧相邻的帽状腱膜相连。颈外动脉系统的颞浅动脉为颞顶筋膜瓣供血。颞浅动脉主干在颧弓上方约3cm处分为多个分支，还发出颞中动脉。若在解剖时保留颞中动脉和颞浅动脉，可同时切取颞深筋膜、颞肌和（或）相邻的颅骨骨块。与颅骨膜瓣一样，颞顶筋膜瓣具有多功能性和柔韧性，可通过"锁孔"隧道转移至颅底。

扇形颞肌转位瓣是另一种常用的颅底重建皮瓣。其血运丰富，主要来自颈外动脉分支颌内动脉发出的颞深前、后动脉，颞中动脉也提供部分血运。颞肌起自颞窝下颞线，向下经颧弓深面止于下颌骨冠突和升支。该肌瓣本身比颅骨膜瓣和颞顶筋膜瓣提供更多的组织量，有助于填充死腔，且已有研究证明肌肉组织具有更好的愈合特性。可切取带颅骨骨块的复合瓣辅助骨组织重建。对于眶内容物剜除术后的颅底缺损，颞肌瓣是理想的修复选择，可通过眶外侧壁或蝶骨锁孔技术将其转移至缺损部位。但由于颞肌瓣附着于下颌骨冠突和升支，且供血血管位置偏近端，其覆盖范围有限，对于内侧或对侧的缺损并非最佳选择。其他值得注意的筋膜皮瓣或肌皮瓣，如以滑车上动脉为蒂的前额正中/旁正中皮瓣（局部皮瓣）及斜方肌、胸大肌、背阔肌皮瓣（区域皮瓣），由于覆盖范围的限制，使用相对较少。

游离组织移植

游离组织移植或游离皮瓣是前颅底重建的重要手段，因其在大小（表面积、体积）、组织构成[软组织和（或）骨组织]和塑形方面具有多样性。游离皮瓣在填充较大死腔方面具有优势，已被证实可降低脑脊液漏、脑膜炎和气颅等严重术后并发症的发生风险。对于较大的颅底硬膜缺损和修复困难的病例，尤其是有广泛手术史和（或）放疗史的患者，游离皮瓣已成为标准的重建方法。软组织游离皮瓣的选择包括腹直肌皮瓣、背阔肌皮瓣、股前外侧皮瓣、股外侧肌皮瓣、带血管蒂的阔筋膜张肌皮瓣、前臂桡侧皮瓣等。骨组织游离皮瓣的选择包括腓骨皮瓣和肩胛骨皮瓣。

冠状入路和颅骨膜瓣

切开前，在预定标记的切口皮下浸润含肾上腺素的局部麻醉剂（如0.5%～2%利多卡因加1∶100 000或1∶200 000肾上腺素）。

冠状入路的切口位置和设计会根据患者的发际线和（或）脱发情况有所不同。一般来说，大多数切口从一侧耳轮上缘根部区域延伸至另一侧，以确保充分显露。为了更好地隐藏手术瘢痕，切口通常采用波浪形、锯齿形或之字形，而非传统的弓形切口。如有需要，切口可向下方双侧延伸至耳前区域，以进一步显露上颌骨上半部分。

初始切口应位于颞肌上缘之间，从一侧颞线延伸至另一侧，切至帽状腱膜下平面，但不穿透颅骨膜。从颞上线开始，帽状腱膜下平面（切口层面）在颞顶筋膜（颞浅筋膜）深面、颞深筋膜浅面延伸。皮肤切口继续向外侧和下方延伸至耳轮上缘根部或颧弓附着区域。若考虑采用颞顶筋膜瓣，应注意颞浅动脉的位置，在皮下层操作时保持在颞顶筋膜浅面。为避免切开颞深筋膜和颞肌（可能导致大量出血），可在切开皮肤软组织前，先用剪刀在颞深筋膜表面的帽状腱膜下平面进行潜行分离。然后，切口可在颞深筋膜表面的帽状腱膜下平面继续向下方沿耳前皮肤褶皱延伸至耳前区域。接着在颅骨膜和颞深筋膜上方的帽状腱膜下平面（疏松结缔组织内）向前掀起冠状皮瓣，从正中线开始向两侧进行解剖，形成一个宽大的皮瓣。向前广泛解剖和掀起冠状皮瓣，直至眶上缘水平。切开颅骨膜，掀起颅骨膜瓣，显露眶上缘骨质和含有神经血管束的眶上孔。

根据需要，将颅骨膜作为带蒂的血管化皮瓣单独掀起。在切开颅骨膜瓣后部之前，可向后进行颅骨膜上的分离，直至枕部。这样可将颅骨膜瓣的后部切口进一步向后延伸，形成一个延长的颅骨膜瓣，其长度可能增加一倍。颅骨膜瓣的外侧切口位于从后部切口延伸至眶上缘的颞上线处。然后从后部切口向前掀起颅骨膜瓣，显露眶上缘。若眶上孔为真正的孔，可用小骨凿凿除眶上孔下缘，将其转化为切迹，来松解眶上神经血管束。之后，根据需要进一步向前下方掀起冠状皮瓣和颅骨膜瓣，显露面中部骨质。

颞顶筋膜瓣

如前所述，颞顶筋膜及其血运位于皮下脂肪层深面。显露颞顶筋膜上方的合适层次和所需的颞顶筋膜区域后，可从皮瓣远端边缘（远离蒂部）开始锐性切开。然后从远端向近端掀起颞顶筋膜瓣。若颞顶筋膜瓣需包含颞深筋膜、颞肌和（或）相邻颅骨骨块，可识别、解剖并保留颞浅动脉的颞中动脉分支。皮瓣完全掀起后，可将其旋转或通过隧道转移至缺损部位进行修复。可通过缺损处，或使用带槽磨头的钻头在颧蝶缝线处，经眶外侧上方或蝶骨大翼制作一个"锁孔"状缺损来建立隧道。

颞肌瓣

颞肌瓣的手术方法与颞顶筋膜瓣类似，先识别颞肌，切开其上方的筋膜。在颞肌表面直接进行解剖，向下向前直至颧弓和冠突。在颞肌表面操作可保护面神经额支和颞脂肪垫。充分显露颞肌后，从颞窝内按由后上至前下的方向掀起用于修复的部分颞肌。然后，颞肌瓣可像颞顶筋膜瓣一样旋转或通过隧道转移至颅底缺损部位进行修复。

术后管理

颅底缺损修复术后的管理应精心安排，以避免出现气颅、移植物移位、脑脊液漏复发和脑膜炎等并发症。通常需要放置腰椎引流管以降低脑脊液压力，为修复移植物的愈合创造条件。可能需要抬高床头以缓解鼻塞症状。鼻部预防措施也很重要，如避免擤鼻、用力屏气及打喷嚏时要张嘴等。饮食改善、疼痛控制和癫痫预防应根据患者的具体情况进行。

（孔繁勇　曲晓鹏　孟令照　译）